陕西洋县昆虫

杨玉霞　刘浩宇 等　著

科学出版社

北京

内 容 简 介

本书依托"陕西省洋县昆虫多样性调查与评估"课题组 2016 年 10 月至 2017 年 9 月,连续 5 次的野外调查工作,基于物种鉴定结果并结合近年相关研究进展撰写而成,共记录了洋县昆虫纲 17 目 125 科 775 属 1121 种,包括 1 种中国新记录种,陕西省新记录 41 属 166 种,洋县新记录 412 属 553 种。本书对摸清陕西省洋县昆虫资源、丰富秦岭地区昆虫相关资料及保护生物学多样性等方面具有重要意义。

本书可供植物保护学、动物学、昆虫学等专业的高等院校师生及相关科研人员、保护区管理人员参考使用。

图书在版编目(CIP)数据

陕西洋县昆虫 / 杨玉霞等著. —北京:科学出版社,2024.6
ISBN 978-7-03-077466-8

Ⅰ.①陕… Ⅱ.①杨… Ⅲ.①昆虫–生物多样性–研究–洋县
Ⅳ.①R968.224.14

中国国家版本馆 CIP 数据核字(2024)第 007482 号

责任编辑:李 悦 赵小林 / 责任校对:郑金红
责任印制:肖 兴 / 封面设计:北京蓝正广告设计公司

科 学 出 版 社 出版
北京东黄城根北街 16 号
邮政编码:100717
http://www.sciencep.com
北京中石油彩色印刷有限责任公司印刷
科学出版社发行 各地新华书店经销
*
2024 年 6 月第 一 版 开本:720×1000 1/16
2024 年 6 月第一次印刷 印张:16 1/2 插页:5
字数:318 000
定价:268.00 元
(如有印装质量问题,我社负责调换)

《陕西洋县昆虫》参编人员

于 欢	马云龙	王 平	王 刚	王 亮	王 超
王文凯	王兴民	王剑峰	毛少利	石福明	史宏亮
白 明	白英明	朱 翔	朱朝东	任金龙	刘广纯
刘经贤	刘星月	刘浩宇	闫巍峰	杜喜翠	李 虎
李 頔	李卫海	李文亮	杨 定	杨 超	杨玉霞
杨星科	步食满	佟俊博	谷 博	张 东	张东晓
张俊华	张婷婷	陈华燕	陈旭隆	陈志林	周善义
郑小钰	郑新芳	姚 刚	袁 峰	党利红	黄国华
彩万志	梁飞扬	琪勒莫格	韩辉林	谢广林	路园园
霍科科	魏子迪				

前　言

　　洋县位于陕西省西南部，汉中盆地东缘，北依秦岭，南靠巴山，东接佛坪县、石泉县，南邻西乡县，西毗城固县，北接留坝县、太白县；东西宽约 92.8km，南北长约 72.7km，地理坐标为东经 107°11′～108°33′，北纬 33°02′～33°43′。洋县是陕西省唯一的拥有两个国家级自然保护区的县区，气候温暖湿润，水资源得天独厚，森林植被类型多样，生物多样性资源丰富。

　　洋县处于秦岭南麓，而秦岭是全球 25 个生物多样性热点地区、中国 14 个生物多样性关键地区之一，在物种、遗传和生态系统多样性 3 个层次上都具有国家乃至世界生物战略意义。2016 年 8 月，环境保护部委托中国环境科学研究院组织"生物多样性调查与评估"试点项目，陕西省洋县作为 5 个试点县域之一被列入。当时，由中国科学院动物研究所杨星科研究员主持编著的《秦岭昆虫志》(12 卷册)正处于收官阶段(之后于 2018 年 1 月正式出版)，而"陕西省洋县昆虫多样性调查与评估"工作也在此时完成。两者的研究目标和内容尽管不同，但在揭示物种多样性方面有异曲同工之处，当时我们未能及时参考甚为遗憾。

　　遗憾之余，我们发现《秦岭昆虫志》虽然记载了 9902 种(亚种)昆虫，但是涉及洋县的种类仅有 389 种，远少于我们的调查种数，也少于一些邻近其他县域的记载种数。因此，我们决定进行后续研究，开始着手《陕西洋县昆虫》的编撰工作，编写内容、形式和出发点不同于项目结题时的评估报告。我们在尽量不增加各位调查人员和编写人员负担的情况下，将原有的鉴定结果进行后续补充、厘定和完善。在资料整合过程中，发现中国科学院动物研究所、中国农业大学、河北大学、西南大学、长江大学、北京林业大学、广西师范大学、山东农业大学、河南科技大学、陕西理工大学、华南农业大学、湖南农业大学、中国科学院地球环境研究所、沈阳大学、河南科技学院、金华职业技术学院和陕西省西安植物园等单位的 56 名专家学者或研究生记录的洋县昆虫有诸多科学新进展，如不能正式出版也确实可惜，因此更加坚定了我们编撰本书的决心。同时，鉴于《秦岭昆虫志》的权威性和本书编写周期较长，以及部分参编人员重合，故本书部分统计数据和物种新记录等相关内容与《秦岭昆虫志》尽量保持了连续性和一致性。本书结合了物种鉴定结果和近年相关研究成果，共记录昆虫纲 17 目 125 科 775 属 1121 种，其中包括中国新记录 1 种，陕西省新记录 41 属 166 种，洋县新记录 412 属 553 种。

　　本书共包括六章内容。第一章介绍了陕西省洋县的自然地理概况，由刘浩宇和于欢编写；第二章详尽介绍了研究方案，由刘浩宇和杨玉霞编写；第三章提供了昆虫纲不同阶元物种名录的同时，还详尽保留了物种野外调查信息，是本书的主体部分，由所有作者共同编写；第四章对洋县昆虫物种进行了多样性分析，由于欢和刘浩宇编写；第五章阐述了洋县昆虫区系组成特点，由刘浩宇、于欢和杨玉霞编写；第六章探讨了洋县昆虫多样性现状和存在的问题，展望了未来工作延续性的价值与意义，由杨玉霞和刘浩宇编写。

本书的编写和出版得到了原环境保护部"生物多样性调查与评估试点项目"（编号：2016HB20960010006）、国家自然科学基金面上项目（编号：31772507）、河北省自然科学基金面上项目（编号：C2022201005）、河北省自然科学基金优秀青年项目（编号：C201720112）、河北省青年拔尖人才第二期支持计划（编号：冀组字 2016-9）、河北省教育厅青年拔尖人才项目（编号：BJ2017030）、河北大学"昆虫系统进化与多样性保护"优秀青年科研创新团队计划（编号：605020521005）、河北大学自然科学多学科交叉项目（编号：DXK202103），以及河北大学生命科学与绿色发展研究院出版经费等项目资助。在野外采集与鉴定、章节编写及专家评议过程中，很多参与的专家学者和同行朋友都付出了辛勤劳动（详见第二、三章）；肖能文研究员、杨星科研究员、霍科科教授和王兴民教授等在项目规划和科研思路等方面的思维见解对我们影响很大，我们对这些专家的科学态度十分敬佩，在此一并致谢。

由于作者水平有限，书中难免有不足之处，期待读者批评指正。

刘浩宇　杨玉霞

2021 年 5 月于保定

目　录

第一章　洋县自然地理概况

洋县古为"洋州"，位于陕西南部，汉中盆地东缘，北依秦岭，南屏巴山，现今以"朱鹮之乡"闻名中外，县域面积达 3206km²。洋县气候宜人，处于我国南北气候的分界线上，冬无严寒，夏无酷暑，是陕西省唯一建有朱鹮和长青两个国家级自然保护区的县域，被誉为地球上同纬度生态最好的地区之一。

第一节　地理位置与地貌

洋县县域北部海拔高，位于秦岭山地，各条山梁受滑、溢、党、酉、金等河纵向切割，自北而南，向汉江谷坝延伸，南部为巴山丘陵地带。北部昏人坪梁海拔 3071m，为全县最高点；南部黄金峡镇白沙渡，海拔 389.7m，为全县最低点；东部为秦岭山脉向东南延伸的余脉和巴山向东北斜落的山丘交汇处，中部为汉江平坝地带东段；西部南北两侧高，中间平坦，隔滑水沿汉江北侧向东展开。全境地势呈东、北高陡，南部低缓，中部低平，宜林宜农。境内共有山地总面积 2314km²，占全县总面积的 72.2%，丘陵总面积 667km²，占总面积的 20.8%，平川面积 215km²，占总面积的 6.7%。

在行政区划中，洋县隶属于陕西省汉中市，县城距陕西省会西安市 317km，距汉中市 56km。汉江由西向东横贯洋县，县域东接佛坪县、石泉县，南邻西乡县，西毗城固县，北接留坝县、太白县；东西宽约 92.8km，南北长约 72.7km，地理坐标为东经 107°11′~108°33′，北纬 33°02′~33°43′。县域总面积 3206km²，总人口 44.21 万人，辖 15 个镇、3 个街道办、271 个行政村、16 个社区。

第二节　自然与社会概况

1. 气候条件

洋县属北亚热带内陆性季风气候，由于海拔落差较大且地貌多样，根据气候分布的垂直和水平差异，全县又分为 5 个气候地带，即①汉江平川地带，为北亚热带沿汉江平坦湿润气候；②巴山丘陵地带，为北亚热带巴山丘陵湿润气候；③秦岭南丘陵地带，属北亚热带秦岭丘陵半湿润气候；④秦巴低山丘陵地带，为秦巴低山丘陵半湿润过渡性气候；⑤秦岭中山地带，为秦岭中山暖温带湿润气候。

洋县境内四季分明，年平均气温 14.5℃，最高气温 38.7℃，最低气温–10.1℃。光照充足，年平均日照 1752.2h，日照率 39%。气候湿润，年平均降水量 839.7mm，最多 1376.1mm，最少 533.2mm，年平均降雨 120 天，月平均降雨 10 天，降雨期最多的月份为 7、9、10 月。年平均无霜期 239 天，平均初霜日出现在 11 月 13 日，平均终霜日出现在 3 月 19 日。年平均降雪 8 天，最多 19 天，最大积雪深度 10cm。全年多为东风，西风次之。

2. 水系特征

洋县水能资源得天独厚，县域内拥有大小河流数十条，多为自北向南流向，江河面积 2675 亩①，塘库面积 10 653 亩。较小河流汇入桑园河、溢水河和湑水河等主要河流后，大多再汇入到汉江。地表水年径流量 13.8 亿 m^3，地下水总储量 4.5 亿 m^3。县域内主要河流情况如下。

1）汉江右岸一级支流：沙河，县境河道长度 26km；桃溪河，河道长度 20km；桑园河，县境河道长度 20km。

2）汉江左岸一级支流：党水河，河道长度 58km；金水河，县境河道长度 38km；溪龙河，河道长度 23km；大龙河，河道长度 25km；溢水河，河道长度 55km；酉水河，河道长度 114km。

3）桑园河一级支流：沙溪河，河道长度 18km。

4）酉水河一级支流：吊坝河，河道长度 13km；王家河，河道长度 30km；茅坪河，河道长度 31km。

5）溢水河一级支流：三岔河，河道长度 18km。

6）湑水河一级支流：坪堵河，河道长度 22km；清溪河，河道长度 18km。

3. 土壤条件

土壤主要由黄棕壤、棕壤和暗棕壤等构成，依据地貌不同主要成分也不同。黄棕壤主要分布在低山地带，分布于海拔 1400m 以下的北亚热带，是在含常绿阔叶林植被下发育而成的土壤，以黄色为主，土壤湿润，表层腐殖质含量较高。棕壤主要分布在中山地带，分布于海拔 1400～2300m 的中山温暖气候带，是在针阔叶混交林作用下发育而成的土壤，呈黄棕色，微酸性，化学营养元素含量较高，水性饱和，肥力高。暗棕壤分布于海拔 2300～3000m 的温带湿润及半湿润地区，是在以针叶为主的阔叶混交林下发育而成的土壤，土壤湿润，有机质含量高，颜色深暗，呈黑褐、黑棕、暗棕色，肥力高。另外，还有山地草甸土类型，分布于海拔 3000m 以上的亚高山寒温带，是在针叶林或灌丛草甸植被的作用下出现湿地发育而成的土壤，土壤含水量大，呈灰黑、棕色，酸性强，有机质含量高、土壤肥沃。

4. 森林资源

洋县地处被誉为"西北小江南"的汉中盆地，温暖湿润的气候条件使它成为北方物种和南方物种的混杂生存地。森林覆盖率占县域总面积的 68.9%，活立木蓄积量 1689.5 万 m^3，其中用材林 929 万 m^3，年生长量约 36.8 万 m^3。森林植被类型多样，且随海拔变化呈现明显垂直梯度分布，海拔 500～900m 为马尾松、麻栎、侧柏林带；900～2100m 为华山松阔叶混交林带；2100～2500m 为桦木林带；2500～2900m 为冷杉、落叶松和高山灌丛草甸带。

5. 社会经济概况

洋县总人口约 44.21 万人，县域面积 3206km²。洋县有丰富的自然资源，山上

---

① 1 亩≈666.7m²

有茂密的森林和众多的土特产品，山下有丰富的矿产，山间河流蕴藏有充足的水能，山、水、林结合呈现出奇特的自然风光，形成了农业、工业和第三产业相结合的发展模式。在农业方面，强化农业基础地位，调整优化农业产业结构，因地制宜，积极发展地方特色农业，依托良好的土地资源和朱鹮之乡的优越生态条件，大力发展绿色农业、特色农业、品牌农业；在工业方面充分利用优势资源，积极发展特色产品加工业，培育以食品、水电、矿产、医药化工为支柱的产业体系；在第三产业方面，大力发展以旅游业为主导的第三产业，充分利用丰富的自然人文资源，抓住省、市支持旅游业发展的机遇，加快旅游景区建设，提升旅游产业品位，拉动第三产业发展。近年来，洋县围绕建设陕南循环发展、生态宜居示范县目标，坚定实施"生态立县、工业强县、农业稳县、旅游兴县、循环发展"战略。

第三节　生物资源简介

洋县现设有朱鹮和长青两个国家级自然保护区，保护区占县域总面积的68%，独特的自然条件使之成为动植物种类最丰富的地区之一。

1. 植物资源

洋县境内植物种类非常丰富，仅以长青国家级自然保护区为例，公开资料显示其种子植物就有1556种，隶属于135科603属，约占秦岭种子植物总科数的88.2%，总属数的61.3%，总种数的60.0%。保护区内有《中国植物红皮书——稀有濒危植物》中记载的植物31种，占陕西省内中国保护野生植物的68.9%。同时，保护区内集中分布了大量原始的温带属和众多的古老子遗植物，如桦木科的桦木属、榛属、鹅耳枥属等，保护意义重大。区系分析显示，其具有全国种子植物属的分布类型15个，包括广布类型57属、热带类型135属、温带类型388属，中国特有23属。长青国家级自然保护区常见的单种属有银杏属、侧柏属、蕺菜属等；少种属有三白草属、构树属、米面翁属、领春木属；中国特有属有虎榛子属、金钱槭属、车前紫草属、斜萼草属等；国家一级重点保护野生植物2种，二级重点保护野生植物15种，陕西省重点保护野生植物20种。汉中朱鹮国家级自然保护区，大部分为森林和次生灌丛覆盖，由于主要保护对象为濒危珍禽及其生境，对植物资源报道较少。

2. 动物资源

洋县境内野生动物种类繁多，汉中朱鹮国家级自然保护区对部分濒危珍禽保护效果良好，据2020年6月发布的《陕西省朱鹮保护成果报告》显示，据不完全统计，全球朱鹮种群数量已由1981年发现时的7只，扩展到现在的5000余只，其中中国境内4400只，仅陕西就有4100只，朱鹮受危等级由极危降为濒危。另有公开资料显示，长青国家级自然保护区内已知有脊椎动物311种，隶属于29目80科213属，其中鱼类有5目7科17属18种；两栖动物2目5科6属8种；爬行动物2目6科17属20种；鸟类13目38科122属202种；兽类7目24科51属63种。在这些脊椎动物中，国家一级重点保护野生动物有大熊猫、朱鹮、金丝猴、羚牛、林麝、豹及金雕7种；二级重点保护野生动物有黑熊、斑羚、红腹角雉、大鲵等32种。

第二章 研 究 方 案

本书编写方案参照了《县域昆虫多样性调查与评估技术规定》，但研究侧重点不同。《县域昆虫多样性调查与评估技术规定》主要是依据物种的丰富度和多度等指标，以及珍稀濒危物种状况，结合威胁因素，进而分析和评估洋县区域内昆虫多样性现状；本书则主要是整合物种分布数据，为本地区昆虫区系的深入研究奠定基础数据。

第一节 调查研究背景

众所周知，秦岭是全球 25 个生物多样性热点地区、中国 14 个生物多样性关键地区之一，在物种、遗传和生态系统多样性三个层次上都具有国家乃至世界生物战略意义。但是，由于秦岭范围广泛，特别是广义的秦岭范围横跨甘肃、陕西和河南三省，具体到对洋县及邻近地区的昆虫考察，不同类群的发展水平不尽相同。洋县的朱鹮和长青两个国家级自然保护区虽在世界范围内有着重大的影响，但多体现在种子植物和脊椎动物的考察领域，而昆虫的多样性调查研究非常滞后。杨星科（《秦岭西段及甘南地区昆虫》）、李后魂等（《秦岭小蛾类》）和霍科科等（《秦巴山区蚜蝇区系分类（昆虫纲：双翅目）》）等专著，以及西北农林科技大学、陕西师范大学、陕西省动物研究所和陕西理工大学等单位科研团队依托地理区域优势，对陕西秦岭进行了大量昆虫考察，在半翅目（同翅亚目）、鳞翅目（蝴蝶）、直翅目、缨翅目及双翅目部分类群成果颇多，但其研究重点多在宁陕、宁强、佛坪、留坝、凤县和周至等县域，涉及洋县的昆虫物种相对较少。

2012 年，中国科学院动物研究所杨星科研究员开始组织《秦岭昆虫志》的编写工作，并进行了 3 年的野外调查工作，在借鉴秦岭西段研究成果的基础上，重点加强了秦岭中、东部地区的调查工作。本书的编写人员大多参与了此项工作，2018 年 1 月《秦岭昆虫志》（12 卷册）正式出版，记载种类达 9902 种（亚种），在国内外昆虫学界引起了广泛关注。遗憾的是，洋县由于位于秦岭边缘而被记载种类不多，其第 12 卷《秦岭昆虫志 陕西昆虫名录》涉及洋县的种类仅有 389 种，而第 1～11 卷的《秦岭昆虫志》涉及种类更少。而早在 2016 年，在陕西省洋县昆虫多样性调查与评估试点项目进行之前，明确记载的洋县昆虫种类粗略统计不足 300 种（注：模糊记载种类未统计），数量增长有限，可见洋县昆虫相对于洋县其他动植物关注度仍显滞后，也激励着我们转换角度重新认知这些已获得的研究材料。

第二节 野外调查组织与实施

1. 调查范围

调查与评估的范围为洋县整个县域，以中北部森林生态系统和水域生态系统为主，也涉及部分草地生态系统和农田生态系统等。

2. 调查人员

参加本次野外调查工作的单位，包括河北大学、中国科学院动物研究所、中国农业大学、西南大学、长江大学、北京林业大学、广西师范大学、山东农业大学、河南科技大学、首都师范大学、陕西理工大学等 11 家，具体人员名单如下。

2016 年 10 月：刘浩宇、王平。

2017 年 5 月：刘浩宇、谢广林、王平、宗乐、李顿。

2017 年 6 月：刘浩宇、王平、冯翠平、陈真珍、任一方、陆晓青。

2017 年 8 月上旬：刘浩宇、刘星月、袁峰、史宏亮、张婷婷、党利红、张东晓、魏子迪、闫巍峰、步食满、谷博、陈旭隆、朱翔、卢钟宝、朱平舟。

2017 年 8 月底至 9 月初：刘浩宇、王平、杨超、杨玉霞。

3. 调查地点

调查点设置及调查路线的规划是在 2016 年 10 月调查的基础上，于 2017 年 5 月完善后固定，但在实际调查过程中，邻近村庄或山坡的地名有微小调整，少数海拔略有变化。主要调查点，包括溢水镇（油灯村、药树坝、佛爷洞、关帝庙）、关帝镇（小西沟、大西沟、三官庙、毛家沟、千柏糟、关帝庙）、温水镇（峡口村、马峡村）、洋州镇（梨园）、八里关镇（马河村）、华阳镇（沙坝、板桥、清溪村、八仙园、罗家坪、红石窑、杨家坪、核桃坪、汉坝村、堰头上）、茅坪镇（九池、朝阳村、三联村、青石垭、黄庄村）、磨子桥镇（金沙湖）、龙亭镇（张家村）、槐树关镇（阳河、陈家坪、仇渠村）、金水镇（牛角坝、稻田沟、周家台、张家湾、关岭村）、桑溪镇（东沟口、双龙河口）、黄安镇（王家沟）、长溪镇（拉旗沟）。

4. 调查方法

本次野外调查主要采取 4 种方法：①样线法发现昆虫，沿调查路线采用扫网、捕网、振击、追踪和筛网等形式相结合采集昆虫；②灯诱法获得昆虫，主要针对具有趋光性的昆虫；③马氏网法收集昆虫，主要针对双翅目和膜翅目昆虫，定期收集昆虫；④陷阱法收集地表昆虫，采用酒、醋和蚕粉混合诱剂，收集在夜间活动的地表昆虫。

野外获得的各类昆虫标本，依据不同昆虫体质特点，采用三角纸袋、棉层和速封袋法临时保存不宜浸泡的标本，同时采用不同浓度酒精保存各类需要液浸保存的标本，并加注临时标签。

第三节　研究技术与方法

1. 标本制作与保存

将野外不宜浸泡的昆虫标本带回实验室后，通过还软器还软，选取完整或近乎完整的标本进行制作，采用针插、纸板粘贴、液浸和压片等形式，并借助三级台、展翅板和玻片等工具获得整姿标准的昆虫标本，并加注正式采集标签。采集标签注明采集地点、时间、海拔、经纬度及采集方法、采集人等信息。针插标本置于木制标本盒后，放入冰柜中 2～3 次间隔冷冻除虫后，放入标本柜室温保存；酒精浸泡标本，置于-20℃医用冰箱，长期保存。

2. 昆虫标本的鉴定

物种鉴定采取专家分工合作的形式，进行昆虫标本的初级分类与鉴定，将标本按照目和科（亚科）阶元进行分类归类，首先完成本单位和协作团队研究基础较好的类群鉴定，其次对少量常见类群或者特征明显的种类，通过相关工具书或专业资料进行比对鉴定，并咨询相关专家确认鉴定结果。最后，针对大量的近缘属种较多或鉴定困难的昆虫类群，分别邮寄给相关专家鉴定。洋县昆虫各分类阶元部分由相关类群的专家鉴定编写并署名，少部分未署名分类阶元主要是源于文献资料整理或分类特征明显的观赏性昆虫。

3. 撰写材料依据

本书撰写依据的材料主要来自于 3 个部分：①调查团队在集中调查期间获得的研究标本；②部分专家之前的个人收藏或者之后自发补充采集的标本；③在《秦岭昆虫志》及其他文献资料中，一些昆虫专家公开发表的研究记录。在昆虫分类阶元记述部分，选用公认的分类体系进行编排，并依次详尽列出了各位编写人员所负责的分类阶元。

4. 陕西省新记录

秦岭昆虫研究历史久远，不同时期不同专家做出很多重要贡献，当然也无法避免一些鉴定争议、物种遗漏或者分布地模糊等问题，尤其在研究和出版周期内一些新成果的报道，可能导致对极少量的陕西新记录认知不一致。本书的陕西省新记录属种是基于《秦岭昆虫志 陕西昆虫名录》的属种信息进行确定的，并在对应的属种后面进行了标注，做出如此安排可能会出现极少物种表述不精确，但有利于与物种名录的衔接和之后相关统计工作，更好地为区域昆虫多样性研究工作服务。

5. 洋县新记录

洋县新记录属种的确认方法同上述陕西省新记录，基于《秦岭昆虫志 陕西昆虫名录》信息进行确认，即对至今最完整的陕西昆虫名录的有效补充和数据完善，洋县新记录属以"**"标注，洋县新记录种以"*"标注。由于《秦岭昆虫志 陕西昆虫名录》的县域分布信息并不如省级阶元那么详尽，因此本书中对少量基于文献的洋县分布也进行了统计标注。

第三章 洋县昆虫纲分类阶元概述

没有任何一纲的生物能够像昆虫纲这样分布广泛，其几乎分布于地球上的各个角落。同时，作为重要的传粉昆虫、天敌昆虫和资源昆虫，在农业生产、生物防治和工业生产等方面起着关键作用。部分昆虫具有腐蚀性，其分解功能加速了微生物对生物残骸的处理，在自然界能量流动中起到了重要作用。昆虫纲世界已知39目，其中10目均为灭绝种，29目为现生和灭绝共有类群，已发现并命名的现生物种105万余种。我国昆虫物种多样性也极为丰富，已记载约10万种（申效诚等，2013），类群涵盖了除螳螂目以外的28目，不同阶元差异明显。本次洋县涉及昆虫纲17目125科775属1121种，其中包括中国新记录1种，陕西省新记录41属166种，洋县新记录412属553种。各署名的分类阶元由相关专家完成，其余分类单元内容整合由编写组根据文献资料整理而来，新记录分类阶元则是根据《陕西昆虫名录》的记载进行了统一标注。

一、蜻蜓目 Odonata

蜻蜓是迄今最古老的飞行昆虫类群之一，广泛分布于除极地以外的世界各地，热带和亚热带地区种类最丰富。蜻蜓的生活史包括卵、稚虫和成虫3个阶段，属于不完全变态发育中的半变态昆虫。蜻蜓稚虫生活在水中，成虫栖息环境与稚虫生活场所密切相关。尽管洋县境内拥有大小河流数十条，但由于未对蜻蜓进行针对性采集而获得标本较少，本部分主要依据《秦岭昆虫志》第一卷和《中国蜻蜓大图鉴》相关章节内容整理而来。

世界已知蜻蜓目6000余种，中国已知900余种，陕西记录80种，本次洋县共记录10科19属26种。

（一）色蟌科 Calopterygidae

体中至大型，很多种类身体具金属光泽，腹部细长。翅宽，透明，为黑色、金黄色或深褐色等，翅脉很密。翅痣常不发达或缺。方室长，方形，通常有甚多横脉。足长，具长刺。

世界已知16属210余种，中国已知12属40余种，陕西记录5属7种，本次洋县记录2属3种。

（1）绿小色蟌 *Caliphaea confuse* Hagen, 1859**

检视标本：4♂♂，陕西省洋县关帝镇小西沟（33.488693N，107.40561E；1270m；灯诱），2017-6-2，刘浩宇采。

分布：陕西（洋县、留坝、汉中、凤县）、河南、浙江、湖北、江西、广西、四川、贵州、云南。

（2）透顶迷螅 *Matrona basilaris* Selys, 1853

检视标本：1♂，陕西省洋县溢水镇窑坪村（33.441667N，107.36167E；901m；网捕），2017-8-2，刘浩宇采；2♂♂，陕西省洋县窑坪乡药树坝（33.21944N，107.50056E；600m；网捕），2017-8-3，刘浩宇采；1♀，陕西省洋县华阳红军林（33.615278N，107.508056E；1162m；网捕），2017-8-5，刘浩宇、张东晓采。

分布：陕西（洋县、略阳、留坝、凤县、佛坪、城固），中国广布；日本，孟加拉国，越南，老挝。

（3）黄翅迷螅 *Matrona oreades* Hämäläinen, Yu & Zhang, 2011*

检视标本：3♂♂2♀♀，陕西省洋县茅坪镇朝阳村冬坪瀑布（33.522778N，107.66922E；912m；网捕），2017-8-9，刘浩宇、张东晓采；1♂，陕西省洋县溢水镇窑坪村（33.441667N，107.36167E；901m；网捕），2017-8-2，刘浩宇采；1♀，陕西省洋县华阳红军林（33.615278N，107.508056E；1162m；网捕），2017-8-5，刘浩宇、张东晓采；1♂，陕西省洋县华阳镇汉坝（33.529123N，107.59683E；893m；灯诱），2017-6-27，刘浩宇采；1♀，陕西省洋县窑坪乡药树坝（33.21944N，107.50056E；600m；网捕），2017-8-3，刘浩宇采；1♀，陕西省洋县华阳岩丰村（107.37944N，107.34889E；985.3m；网捕），2017-8-4，刘浩宇、张东晓采；1♂，陕西省洋县华阳天星村（33.675556N，107.34889E；923m；网捕），2017-8-6，刘浩宇、张东晓采。

分布：陕西（洋县、商南、宁强、略阳、城固）、甘肃、湖南、广西、四川、贵州。

（二）溪螅科 Euphaeidae

体中型，粗壮。翅无明显翅柄，翅脉密集，具翅痣。雄性体色较暗，雌性种间近似。足较短。

世界已知 10 属 70 余种，中国已知 5 属 30 余种，陕西记录 1 属 1 种，本次洋县记录 1 属 1 种。

（4）巨齿尾溪螅 *Bayadera melanopteryx* Ris, 1912**

检视标本：1♂，陕西省洋县华阳天星村（33.675556N，107.34889E；923m；网捕），2017-8-6，刘浩宇、张东晓采；1♂，陕西省洋县华阳岩丰村（107.37944N，107.34889E；985.3m；网捕），2017-8-6，刘浩宇、张东晓采。

分布：陕西（洋县、略阳、汉中、凤县），中国中南部区域广布。

（三）螅科 Coenagrionidae

体小至大型，多数为小型种类。体色艳丽，颜色多变化。翅狭长，透明，顶端圆，具较长的翅柄。方室四边形，其前缘通常短于后缘。腹部细长。

世界已知 90 余属 1080 余种，中国已知 13 属 70 余种，陕西记录 6 属 12 种，本次洋县记录 3 属 4 种。

（5）杯斑小螅 *Agriocnemis femina* (Brauer, 1868)

分布：陕西（洋县、旬阳、汉中、汉阴、凤县、安康），中国中南区域广布；日本，东南亚，印度，中东，澳大利亚，非洲。

（6）长尾黄螅 *Ceriagrion fallax* Ris, 1914

分布：陕西（洋县、镇安、商州、山阳、南郑、略阳）、河南、江西、福建、台湾、广东、四川、贵州；印度，孟加拉国。

（7）褐尾黄螅 *Ceriagrion rubiae* Laidlaw, 1916

分布：陕西（洋县、汉中）、北京、河南、浙江、江西、福建、贵州；印度。

（8）红痣异痣螅 *Ischnura rufostigma* Selys, 1876

分布：陕西（洋县、旬阳、太白、南郑、汉中、汉阴、佛坪、安康）、福建、广西、四川、贵州、云南；东南亚。

（四）扇螅科 Platycnemididae

体小至中型，体色艳丽。翅较窄，透明，具较长的翅柄。翅痣短，呈平行四边形，方室长矩形。腹部细长，足具密长刺。

世界已知 400 余种，中国已知 7 属 40 余种，陕西记录 4 属 6 种，本次洋县记录 1 属 1 种。

（9）四斑长腹扇螅 *Coeliccia didyma* (Selys, 1863)

分布：陕西（洋县）、河南、四川、贵州、云南；东南亚。

（五）综螅科 Synlestidae

体中至大型，通常具明显金属光泽。翅较窄，透明，具翅柄。腹部细长，末端常覆盖粉霜。

世界已知 30 余种，中国已知 2 属 10 余种，陕西记录 1 属 2 种，本次洋县记录 1 属 1 种。

（10）细腹绿色螅 *Megalestes micans* Needham, 1930**

检视标本：1♂，陕西省洋县华阳杨家沟（33.639167N，107.49556E；1270m；网捕），2017-8-5，刘浩宇、张东晓采；1♀，陕西省洋县华阳岩丰村（107.37944N，107.34889E；985.3m；网捕），2017-8-6，刘浩宇、张东晓采。

分布：陕西（洋县、留坝）、浙江、福建、四川、云南；越南。

（六）蜓科 Aeschnidae

体大型至巨大型，胸部粗壮，多为蓝色或绿色。复眼发达，相接处呈线状，面部狭而长。翅多为透明。腹部较长。雌性产卵器发达。

世界已知 460 余种，中国已知 14 属约 100 种，陕西记录 4 属 6 种，本次洋县记录 3 属 3 种。

（11）碧尾蜓 *Anax parthenope* (Selys, 1839)

分布：陕西（洋县），中国广布；欧亚大陆南部，非洲。

（12）日本长尾蜓 *Gynacantha japonica* Bartenef, 1909

分布：陕西（洋县、略阳、汉中）、福建、台湾、广东、香港、云南；韩国，日本。

（13）黄绿多棘蜓 *Polycanthagyna melanictera* (Selys, 1883)

分布：陕西（洋县、商南）、河南、浙江、台湾、香港、四川；日本。

（七）裂唇蜓科 Chlorogomphidae

体大型，体黑色具黄色条纹。头正面呈椭圆形，复眼在头顶稍分离，额部明显隆起。翅宽阔。雌性产卵器退化严重，许多种类有 2 种色型。

世界已知 50 余种，中国已知 3 属 30 余种，陕西记录 1 属 1 种，本次洋县记录 1 属 1 种。

（14）铃木华裂唇蜓 *Chlorogomphus suzukii* (Oguma, 1926)

分布：陕西（洋县、佛坪）、浙江、台湾；日本。

（八）大蜓科 Cordulegasteridae

体大型至巨大型，粗壮。体多为黑色，具黄色条纹或斑点。复眼在头顶稍分离，额隆起较高，上颚发达。翅狭长，透明。雌性产卵器明显长。

世界已知 50 余种，中国已知 10 余种，陕西记录 2 属 2 种，本次洋县记录 1 属 1 种。

（15）双斑圆臀大蜓 *Anotogaster kuchenbeiseri* (Foerster, 1899)

分布：陕西（洋县、略阳、留坝）、北京、河北、山西、山东、河南、四川。

（九）春蜓科 Gomphidae

体小至大型，体多为黑色或褐色，具黄色或绿色条纹和斑点。复眼较小，通常绿色，在头顶分离较远。翅狭，多为透明。腹部较长。

世界已知 970 余种，中国已知 37 属 200 余种，陕西记录 6 属 12 种，本次洋县记录 2 属 2 种。

（16）环纹环尾春蜓 *Lamelligomphus ringens* (Needham, 1930)

分布：陕西（洋县、石泉、略阳、汉中、佛坪）、吉林、河北、山西、山东、河南、新疆、浙江、台湾、香港、广西、四川、贵州；朝鲜。

（17）大团扇春蜓 *Sinictinogomphus clavatus* (Fabricius, 1775)

分布：陕西（洋县）、浙江、江西、湖北、福建、广东、四川；朝鲜，日本，越南。

（十）蜻科 Libellulidae

体多为中型或小型，一般无金属光泽。体色艳丽，丰富度高，易通过体色识别。雄性前足胫节无龙骨状脊，两性臀角均为圆形。

世界已知 1010 余种，中国已知 42 属约 140 种，陕西记录 13 属 23 种，本次洋县记录 4 属 9 种。

（18）红蜻 *Crocothemis servilia* (Drury, 1773)

检视标本：2♂♂，陕西省洋县窑坪乡药树坝（33.21944N，107.50056E；600m；网捕），2017-8-3，刘浩宇采。

分布：陕西（洋县、略阳、汉中），中国广布；印度，东南亚，澳大利亚，欧洲。

（19）异色多纹蜻 *Deielia phaon* (Selys, 1883)**

检视标本：2♂♂，陕西省洋县溢水镇窑坪村（33.441667N，107.36167E；901m；网捕），2017-8-2，刘浩宇采；1♂，陕西省洋县长溪镇拉旗沟（33.342322N，107.6975052E；987m；网捕），2017-8-10，刘浩宇、张东晓采。

分布：陕西（洋县、石泉），中国广布；日本，东南亚。

（20）白尾灰蜻 *Orthetrum albistylum* (Selys, 1848)

分布：陕西（洋县、汉中），中国广布；古北界广布。

（21）褐肩灰蜻 *Orthetrum internum* Maclachlan, 1894

检视标本：1♀，陕西省洋县华阳杨家沟（33.639167N，107.49556E；1270m；网捕），2017-8-5，刘浩宇、张东晓采。

分布：陕西（洋县、汉中），中国广布；东亚广布。

（22）狭腹灰蜻 *Orthetrum sabina* (Drury, 1770)

分布：陕西（洋县、略阳、汉中），中国广布；古北界广布。

（23）青灰蜻 *Orthetrum triangulare* (Selys, 1878)

检视标本：3♂♂，陕西省洋县溢水镇窑坪村（33.441667N，107.36167E；901m；网捕），2017-8-2，刘浩宇采；1♀，陕西省洋县长溪镇拉旗沟（33.342322N，107.6975052E；987m；网捕），2017-8-10，刘浩宇、张东晓采。

分布：陕西（洋县）、河北、山西、河南、四川。

（24）异色灰蜻 *Orthetrum melania* (Selys, 1883)

分布：陕西（洋县、略阳、留坝、汉中），中国广布；日本。

（25）竖眉赤蜻 *Sympetrum eroticum* (Selys, 1883)

分布：陕西（洋县、略阳、留坝、汉中），中国广布；东亚广布。

（26）褐顶赤蜻 *Sympetrum infuscatum* (Selys, 1883)

检视标本：1♀，陕西省洋县长溪镇拉旗沟（33.342322N，107.6975052E；987m；

网捕），2017-8-10，刘浩宇、张东晓采。

分布：陕西（洋县）、吉林、河南、浙江、江西、湖南、福建、四川；日本。

二、蜚蠊目 Blattodea

蜚蠊俗称蟑螂，体常较扁平，呈长椭圆形。蜚蠊的适应能力很强，大多数种类生活在热带、亚热带地区，少数种类分布在温带地区，通常白天藏在枯枝落叶或者石块杂物缝隙中，夜间活动，部分体色艳丽的种类也喜欢在阳光下活动。蜚蠊在人类居住的环境中普遍发生，一些家居性卫生害虫常随人类活动而扩散。

世界已知 4400 左右，中国已知 300 余种，陕西记录较少，仅分布 3 科 3 属 4 种，本次洋县记录 1 属 1 种，隶属于地鳖蠊科。

（一）地鳖蠊科 Corydiidae

体微小至大型，密被微毛，绝大多数种类具明显雌雄二型现象。雄性身体扁平，前胸背板多横宽，前后翅发达；足细长，刺发达；外生殖器明显不对称。雌性多呈椭圆形，通常无翅或者翅很短。

世界已知 39 属 210 余种，中国已知 20 余种，陕西记录 1 属 1 种，该种在洋县有分布。

（1）冀地鳖 *Polyphaga plancyi* Bolívar, 1882

检视标本：1♂2♀♀，陕西省洋县长溪镇蔡河村（33.48944N，107.67638E；538m；灯诱），2017-8-10，刘浩宇采。

分布：陕西（洋县、周至、太白）、辽宁、北京、河北、山西、山东、甘肃、青海、浙江、湖北、湖南；俄罗斯。

三、等翅目 Isoptera

等翅目昆虫俗称白蚁，是世界最古老的社会性昆虫之一。这类昆虫营社会性生活，分为不同的类型，行为复杂，主要栖息于木材或者地下，以死亡植物为食料者较多。体较长，柔软，具有多态性。长翅成虫头部骨化强烈，复眼发达，触角念珠状，咀嚼式口器；前后翅狭长、近似；腹部细长，尾须 1 对。

世界已知 3000 余种，中国已知约 480 种，陕西记录仅 1 科 2 属 7 种，本次洋县记录 1 属 2 种。

（一）鼻白蚁科 Rhinotermitidae

头部有囟，不同类群上唇形态变化较大，触角 13～25 节。前胸背板明显扁平，窄于头宽。兵蚁上唇呈鼻状。有翅成虫和兵蚁左上颚缘齿 3 枚，右上颚 2 枚。有翅成虫通常有单眼，前翅鳞大多明显大于后翅鳞，且不重叠。

世界已知 13 属 330 余种，目前中国已知 180 余种，陕西记录 1 属 6 种，本次洋县记录 1 属 2 种。

（1）扩头散白蚁 *Reticulitermes ampliceps* Wang & Li, 1984

分布：陕西（洋县、太白、佛坪）、河南。

（2）黄胸散白蚁 *Reticulitermes flaviceps* (Oshima, 1911)

分布：陕西（洋县、柞水、镇安、西安、旬阳、山阳、宁陕、勉县、略阳、留坝、佛坪、丹凤、安康）、江苏、浙江、湖北、江西、湖南、福建、台湾、广东、海南、广西、重庆、四川、云南。

四、襀翅目 Plecoptera

李卫海

（河南科技学院资源与环境学院　河南新乡　453003）

襀翅目昆虫又称石蝇，大多小至中型，体软且长，略扁平。体多为浅褐色至黑褐色，少数种类有艳丽斑纹。头部较宽阔，复眼发达，触角丝状，口器咀嚼式。前胸大且可动，多为长翅型，后翅臀区发达，静止时翅折叠为扇状平叠于胸腹背面。足跗节 3 节。腹部有完整 10 节，第 11 节分为 3 块骨片。成虫多数不取食，少数种类危害农作物或林木。半变态昆虫，稚虫蜥型，有气管鳃，大多生活在水质良好的水域，对水中的化学物质反应较为敏感，可用于检测水资源的污染状况。

世界已知襀翅目 3800 余种，中国已知 500 余种，陕西记录 21 属 49 种，本次洋县记录 13 属 33 种，其中陕西省新记录 1 属 14 种。

（一）卷襀科 Leuctridae

体小型，一般不超过 10.0mm，浅褐色至深褐色。头部宽于前胸，单眼 3 个。前胸背板横长方形或亚长方形。翅透明或半透明，前翅在 Cu_1 和 Cu_2 及 M 和 Cu_1 之间的横脉多条，后翅臀区狭，静止时，翅向腹部包卷成筒状。雄虫肛上突及肛下叶特化，与第 10 背板上的一些骨化突起构成外生殖器，有时在第 5～9 背板上还形成一些特殊构造。尾须 1 节，轻微骨化或高度骨化。雌虫第 8 腹板形成明显的下生殖板。雌虫尾须 1 节，无变化。

世界已知 2 亚科 13 属 320 余种，中国已知 4 属 60 余种，陕西记录 2 属 12 种，本次洋县记录 2 属 3 种。

（1）东方拟卷襀 *Paraleuctra orientalis* (Chu, 1928)**

检视标本：1♂12♀♀，陕西省洋县茅坪镇九池（33.583427N，107.685533E；1181.9m；扫网），2017-5-7，刘浩宇采；1♂1♀，陕西省洋县华阳镇核桃坪（33.583547N，107.4818E；1319.8m；扫网），2017-5-6，刘浩宇采；1♂，陕西省洋县关帝镇小西沟村（33.488695N，107.405615E；1270.1m；马氏网），2017-5-3，刘浩宇采；1♂2♀♀，陕西省洋县华阳镇红石窑（33.639213N，107.495803E；1306.6m；扫网），2017-5-6，刘浩宇采。

分布：陕西（洋县、周至、神木、宝鸡）、河南、甘肃、浙江、湖南、福建；俄罗斯。

（2）基黑诺𬸦 *Rhopalopsole basinigra* Yang & Yang, 1995**

检视标本：1♂2♀♀，陕西省洋县溢水镇佛爷洞（33.449515N，107.2195E；963.60m；扫网），2017-5-2，刘浩宇采；5♂♂，陕西省洋县茅坪镇九池（33.583427N，107.685533E；1181.9m；扫网），2017-5-7，刘浩宇采。

分布：陕西（洋县、周至、神木、宝鸡）、浙江。

（3）陕西诺𬸦 *Rhopalopsole shaanxiensis* Yang & Yang, 1994**

检视标本：1♂，陕西省洋县关帝镇小西沟村（33.488695N，107.405615E；1270.1m；马氏网），2017-5-3，刘浩宇采。

分布：陕西（洋县、宁陕、宝鸡）。

（二）叉𬸦科 Nemouridae

个体较小，一般不超过 15.0mm，体多为褐色或黑褐色。前后翅的 Sc_1、Sc_2、R_{4+5} 及 r-m 脉共同组成 1 个明显的 "X" 形，前翅在 Cu_1 和 Cu_2 及 M 和 Cu_1 之间的横脉多条；第 2 跗节短，第 1 跗节与第 3 跗节长约相等。尾须 1 节，无变化。稚虫颈部有气管鳃。

世界已知 2 亚科 21 属 600 余种，中国已知 7 属 170 余种，陕西记录 4 属 12 种，本次洋县记录 3 属 13 种，其中陕西省新记录 1 属 11 种。

（4）中华倍叉𬸦 *Amphinemura sinensis* (Wu, 1926) 陕西省新记录种

检视标本：2♀♀，陕西省洋县溢水镇油灯村（33.441897N，107.361713E；901.6m；马氏网），2017-5-2，刘浩宇采。

分布：陕西（洋县）、北京、河南、江苏。

（5）单钩倍叉𬸦 *Amphinemura unihamata* (Wu, 1973) 陕西省新记录种

检视标本：1♀，陕西省洋县华阳镇古墓坪（33.593381N，107.476008E；1454.5m），2017-5-12，刘浩宇采。

分布：陕西（洋县）、四川（峨眉山）。

（6）多刺倍叉𬸦 *Amphinemura multispina* (Wu, 1973) 陕西省新记录种

检视标本：1♂，陕西省洋县华阳镇清溪村（33.621705N，107.318177E；853.8m；灯诱），2017-5-5，刘浩宇采。

分布：陕西（洋县）。

（7）叉突倍叉𬸦 *Amphinemura dicroidea* Li, Dong & Yang, 2018 陕西省新记录种

检视标本：1♂，陕西省洋县茅坪镇九池（33.583427N，107.685533E；1181.9m；扫网），2017-5-7，刘浩宇采。

分布：陕西（洋县）。

（8）长钩倍叉𬸦 *Amphinemura longihamita* Li, Dong & Yang, 2018 陕西省新记录种

检视标本：1♂，陕西省洋县关帝镇小西沟村（33.488695N，107.405615E；1270.1m；

马氏网），2017-5-3，刘浩宇采。

分布：陕西（洋县）。

（9）小钩倍叉𧓙 *Amphinemura microhamita* Li, Dong & Yang, 2018　陕西省新记录种

检视标本：2♂♂，陕西省洋县关帝镇铁河村（33.457141N，107.445183E；865.8m；扫网），2017-5-3，刘浩宇采；1♂，陕西省洋县华阳镇清溪村（33.621705N，107.318177E；853.8m；灯诱），2017-5-5，刘浩宇采；1♂，陕西省洋县关帝镇马河村（33.382156N，107.622132E；749.1m；扫网），2017-5-4，刘浩宇采。

分布：陕西（洋县）。

（10）北京叉𧓙 *Nemoura geei* Wu, 1929　陕西省新记录种

检视标本：3♀♀，陕西省洋县华阳镇红石窑（33.639213N，107.495803E；1306.6m；扫网），2017-5-6，刘浩宇采；陕西省洋县华阳镇清溪村（33.621705N，107.318177E；853.8m；灯诱），2017-5-5，刘浩宇采。

分布：陕西（洋县）、北京、山东、河南；韩国、日本。

（11）广东叉𧓙 *Nemoura guangdongensis* Li & Yang, 2006　陕西省新记录种

检视标本：1♂1♀，陕西省洋县华阳镇清溪村（33.621705N，107.318177E；853.8m；灯诱），2017-5-5，刘浩宇采。

分布：陕西（洋县）、广东。

（12）镰尾叉𧓙 *Nemoura janeti* Wu, 1938　陕西省新记录种

检视标本：2♀♀，陕西省洋县溢水镇佛爷洞（33.449515N，107.2195E；963.60m；扫网），2017-5-2，刘浩宇采。

分布：陕西（洋县、甘泉）、浙江、湖北、四川、贵州。

（13）麻粟叉𧓙 *Nemoura masuensis* (Li & Yang, 2005)　陕西省新记录种

检视标本：1♂2♀♀，陕西省洋县华阳镇红石窑（33.639213N，107.495803E；1306.6m；扫网），2017-5-6，刘浩宇采。

分布：陕西（洋县）、福建、贵州。

（14）乳突叉𧓙 *Nemoura papilla* Okamoto, 1922**

检视标本：1♂，陕西省洋县华阳镇古墓坪（33.593381N，107.476008E；1454.5m），2017-5-12，刘浩宇采。

分布：陕西（洋县、周至、宝鸡）、河南、宁夏、甘肃；俄罗斯、日本。

（15）有刺叉𧓙 *Nemoura spinosa* Wu, 1940**

检视标本：3♂♂1♀，陕西省洋县茅坪镇九池（33.583427N，107.685533E；1181.9m；扫网），2017-5-7，刘浩宇采；1♂1♀，陕西省洋县关帝镇小西沟村（33.488695N，107.405615E；1270.1m；马氏网），2017-5-3，刘浩宇采。

分布：陕西（洋县、秦岭）、贵州、云南；印度。

（16）巨尾球尾叉蟋 *Sphaeronemoura grandicauda* (Wu, 1973)　陕西省新记录属　新记录种

检视标本：1♀，陕西省洋县关帝镇小西沟村（33.488695N，107.405615E；1270.1m；马氏网），2017-5-3，刘浩宇采；1♀，陕西省洋县华阳镇古墓坪（33.593381N，107.476008E；1454.5m），2017-5-12，刘浩宇采。

分布：陕西（洋县）、四川。

（三）扁蟋科 Peltoperlidae

体小型至中型，体形扁平，体黄褐色至黑褐色。头部短粗，窄于前胸，其后部陷入前胸背板内；颚唇基沟不明显；口器相对发达，下颚的外颚叶端部圆；单眼2个，少数3个，两后单眼较靠近复眼。足第1、第2跗节短，第3跗节长于第1、第2跗节之和。尾须短，一般不超过15节。雄虫肛上突退化，肛下叶三角形；第9腹板向后延长而成殖下板，在其前缘正中处有1小叶突。雌虫第8腹板通常向后延伸形成圆形或有凹陷的殖下板，尾须无变化。

世界已知2亚科11属50余种，中国已知2属13种，陕西记录2属2种，本次洋县记录2属3种。

（17）秦岭小扁蟋 *Microperla qinlinga* Chen, 2019**

检视标本：1♀，陕西省洋县华阳镇沙坝（33.675537N，107.349632E；922.0m；马氏网），2017-5-5，刘浩宇采；1♀，陕西省洋县华阳镇古墓坪（33.593381N，107.476008E；1454.5m），2017-5-12，刘浩宇采。

分布：陕西（洋县、周至、西安）。

（18）尖刺刺扁蟋 *Cryptoperla stilifera* Sivec, 1995**

检视标本：1♂，陕西汉中洋县华阳镇堰头上（33.3829601N6N，107.3169348E；1206m；灯诱），2017-8-7，张东晓采；1♀，陕西汉中洋县杨家沟（33.3811N，107.319E；1315m；扫网），2017-8-5，刘浩宇采。

分布：陕西（洋县、太白、宁陕、眉县）、河南、浙江、福建、广西。

（19）南宫山刺扁蟋 *Cryptoperla nangongshana* Huo & Du, 2018**

检视标本：1♂1♀，陕西省洋县关帝镇小西沟村（33.488695N，107.405615E；1270.1m；马氏网），2017-5-3，刘浩宇采。

分布：陕西（洋县、安康）。

（四）绿蟋科 Chloroperlidae

体浅绿或淡黄褐色，在体背常有黑褐色斑或纵带。头部常有黑褐色纵带，单眼3个；前胸背板横卵圆形，在其中部常有黑褐色纵带，中、后胸背板上有"U"形的黑褐色骨化斑；翅脉减少而简单；腹部背面有褐色纵带。雄虫第7～9节的侧面后缘有黑褐色的毛簇，雌虫第8腹板通常向后延伸成明显的下生殖板。

世界已知2亚科17属200余种，中国已知4属21种，陕西记录3属3种，本次洋县记录 1 属 2 种，其中陕西省新记录 1 种。

（20）白云山长绿蜻 *Sweltsa baiyunshana* Li, Yang & Yao, 2014　陕西省新记录种

检视标本：1♀，陕西省洋县关帝镇铁河村（33.419975N，107.464925E；775.0m；灯诱），2017-5-3，刘浩宇采。

分布：陕西（洋县）、河南。

（21）长突长绿蜻 *Sweltsa longistyla* (Wu, 1938)**

检视标本：1♂，陕西省洋县华阳镇古墓坪（33.593381N，107.476008E；1454.5m），2017-5-12，刘浩宇采。

分布：陕西（洋县、周至、宁陕、户县、宝鸡）、河北、河南、宁夏、甘肃。

（五）蜻科 Perlidae

体小至大型；通常黄褐色或褐色；头略比前胸宽；单眼 2～3 个。足第 1、第 2 跗节短，第 3 跗节长。胸部腹面有较发达的残余气管鳃。雄虫腹部第 10 背板完整或分裂形成半背片突，第 10 背板完整的类群肛下叶特化为向上或向后延伸的生殖钩。

世界已知 2 亚科 52 属 1000 余种，中国已知 23 属 240 余种，陕西记录 8 属 19 种，本次洋县记录 4 属 11 种，其中陕西省新记录 2 种。

（22）黄边梵蜻 *Brahmana flavomarginata* Wu, 1962**

检视标本：1♂，陕西省洋县华阳镇红石窑（33.639213N，107.495803E；1306.6m；扫网），2017-5-13，刘浩宇采；1♂，陕西汉中洋县天星村（33.4032N，107.2056E；923m；灯诱），2017-8-6，刘浩宇、张东晓采。

分布：陕西（洋县、周至、宁陕）、河南、广西、云南。

（23）双斑钩蜻 *Kamimuria bimaculata* Du & Sivec, 2005　陕西省新记录种

检视标本：2♂♂4♀♀，陕西汉中洋县关帝镇木家村（33.2335N，107.2833E；690m；灯诱），2017-8-3，刘浩宇采。

分布：陕西（洋县）、甘肃。

（24）终南山钩蜻 *Kamimuria chungnanshana* Wu, 1938**

检视标本：2♂♂1♀，陕西省洋县溢水镇窑坪乡窑坪村（33.26308292N，107.21421668E；901.6m；马氏网），2017-8-27，刘浩宇采；1♂，陕西汉中洋县天星村（33.4032N，107.2056E；923m；灯诱），2017-8-6，刘浩宇、张东晓采。

分布：陕西（洋县、终南山、宁陕、长安）、河南、甘肃。

（25）刘氏钩蜻 *Kamimuria liui* (Wu, 1940)**

检视标本：2♂♂1♀，陕西省洋县庙娅前桥（33.2128N，107.2135E；723m；灯诱），2017-8-26，刘浩宇采；2♂♂1♀，陕西汉中洋县华阳镇杨家沟（33.3811N，107.3190E；1315m；灯诱），2017-8-5，刘浩宇、张东晓采。

分布：陕西（洋县、周至、宁陕）、湖北、广西、四川、贵州、云南、西藏；尼泊尔。

（26）黄氏钩蜻 *Kamimuria huangi* Du & Sivec, 2005　陕西省新记录种

检视标本：2♂♂1♀，陕西汉中洋县长溪镇拉旗沟（33°20′22″N，107°42′35″E；987m；灯诱），2017-8-10，刘浩宇、张东晓采。

分布：陕西（洋县）、甘肃。

（27）王氏钩蜻 *Kamimuria wangi* Sun & Du, 2012**

检视标本：1♂4♀♀，陕西汉中洋县杨家沟（33.33944N，107.70972E；1315m；扫网），2017-8-5，刘浩宇采；6♀♀，陕西省洋县溢水镇油灯村（33.441897N，107.361713E；901.6m；灯诱），2017-6-24，刘浩宇采；2♀♀，陕西汉中洋县华阳镇杨家沟（33.3811N，107.319E；1315m；灯诱），2017-8-5，刘浩宇、张东晓采。

分布：陕西（洋县、周至、太白、神木、宝鸡）、河南。

（28）陕西钩蜻 *Kamimuria shaanxinensis* Li & Mo, 2018**

检视标本：2♂♂，陕西省洋县溢水镇窑坪乡窑坪村（33.26308292N，107.21421668E；901.6m；马氏网），2017-8-27，刘浩宇采。

分布：陕西（洋县）。

（29）洋县钩蜻 *Kamimuria yangxiana* Li & Mo, 2018

检视标本：2♂♂，陕西省洋县溢水镇油灯村（33.441897N，107.361713E；901.6m；马氏网），2017-5-2，刘浩宇采。

分布：陕西（洋县）。

（30）短囊新蜻 *Neoperla breviscrotata* Du, 1999**

检视标本：1♂2♀♀，陕西省洋县溢水镇油灯村（33.441897N，107.361713E；901.6m；灯诱），2017-6-24，刘浩宇采。

分布：陕西（洋县、天台、汉中、佛坪）、山东、安徽、福建、贵州。

（31）叉斑黄蜻 *Flavoperla furcomaculata* Liu, Yan & Li, 2019**

检视标本：2♀♀，陕西汉中洋县木家村（33.2335N，107.2833E；690m；灯诱），2017-8-3，刘浩宇采；1♀，陕西省洋县溢水镇油灯村（33.441897N，107.361713E；901.6m；灯诱），2017-6-24，刘浩宇采。

分布：陕西（洋县、宁陕）。

（32）三角黄蜻 *Flavoperla triangulata* Liu, Yan & Li, 2019**

检视标本：1♀，陕西汉中洋县木家村（33.2335N，107.2833E；690m；灯诱），2017-8-3，刘浩宇采。

分布：陕西（洋县、宁陕）。

（六）网螳科 Perlodidae

体小至大型；通常黄褐色或褐色，少数绿色或黑褐色；头略比前胸宽，前胸背板中部有淡色纵带，并向头部延伸；单眼 3 个，通常呈等边三角形排列。足第 1、第 2 跗节极短，第 3 跗节长。胸部一般无气管鳃残余。雄虫腹部第 10 背板完整或分裂，第 10 背板肛下叶特化为生殖钩。

世界已知 2 亚科 51 属 300 余种，中国已知 11 属 30 余种，陕西记录 2 属 2 种，本次洋县记录 1 属 1 种。

（33）弯刺同螳 *Isoperla curvispina* (Wu, 1938)**

检视标本：1♀，陕西省洋县华阳镇红石窑（33.639213N，107.495803E；1306.6m；扫网），2017-5-6，刘浩宇采。

分布：陕西（洋县、安康）、吉林。

五、螳螂目 Mantodea

螳螂目为中至巨大型昆虫，成虫与若虫均为捕食性，以其他昆虫及小型动物为食，为重要的天敌昆虫，其卵可入药，又是药用资源昆虫。体多细长，头部三角形或近三角形，口器发达，复眼突出，单眼 3 个。前胸极度延伸，颈状，可活动。前翅为覆翅，后翅膜质，飞行能力不强。前足为捕捉足，基节明显长，股节腹面有槽，胫节可嵌入槽内，股节和胫节均具强刺，利于捕捉猎物。

世界已知螳螂目 2400 余种，中国已知 100 余种，陕西记录 6 属 10 种，本次洋县记录 2 属 2 种。

（一）螳科 Mantidae

体小至大型，形状多样。头顶光滑或具锥状突起，前足股节大多具 3 或 4 枚中刺，内列刺为大刺之间具 1 枚小刺交替排列；前足胫节外列刺直立或倾斜，彼此分开；中后足股节较光滑，或前后缘具叶状突起。雌性下生殖板末端通常无刺。尾须锥状或稍扁。

世界已知 1100 余种，中国已知 50 余种，陕西记录 5 属 8 种，本次洋县记录 2 属 2 种。

（1）陕西屏顶螳 *Kishinouyeum shaanxiense* Yang, 1999**

检视标本：8 头，陕西省洋县华阳杨家沟（33.63916N，107.49555E；1315m；灯诱），2017-8-7，刘浩宇采。

分布：陕西（洋县、太白、宁陕、眉县、佛坪）、山西、河南。

（2）中华大刀螳 *Tenodera sinensis* Saussure, 1871**

检视标本：1 头（若虫），陕西省洋县关帝乡大西沟（33.47027N，107.43E；983m；扫网），2017-8-27，刘浩宇采。

分布：陕西（洋县、佛坪、长安）、吉林、辽宁、北京、河北、山东、河南、江苏、上海、安徽、浙江、湖北、江西、湖南、福建、台湾、广东、广西、四川、贵州、云南、西藏；朝鲜，日本，越南，美国。

六、革翅目 Dermaptera

　　革翅目昆虫俗称蠼螋，是一类体狭长而扁平的中小型陆栖性昆虫。口器咀嚼式，触角丝状，10～50 节。前胸背板扁平，近方形或长方形。部分种类翅缺失，具翅类则前翅革质；无翅脉，后翅膜质，辐射状。雄性尾须发达，呈铗状，存在性二型现象。杂食性，大部分种类白天隐藏，喜好夜间活动，分布广泛。

　　世界已知革翅目 2000 余种，中国已知 230 余种，陕西记录 9 属 16 种，本次洋县记录 1 属 1 种。

（一）球螋科 Forficulidae

　　体小至中型，狭长或粗壮，多为褐色或浅褐色。头扁平，近三角形，无单眼。前翅和后翅发达，极少无翅。腹部狭长，扁平或略柱状。雄性尾铗发达，形状变化较大，具齿突或刺突结构，雌性结构简单。

　　世界已知 460 余种，中国已知 110 余种，陕西秦岭地区分布 8 属 15 种，本次洋县记录 1 属 1 种。

（1）迭球螋 *Forficula vicaria* Semenov, 1902

分布：陕西（洋县）、黑龙江、吉林、辽宁、内蒙古、河北、山东、江苏、湖北、
　　　四川、云南、西藏；俄罗斯，蒙古国，朝鲜，日本。

七、直翅目 Orthoptera

　　直翅目是最常见的昆虫之一，如蝗虫（蚂蚱）、螽斯（蝈蝈）、蟋蟀（蛐蛐）、蝼蛄（蝲蝲蛄）等。体小至大型。头球状、卵形或圆锥形，口器咀嚼式。复眼发达，触角剑状、棒状、丝状，变化较大。前胸背板发达，后足通常为跳跃足。通常具 2 对翅，前翅为覆翅，稍加厚，翅脉清晰；后翅膜质，透明，部分种类缺翅或为短翅。部分种类具发声器和听器，雌性产卵器短，或较长，较直或显著弯曲。渐变态昆虫，若虫的外形与习性与成虫相似，多为植食性，部分类群杂食或捕食性。

　　直翅目分类系统按照直翅目物种档案在线系统（Orthoptera Species File），目前分为蝗亚目与螽亚目，分 27 总科 80 科，物种超过 30 100 种（亚种），中国已知 3000 余种，陕西记录 16 科 96 属 176 种，本次洋县记录 68 属 89 种，包含陕西省新记录 9 属 18 种。

（一）锥头蝗科 Pyrgomorphidae

　　体小至中型，呈近纺锤形。头部通常为锥形，颜面侧面观极向后倾斜，有时颜面近波状；头顶向前突出较长，顶端中央具细纵沟。触角剑状，基部数节较宽扁，其余各节较细。前胸背板具颗粒状突起，前胸背板突明显。前后翅发达，狭长，端尖或窄圆。鼓膜听器发达。后足股节外侧上、下隆线之间具不规则的短棒状或颗粒状隆线，外侧基部的上基片短于下基片。阳茎基背片冠突明显钩状。

世界已知 2 亚科 140 余属 500 余种，中国已知 8 属 30 余种，陕西记录 1 属 5 种，本次洋县记录 1 属 1 种。

（1）短额负蝗 Atractomorpha sinensis Bolívar, 1905

检视标本：3 头，陕西省洋县长溪镇拉旗沟（33.33944N，107.70972E；987m；扫网），2017-8-10，刘浩宇采。

分布：陕西（洋县、佛坪）、北京、河北、山西、山东、河南、宁夏、甘肃、青海、江苏、上海、安徽、浙江、湖北、江西、福建、台湾、广东、广西、四川、贵州、云南；日本，越南。

（二）蝗科 Acrididae

体小至大型，体形变化较大，多为侧扁。头部通常为卵圆形，头顶中央缺细沟，侧缘具头侧窝。触角较短，呈丝状、锤状或剑状等，长于前者股节。前胸背板短，背面通常具中隆线和侧隆线，且常被横沟隔断。后足股节外侧上、下隆线之间具羽状隆线，外侧基部的上基片短于或等于下基片。阳茎基背片桥状。洋县蝗虫有着很好的研究基础，本部分主要依据《汉中地区三个自然保护区蝗虫种类调查》和《秦岭昆虫志》第一卷部分章节撰写。

世界已知 27 亚科 1400 余属 6700 余种，中国已知 260 余属 1100 余种，陕西记录 43 属 88 种，本次洋县记录 22 属 28 种。

（2）山稻蝗 Oxya agavius Tsai, 1931*

分布：陕西（洋县、石泉、洛南、凤县、佛坪）、江苏、上海、安徽、浙江、湖北、江西、福建、广东、广西、四川、重庆、云南；越南。

（3）中华稻蝗 Oxya chinensis (Thunberg, 1815)*

检视标本：2 头，陕西省洋县溢水窑坪乡药树坝（33.21944N，107.50055E；600m；扫网），2017-8-2，刘浩宇采。

分布：陕西（洋县、西安、旬阳、石泉、商南、宁陕、眉县、蓝田、户县、汉中、佛坪、长安、安康）、黑龙江、吉林、辽宁、内蒙古、河北、山东、河南、甘肃、江苏、浙江、湖北、江西、湖南、福建、台湾、广东、广西、四川、云南；苏联，朝鲜，日本，巴基斯坦，印度，缅甸，越南，斯里兰卡，菲律宾，马来西亚，新加坡，印度尼西亚，美国（夏威夷），毛里求斯，澳大利亚，巴布亚新几内亚。

（4）小稻蝗 Oxya intricata (Stål, 1861)*

分布：陕西（洋县、西安、石泉、商南、蓝田、户县、汉中、凤县、佛坪、长安、安康）、宁夏、江苏、上海、安徽、浙江、湖北、江西、湖南、福建、台湾、广东、广西、贵州、云南、西藏；日本，越南，泰国，菲律宾，马来西亚，新加坡。

（5）无齿稻蝗 Oxya adentata Willemse, 1925*

分布：陕西（洋县、佛坪、长安）、内蒙古、宁夏、甘肃、江西。

（6）日本稻蝗 *Oxya japonica* (Thunberg, 1824)

分布：陕西（洋县、勉县、略阳、汉中、佛坪、城固）、河北、山东、江苏、浙江、湖北、台湾、广东、广西、四川、西藏；日本，巴基斯坦，印度，缅甸，越南，泰国，斯里兰卡，菲律宾，马来西亚，新加坡。

（7）峨眉腹露蝗 *Fruhstorferiola omei* (Rehn & Rehn, 1939)

分布：陕西（洋县、周至、柞水、太白、宁陕、留坝、户县、华阴、佛坪、长安、安康）、河南、甘肃、四川。

（8）突眼小蹦蝗 *Pedopodisma protrocula* Zheng, 1980**

分布：陕西（洋县、镇安、柞水、商南、宁陕、汉阴、佛坪）、甘肃。

（9）日本黄脊蝗 *Patanga japonica* (Bolívar, 1898)**

检视标本：3 头，陕西省洋县桑溪双龙河口（33.27888N，107.88777E；712m；扫网），2017-8-10，刘浩宇采；1 头，陕西省洋县华阳天星村（33.62166N，107.48472E；853m；扫网），2017-8-6，刘浩宇采。

分布：陕西（洋县、周至、镇安、柞水、旬阳、石泉、山阳、宁陕、洛南、汉中、佛坪、长安、安康）、辽宁、河北、山东、河南、甘肃、江苏、安徽、浙江、江西、福建、台湾、广东、广西、贵州、云南、西藏；朝鲜，日本，印度，马来西亚，伊朗。

（10）短角外斑腿蝗 *Xenocatanops brachycerus* (Willemse, 1932)**

分布：陕西（洋县、周至、镇安、柞水、旬阳、石泉、商南、宁陕、眉县、蓝田、留坝、户县、华阴、汉中、佛坪、长安、安康）、北京、河北、山东、甘肃、江苏、安徽、浙江、江西、湖南、福建、台湾、广东、广西、四川、贵州、云南、西藏；印度，不丹，尼泊尔，缅甸，越南，斯里兰卡。

（11）短星翅蝗 *Calliptamus abbreviatus* Ikonnikov, 1913

分布：陕西（洋县、周至、镇安、西安、太白、商南、宁陕、蓝田、洛南、户县、汉中、佛坪、长安、安康）、黑龙江、吉林、辽宁、内蒙古、河北、山西、山东、甘肃、江苏、安徽、江西、广东、四川、贵州；俄罗斯，蒙古国，朝鲜。

（12）长翅素木蝗 *Shirakiacris shirakii* (Bolívar, 1914)

检视标本：7 头，陕西省洋县长溪镇拉旗沟（33.33944N，107.70972E；987m；扫网），2017-8-10，刘浩宇采；2 头，陕西省洋县关帝镇大西沟（33.48666N，107.40972E；1183m；扫网），2016-10-10，王平采。

分布：陕西（洋县、周至、旬阳、西安、石泉、商南、户县、华阴、汉中、佛坪、城固、长安、白河、安康）、甘肃、河北、山东、河南、江苏、安徽、浙江、江西、福建、广东、广西、四川；俄罗斯，朝鲜，日本，克什米尔地区，印度，泰国。

（13）云贵素木蝗 *Shirakiacris yunkweiensis* (Chang, 1937)

检视标本：5 头，陕西省洋县长溪镇拉旗沟（33.33944N，107.70972E；987m；扫网），2017-8-10，刘浩宇采。

分布：陕西（洋县、周至、太白、勉县、户县、汉中、佛坪、城固、安康）、甘肃、海南、四川、贵州、云南、西藏。

（14）短角直斑腿蝗 *Stenocatantops mistshenkoi* Willemse, 1968

分布：陕西（洋县、周至、旬阳、太白、石泉、商洛、商南、宁陕、蓝田、略阳、留坝、户县、汉阴、佛坪、凤县、安康）、江苏、安徽、浙江、湖北、江西、福建、台湾、广东、广西、四川。

（15）红翅踵蝗 *Pternoscirta sauteri* (Karny, 1915)**

分布：陕西（洋县、周至、镇安、柞水、太白、商洛、商南、宁陕、勉县、略阳、留坝、佛坪）、河南、江苏、安徽、浙江、福建、台湾、广东、广西、四川、贵州、云南。

（16）云斑车蝗 *Gastrimargus marmoratus* (Thunberg, 1815)

分布：陕西（洋县、周至、镇安、柞水、旬阳、石泉、商南、宁陕、蓝田、略阳、留坝、户县、汉中、凤县、佛坪、长安、城固、安康）、河北、山东、江苏、安徽、浙江、江西、福建、台湾、广东、海南、广西、重庆、四川、贵州；朝鲜，印度、缅甸，越南，泰国，菲律宾，马来西亚，印度尼西亚。

（17）草绿蝗 *Parapleurus alliaceus* (Germar, 1817)

检视标本：1 头，陕西省洋县溢水镇庙娅前桥（33.35777N，107.35972E；723m；扫网），2017-8-26，刘浩宇采；2 头，陕西省洋县金水关岭村（33.28722N，107.87916E；712m；扫网），2017-8-10，刘浩宇采。

分布：陕西（洋县、太白）、黑龙江、河北、甘肃、新疆、湖南、四川；俄罗斯，朝鲜，日本，中亚，欧洲。

（18）花胫绿纹蝗 *Aiolopus thalassinus tumulus* (Fabricius, 1798)

检视标本：2 头，陕西省洋县金水关岭村（33.28722N，107.87916E；712m；扫网），2017-8-10，刘浩宇采。

分布：陕西（洋县、柞水、旬阳、西安、商南、山阳、宁强、宁陕、华县、华阴、汉中、长安、安康）、辽宁、河北、宁夏、甘肃、台湾、海南、四川、贵州、云南、西藏；印度，斯里兰卡，东南亚，大洋洲。

（19）红胫小车蝗 *Oedaleus manjius* Chang, 1939

分布：陕西（洋县、镇安、柞水、旬阳、石泉、商洛、商南、宁陕、勉县、略阳、留坝、汉中、佛坪、凤县、城固、安康）、甘肃、江苏、浙江、湖北、福建、海南、广西、四川。

（20）小赤翅蝗 *Celes skalozubovi* Adelung, 1906**

分布：陕西（洋县、佛坪）、黑龙江、吉林、辽宁、内蒙古、河北、山西、山东、青海；俄罗斯，朝鲜，日本，蒙古国。

（21）疣蝗 *Trilophidia annulata* (Thunberg, 1815)

检视标本：3 头，陕西省洋县溢水镇庙娅前桥（33.35777N，107.35972E；723m；扫网），2017-8-26，刘浩宇采。

分布：陕西（洋县、柞水、佛坪）、黑龙江、吉林、辽宁、内蒙古、河北、山西、山东、甘肃、青海、江苏、浙江、广东、广西、四川、贵州、云南、西藏；朝鲜，日本，印度。

（22）东亚飞蝗 *Locusta migratoria migratoria* (Linnaeus, 1758)

分布：陕西（洋县、周至、柞水、西乡、石泉、商洛、宁陕、蓝田、留坝、户县、华县、华阴、汉中、佛坪、长安、安康）、中国广布；日本，朝鲜，南亚，中亚，欧洲。

（23）青脊竹蝗 *Ceracris nigricornis nigricornis* Walker, 1870**

检视标本：2 头，陕西省洋县金水关岭村（33.28722N，107.87916E；712m；扫网），2017-8-10，刘浩宇采。

分布：陕西（洋县、周至、镇安、太白、石泉、商南、宁陕、蓝田、户县、佛坪、安康）、甘肃、广西、四川、贵州、云南。

（24）隆额网翅蝗 *Arcyptera coreana* Shiraki, 1930**

分布：陕西（洋县、周至、镇安、西安、太白、勉县、蓝田、略阳、留坝、户县、凤县、佛坪、长安、宝鸡）、黑龙江、吉林、辽宁、内蒙古、河北、山东、甘肃、江苏、江西、四川；朝鲜。

（25）中华雏蝗 *Chorthippus chinensis* Tarbinsky, 1927

分布：陕西（洋县、佛坪、长安、周至、户县、眉县、太白、华阴、留坝、汉中、宁陕、山阳、洛南、商南）、甘肃、四川、贵州。

（26）北方雏蝗 *Chorthippus hammarstroemi* (Miram, 1907)*

分布：陕西（洋县、周至、太白、宁陕、留坝、佛坪、宝鸡）、黑龙江、北京、河北、山西、山东、宁夏、甘肃。

（27）异翅鸣蝗 *Mongolotettix anomopterus* (Caudell, 1921)*

分布：陕西（洋县、周至、商南、宁陕、留坝、佛坪、户县）、甘肃、江苏、浙江、湖北、江西。

（28）中华佛蝗 *Phlaeoba sinensis* Bolívar, 1914

检视标本：2 头，陕西省洋县金水关岭村（33.28722N，107.87916E；712m；扫网），2017-8-10，刘浩宇采；2 头，陕西省洋县溢水镇木家村（33.39305N，107.475833E；

690m；扫网），2017-8-3，刘浩宇采。

分布：陕西（洋县、柞水、宁陕、佛坪、安康）、甘肃、江苏、福建、台湾、四川、云南。

（29）中华剑角蝗 *Acrida cinerea* (Thunberg, 1815)

检视标本：2头，陕西省洋县金水关岭村（33.28722N，107.87916E；712m；扫网），2017-8-10，刘浩宇采；2头，陕西省洋县溢水镇木家村（33.39305N，107.475833E；690m；扫网），2017-8-3，刘浩宇采。

分布：陕西（洋县、周至、佛坪）、河北、山东、宁夏、甘肃、江苏、安徽、江西、湖南、福建、广东、四川、贵州、云南；朝鲜，日本，缅甸。

（三）蚱科 Tetrigidae

体小型。颜面垂直或倾斜，于中单眼处分叉；触角很短，通常丝状，少数扁平或三棱状；多数着生于复眼下缘内侧。前胸背板发达，后突明显向后延伸，盖住腹部或超出腹端。前翅小，鳞片状；后翅通常发达。前、中足跗节2节，后足跗节3节，爪间无中垫；后者股节粗大，适于跳跃。一般生活在潮湿区域，主要分布在温带和热带地区。

世界已知7亚科270余属约2000种，中国已知6亚科50余属约800种，陕西记录2亚科8属22种，本次洋县记录2属2种。

（30）日本蚱 *Tetrix japonica* (Bolívar, 1887)**

检视标本：3头，陕西省洋县华阳杨家沟（33.63916N，107.49555E；1315m；扫网），2017-8-28，刘浩宇采；2头，陕西省洋县溢水镇木家村（33.39305N，107.475833E；690m；扫网），2017-8-3，刘浩宇采。

分布：陕西（洋县、留坝、佛坪、宝鸡）、黑龙江、吉林、辽宁、内蒙古、河北、山西、山东、河南、宁夏、甘肃、青海、新疆、江苏、安徽、浙江、湖北、湖南、福建、台湾、广东、广西、重庆、贵州、云南、西藏；俄罗斯，朝鲜，日本。

（31）秦岭大磨蚱 *Macromotettix qinlingensis* Zheng, Wei & Li, 2009

分布：陕西（洋县）。

（四）螽斯科 Tettigoniidae

王　刚[1]　毛少利[2]　石福明[1]

（1 河北大学生命科学学院　河北保定　071002；2 西安植物园　陕西西安　710061）

触角较体长，不少于30节。通常雄性前翅具有发声器，发声脉和镜膜完整。前足胫节基部和胸部侧部具听器；跗节4节；尾须短粗而坚硬；产卵瓣发达，通常为6瓣。

世界已知22亚科1300余属8000余种，中国已知120属650余种，陕西记录24属32种，本次洋县记录24属34种，其中陕西省新记录6属14种。

（32）中华翡螽 Phyllomimus (Phyllomimus) sinicus Beier, 1954**

检视标本：1♀，陕西省洋县华阳红军林（33.61527N，107.50805E；1162m；扫网），2017-8-5，刘浩宇采。

分布：陕西（洋县、秦岭）、甘肃、浙江、湖北、江西、福建、台湾、广东、广西、四川、贵州。

（33）柯氏翡螽 Phyllomimus (Phyllomimus) klapperichi Beier, 1954 陕西省新记录种

检视标本：2♂♂2♀♀，陕西省洋县长溪镇拉旗沟（33.33944N，107.70972E；987m；扫网），2017-8-10，刘浩宇采。

分布：陕西（洋县）、安徽、浙江、湖北、湖南、福建、广东、广西、四川、贵州。

（34）瘦露螽 Phaneroptera gracilis Burmeister, 1838**

检视标本：1♂2♀♀，陕西省洋县槐树关陈家坪（33.3125N，107.70527E；987m；扫网），2017-8-9，刘浩宇采。

分布：陕西（洋县、紫阳、镇安、旬阳、渭南、武功、商南、礼泉、洛南、楼观台、华县、合阳、汉中、安康）、甘肃、江苏、湖北、福建、海南、广西、四川、贵州、西藏；非洲，东洋界，古北界。

(35)黑角露螽 Phaneroptera nigroantennata Brunner von Wattenwyl, 1878 陕西省新记录种

检视标本：1♂，陕西省洋县桑溪镇双龙河口（33.27888N，107.88777E；712m；扫网），2017-8-10，刘浩宇采；1♂1♀，陕西省洋县庙娅前桥（33.35777N，107.35972E；723m；灯诱），2017-8-26，刘浩宇采。

分布：陕西（洋县）、安徽、浙江、湖北、湖南、台湾；非洲，东洋界，古北界。

(36) 细齿平背螽 Isopsera denticulata Ebner, 1939**

检视标本：6♂♂4♀♀，陕西省洋县溢水镇木家村（33.42638N，107.47583E；690m；灯诱），2017-8-3，刘浩宇采；3♂♂1♀，陕西省洋县茅坪镇邵家沟（33.35611N，107.66916E；912m；灯诱），2017-8-8，刘浩宇采；1♀，陕西省洋县华阳镇天星村（33.67555N，107.34888E；923m；扫网），2017-8-6，刘浩宇采；1♂，陕西省洋县华阳镇清溪村（33.4725N，107.4955E；790m；扫网），2017-8-6，刘浩宇采；2♂♂1♀，陕西省洋县庙娅前桥（33.35777N，107.35972E；723m；灯诱），2017-8-26，刘浩宇采。

分布：陕西（洋县、佛坪）、安徽、浙江、湖北、江西、湖南、福建、广东、海南、广西、四川、贵州；日本。

（37）显沟平背螽 Isopsera sulcata Bey-Bienko, 1955 陕西省新记录种

检视标本：1♂，陕西省洋县长溪镇蔡河村（33.2675N，107.6675E；538m；灯诱），2017-8-10，刘浩宇采。

分布：陕西（洋县）、江苏、安徽、浙江、江西、湖南、福建、广东、海南、广西、四川、贵州、云南。

（38）刺平背螽 *Isopsera spinose* Ingrisch, 1990**

检视标本：2♂♂，陕西省洋县庙娅前桥（33.35777N，107.35972E；723m；灯诱），2017-8-26，刘浩宇采。

分布：陕西（洋县、太白、宝鸡）、河北、湖北、海南、四川、云南、西藏；印度。

（39）赤褐环螽 *Letana rubescens* (Stål, 1861) 陕西省新记录种

检视标本：2♀♀，陕西省洋县桑溪镇双龙河口（33.27888N，107.88777E；712m；扫网），2017-8-10，刘浩宇采；1♀，陕西省洋县金水关岭村（33.28722N，107.87916E；712m；扫网），2017-8-10，刘浩宇采。

分布：陕西（洋县）、河南、江苏、安徽、浙江、湖北、湖南、福建、广东、香港、广西、四川、贵州、云南；越南，老挝，泰国。

（40）日本条螽 *Ducetia japonica* (Thunberg, 1815)**

检视标本：1♂，陕西省洋县长溪镇拉旗沟（33.33944N，107.70972E；987m；扫网），2017-8-10，刘浩宇采；1♀，陕西省洋县茅坪镇朝阳村冬坪瀑布（33.52277N，107.66916E；911m；扫网），2017-8-9，刘浩宇采；1♂，陕西省洋县华阳古镇（33.59472N，107.53277E；1110m；灯诱），2017-8-4，刘浩宇采；2♂♂2♀♀，陕西省洋县窑坪乡窑坪村（33.44166N，107.36166E；902m；扫网），2017-8-2，刘浩宇采；1♂，陕西省洋县关帝镇千柏糟（33.37611N，107.50027E；625m；扫网），2017-8-3，刘浩宇采；1♂，陕西省洋县溢水镇木家村（33.42638N，107.47583E；690m；灯诱），2017-8-3，刘浩宇采；1♂1♀，陕西省洋县茅坪镇邵家沟（33.35611N，107.66916E；912m；灯诱），2017-8-8，刘浩宇采。

分布：陕西（洋县、周至、武功、太白、宁陕）、北京、山东、江苏、安徽、浙江、湖南、福建、海南、广西、四川、贵州、云南；韩国，日本，菲律宾，印度尼西亚，澳大利亚。

（41）长裂华绿螽 *Sinochlora longifissa* (Matsumura & Shiraki, 1908) 陕西省新记录属 新记录种

检视标本：5♂♂，陕西省洋县槐树关镇陈家坪村（33.3125N，107.70527E；987m；扫网），2017-8-9，刘浩宇采。

分布：陕西（洋县）、河南、安徽、浙江、湖北、江西、湖南、福建、台湾、广东、广西、四川、贵州；韩国，日本。

（42）截叶糙颈螽 *Ruidocollaris truncatolobata* (Brunner von Wattenwyl, 1878)**

检视标本：1♀，陕西省洋县窑坪乡药树坝（33.21944N，107.50055E；600m；灯诱），2017-8-3，刘浩宇采。

分布：陕西（洋县、佛坪）、福建、海南、广西、贵州、西藏。

（43）凸翅糙颈螽 *Ruidocollaris convexipennis* (Caudell, 1935)**

检视标本：1♂，陕西省洋县华阳镇杨家沟（33.63916N，107.49555E；1315m；扫

网），2017-8-5，刘浩宇采；1♂，陕西省洋县溢水镇（33.42638N，107.47583E；690m；灯诱），2017-8-3，刘浩宇采。

分布：陕西（洋县、镇巴）、安徽、浙江、湖北、江西、湖南、福建、广东、广西、四川、云南、西藏。

（44）二刺奇螽 *Mirollia bispinosa* Gorochov & Kang, 2004 陕西省新记录属 新记录种

检视标本：8♂♂1♀，陕西省洋县槐树关镇陈家坪村（33.3125N，107.70527E；987m；扫网），2017-8-9，刘浩宇采；2♂♂1♀，陕西省洋县长溪镇蔡河村（33.2675N，107.6675E；538m；灯诱），2017-8-10，刘浩宇采；17♂♂，陕西省洋县庙娅前桥（33.35777N，107.35972E；723m；灯诱），2017-8-26，刘浩宇采。

分布：陕西（洋县）、江西、湖南、广西、四川、贵州、云南。

（45）陈氏掩耳螽 *Elimaea cheni* Kang & Yang, 1992 陕西省新记录种

检视标本：1♂，陕西省洋县窑坪乡窑坪村（33.44166N，107.36166E；902m；扫网），2017-8-2，刘浩宇采；2♂♂，洋县关帝镇千柏糟（33.37611N，107.50027E；625m；扫网），2017-8-3，刘浩宇采；4♂♂，陕西省洋县槐树关镇陈家坪村（33.3125N，107.70527E；987m；扫网），2017-8-9，刘浩宇采；3♂♂，陕西省洋县溢水镇木家村（33.42638N，107.47583E；690m；灯诱），2017-8-3，刘浩宇采；2♀♀，陕西省洋县长溪镇拉旗沟（33.33944N，107.70972E；987m；扫网），2017-8-10，刘浩宇采；1♂，陕西省洋县槐树关镇筹渠村（33.47027N，107.43E；983m；马氏网），2017-8-10，刘浩宇采；1♀，陕西省洋县苏王村（33.33111N，107.7227E；790m；扫网），2017-8-11，刘浩宇采。

分布：陕西（洋县）、湖北、湖南、四川、贵州。

（46）贝氏掩耳螽 *Elimaea (Elimaea) berezovskii* Bey-Bienko, 1951**

检视标本：1♀，陕西省洋县关帝镇毛家沟（33.4866N，107.40972E；1183m；扫网），2017-8-3，刘浩宇采。

分布：陕西（洋县、周至、宁陕）、河南、安徽、浙江、湖北、江西、四川、云南、西藏。

（47）短翅秦岭螽 *Qinlingea brachystylata* (Liu & Wang, 1998)**

检视标本：1♀，陕西省洋县华阳镇杨家沟（33.63916N，107.49555E；1315m；扫网），2017-8-5，刘浩宇采。

分布：陕西（洋县、南五台）、河南。

（48）日本纺织娘 *Mecopoda niponensis* (Haan, 1843) 陕西省新记录属 新记录种

检视标本：1♂，陕西省洋县槐树关镇陈家坪村（33.3125N，107.70527E；987m；扫网），2017-8-9，刘浩宇采；2♀♀，陕西省洋县庙娅前桥（33.35777N，107.35972E；723m；灯诱），2017-8-26，刘浩宇采。

分布：陕西（洋县）、江苏、上海、安徽、浙江、湖北、江西、湖南、福建、广西、

贵州、四川、重庆；日本。

（49）中华螽斯 *Tettigonia chinensis* Willemse, 1933**

检视标本：1♀，陕西省洋县溢水镇木家村（33.42638N，107.47583E；690m；灯诱），2017-8-3，刘浩宇采；1♀，陕西省洋县槐树关镇陈家坪村（33.3125N，107.70527E；987m；扫网），2017-8-9，刘浩宇采。

分布：陕西（洋县、华阴）、河南、甘肃、浙江、湖北、江西、湖南、福建、广西、重庆、四川、贵州。

（50）乌苏里蝈螽 *Gampsocleis ussuriensis* Adelung, 1910**

检视标本：1♀，陕西省洋县溢水镇药树坝（33.21944N，107.50055E；600m；灯诱），2017-8-2，张东晓采。

分布：陕西（洋县）、宁夏、甘肃。

（51）优雅蝈螽 *Gampsocleis gratiosa* Brunner von Wattenwyl, 1862**

检视标本：1♂6♀♀，陕西省洋县华阳镇天星村（33.67555N，107.34888E；923m；扫网），2017-8-6，刘浩宇采；1♀，陕西省洋县槐树关镇陈家坪村（33.3125N，107.70527E；987m；扫网），2017-8-9，刘浩宇采。

分布：陕西（洋县），中国广布；朝鲜，韩国，东洋界。

（52）暗褐蝈螽 *Gampsocleis sedakovii obscura* (Walker, 1869)**

检视标本：1♂，陕西省洋县茅坪镇朝阳村（33.52277N，107.66916E；911m；扫网），2017-8-8，刘浩宇采。

分布：陕西（洋县），中国广布；俄罗斯，朝鲜。

（53）邦内特初姬螽 *Chizuella bonneti* (Bolívar, 1890) 陕西省新记录种

检视标本：1♂，陕西省洋县华阳岩丰村（33.61972N，107.37944E；985m；马氏网），2017-8-6，刘浩宇采；1♀，陕西省洋县茅坪镇邵家沟（33.35611N，107.66916E；912m；灯诱），2017-8-8，刘浩宇采。

分布：陕西（洋县、周至、留坝、宝鸡）、黑龙江、吉林、甘肃、湖北、四川；俄罗斯。

（54）疑钩顶螽 *Ruspolia dubia* (Redtenbacher, 1891)**

检视标本：1♂，陕西省洋县茅坪镇朝阳村（33.52277N，107.66916E；911m；扫网），2017-8-8，刘浩宇采；2♂♂，陕西省洋县溢水镇木家村（33.42638N，107.47583E；690m；灯诱），2017-8-3，刘浩宇采；1♂，陕西省洋县长溪镇拉旗沟（33.33944N，107.70972E；987m；扫网），2017-8-10，刘浩宇采；1♂，陕西省洋县华阳岩丰村（33.61972N，107.37944E；985m；扫网），2017-8-4，刘浩宇采；1♂，陕西省洋县茅坪镇邵家沟（33.35611N，107.66916E；912m；灯诱），2017-8-8，刘浩宇采；5♂♂，陕西省洋县庙娅前桥（33.35777N，107.35972E；723m；灯诱），2017-8-26，刘浩宇采。

分布：陕西（洋县、佛坪）、黑龙江、河北、山东、河南、甘肃、安徽、浙江、湖
　　北、江西、湖南、福建、台湾、广西、重庆、四川、贵州、云南；日本。

（55）斑翅草螽 *Conocephalus (Anisoptera) maculatus* (Le Guillou, 1841)

检视标本：5♂♂5♀♀，陕西省洋县槐树关镇陈家坪（33.3125N，107.70527E；987m；
　　扫网），2017-8-9，刘浩宇采。

分布：陕西（洋县）、黑龙江、辽宁、北京、河北、山西、河南、江苏、上海、
　　安徽、浙江、湖北、江西、湖南、福建、台湾、广东、海南、香港、广西、
　　四川、重庆、贵州、云南、西藏；印度，尼泊尔，日本，缅甸，泰国，斯里
　　兰卡，菲律宾，马来西亚，新加坡，印度尼西亚，澳大利亚，新西兰，马达
　　加斯加。

（56）长瓣草螽 *Conocephalus (Anisoptera) gigantius* (Matsumura & Shiraki, 1908)*

检视标本：3♂1♀，陕西省洋县槐树关镇陈家坪（33.3125N，107.70527E；987m；
　　扫网），2017-8-9，刘浩宇采。

分布：陕西（洋县、宁强）、华东、华中、华南、西南；东南亚。

（57）素色似织螽 *Hexacentrus unicolor* Serville, 1831　陕西省新记录属　新记录种

检视标本：1♂1♀，陕西省洋县槐树关镇陈家坪村（33.3125N，107.70527E；987m；
　　扫网），2017-8-9，刘浩宇采。

分布：陕西（洋县）、上海、浙江、湖北、江西、福建、台湾、广东、广西、重
　　庆、四川、贵州；日本，缅甸，越南，菲律宾，马来西亚，新加坡，印度尼
　　西亚。

（58）宽翅似织螽 *Hexacentrus expansus* Wang & Shi, 2005　陕西省新记录属　新记录种

检视标本：1♀，陕西省洋县华阳镇清溪村（33.4725N，107.4955E；790m；扫网），
　　2017-8-6，刘浩宇采。

分布：陕西（洋县）、重庆、四川。

（59）佩带畸螽 *Teratura cincta* (Bey-Bienko, 1962)　陕西省新记录属　新记录种

检视标本：2♂♂1♀，陕西省洋县华阳镇杨家沟（33.63916N，107.49555E；1315m；
　　扫网），2017-8-5，刘浩宇采。

分布：陕西（洋县）、江西、福建、湖南、广西、贵州、四川；越南。

（60）云南瘦畸螽 *Macroteratura (Stenoteratura) yunnanea* (Bey-Bienko, 1957)**

检视标本：1♂，陕西省洋县槐树关镇陈家坪村（33.3125N，107.70527E；987m；
　　扫网），2017-8-9，刘浩宇采。

分布：陕西（洋县）、除东北和内蒙古以外中国广布；越南。

（61）黑膝大蛩螽 *Megaconema geniculata* (Bey-Bienko, 1962)**

检视标本：1♂，陕西省洋县窑坪乡药树坝（33.21944N，107.50055E；600m；灯

诱），2017-8-2，刘浩宇采。

分布：陕西（洋县、周至、眉县）、华北、东北、华中、华南；古北界。

（62）贵州戈螽 *Grigoriora kweichowensis* (Tinkham, 1944) 陕西省新记录属 新记录种

检视标本：2♂♂，陕西省洋县槐树关镇陈家坪村（33.3125N，107.70527E；987m；扫网），2017-8-9，刘浩宇采。

分布：陕西（洋县）、湖北、重庆、四川、贵州。

（63）丁谦原栖螽 *Eoxizicus tinkhami* (Bey-Bienko, 1962) 陕西省新记录种

检视标本：1♂，陕西省洋县茅坪镇邵家沟（33.35611N，107.66916E；912m；灯诱），2017-8-5，刘浩宇采。

分布：陕西（洋县）、广西、重庆、四川。

（64）比尔锥尾螽 *Conanalus pieli* (Tinkham, 1943)

分布：陕西（洋县）、河南、安徽、江西、湖南、四川。

（65）棒尾小蚤螽 *Microconema clavata* (Uvarov, 1933)

分布：陕西（洋县、宝鸡）、河北、河南、甘肃、湖北。

（五）蟋蟀科 Gryllidae

张东晓 杨 超 刘浩宇
（河北大学生命科学学院 河北保定 071002）

体小至大型，体色通常较暗，黄褐色至黑色，部分类群呈绿色或黄色，缺鳞片。头通常球形，触角丝状，长于体长；复眼较大，单眼 3 枚。前胸背板背片较宽，扁平或隆起，两侧缘仅个别种类明显；侧片一般较平。前翅通常发达，部分种类前翅退化或缺失，后翅呈尾状或缺后翅。前足胫节听器位于近基部；后足为跳跃足，胫节背面多具长刺。雌性产卵瓣发达，呈刀状或矛状。

世界性分布。世界已知 13 亚科 380 余属 3300 余种，中国已知 9 亚科 58 属 250 余种，陕西记录 5 亚科 12 属 23 种，本次洋县记录 5 亚科 12 属 17 种，其中 1 亚科 3 属 4 种区别于《秦岭昆虫志》，其中陕西省新记录 3 属 4 种。

（66）黄脸油葫芦 *Teleogryllus* (*Brachyteleogryllus*) *emma* (Ohmachi & Matsuura, 1951)

检视标本：3♂♂，陕西省洋县华阳杨家沟（33.63916N，107.49555E；1315m；灯诱），2017-8-28，刘浩宇采；4♂♂7♀♀（其中 10 头若虫），陕西省洋县华阳杨家沟（33.63916N，107.49555E；1315m；扫网），2017-8-7，刘浩宇采；3♂♂1♀（其中 3 头若虫），陕西省洋县华阳杨家沟（33.59472N，107.53277E；1315m；灯诱），2017-8-4，刘浩宇采；2♀♀，陕西省洋县华阳镇（33.63916N，107.49555E；1110m；扫网），2017-8-5，刘浩宇采；1♀，陕西省洋县溢水镇庙娅前桥（33.35777N，107.35972E；723m；灯诱），2017-8-26，刘浩宇采；1♂2♀♀（其中 2 头若虫），

陕西省洋县槐树关陈家坪（33.3125N，107.70527E；724m；灯诱），2017-8-9，刘浩宇采；1♂1♀，陕西省洋县溢水窑坪乡药树坝（33.21944N，107.50055E；600m；灯诱），2017-8-2，刘浩宇采；1♂3♀♀，陕西省洋县长溪镇蔡河村（33.48944N，107.67638E；538m；灯诱），2017-8-10，刘浩宇采；1♂（若虫），陕西省洋县华阳镇岩峰村（33.61972N，107.37944E；985m；扫网），2017-8-10，刘浩宇采。

分布：陕西（洋县、周至、西安、宁陕、留坝）、北京、河北、山西、山东、江苏、上海、安徽、浙江、湖北、湖南、福建、广东、海南、香港、广西、四川、贵州、云南；朝鲜，日本。

（67）花生大蟋 *Tarbinskiellus portentosus* (Lichtenstein, 1796) 陕西省新记录属 新记录种

检视标本：1♂1♀，陕西省洋县茅坪镇九池村（33.96666N，107.68527E；1181m；扫网），2017-8-8，刘浩宇采。

分布：陕西（洋县）、青海、江西、福建、台湾、海南、云南、西藏。

（68）梨片蟋 *Truljalia hibinonis hibinonis* (Matsumura, 1917)**

检视标本：19♂♂7♀♀，陕西省洋县溢水镇庙娅前桥（33.35777N，107.35972E；723m；灯诱），2017-8-26，刘浩宇采；1♂，陕西省洋县华阳天星村（33.67555N，107.34888E；923m；马氏网），2017-8-28，刘浩宇采；1♂，陕西省洋县桑溪双龙河口（33.27888N，107.88777E；712m；扫网），2017-8-10，刘浩宇采；2♂♂1♀，陕西省洋县槐树关陈家坪（33.3125N，107.70527E；724m；灯诱），2017-8-9，刘浩宇采；1♂1♀（若虫），陕西省洋县长溪镇拉旗沟（33.33944N，107.70972E；987m；扫网），2017-8-10，刘浩宇采；1♀（若虫），陕西省洋县茅坪镇朝阳村（33.52277N，107.66916E；911m；扫网），2017-8-8，刘浩宇采；1♀（若虫），陕西省洋县金水关岭村（33.28722N，107.87916E；712m；扫网），2017-8-10，刘浩宇采；1♂，陕西省洋县华阳杨家沟（33.63916N，107.49555E；1315m；扫网），2017-8-28，刘浩宇采。

分布：陕西（洋县、安康）、江苏、上海、浙江、江西、湖南、福建、广西、四川、云南；韩国，日本。

（69）半翅纤蟋 *Euscyrtus hemelytrus* (De Haan,1842)**

检视标本：2♂♂2♀♀（若虫），陕西省洋县槐树关镇苏王村（33.33111N,107.72277E；790m；扫网），2017-8-11，刘浩宇采。

分布：陕西（洋县、宁陕）、山东、江苏、浙江、江西、湖南、福建、海南、广西、四川、贵州、云南；朝鲜，日本，斯里兰卡，马来西亚，印度尼西亚。

（70）双色阔胫蟋 *Mnesibulus (Mnesibulus) bicolor* (Haan, 1844) 陕西省新记录属 新记录种

检视标本：1♂，陕西省洋县金水关岭村（33.28722N，107.87916E；712m；扫网），2017-8-10，刘浩宇采。

分布：陕西（洋县）、安徽、江西、湖南、海南、云南、贵州；马来西亚，印度尼西亚。

（71）云斑金蟋指名亚种 *Xenogryllus marmoratus marmoratus* (De Haan, 1844) 陕西省新记录属 新记录种

检视标本：1♀，陕西省洋县桑溪双龙河口（33.27888N，107.88777E；712m；扫网），2017-8-10，刘浩宇采。

分布：陕西（洋县）、江苏、上海、安徽、浙江、江西、福建、台湾。

（72）长瓣树蟋 *Oecanthus longicauda* Matsumura, 1904**

检视标本：1♂1♀，陕西省洋县长溪镇蔡河村（33.2675N，107.6675E；538m；灯诱），2017-8-10，刘浩宇采；2♀♀，陕西省洋县溢水镇木家村（33.39305N，107.475833E；690m；灯诱），2017-8-3，刘浩宇采；1♀，陕西省洋县桑溪双龙河口（33.27888N，107.88777E；712m；扫网），2017-8-10，刘浩宇采；1♂，陕西省洋县槐树关镇苏王村（33.33111N，107.72277E；790m；扫网），2017-8-11，刘浩宇采；1♀，陕西省洋县溢水镇庙娅前桥（33.35777N，107.35972E；723m；灯诱），2017-8-26，刘浩宇采；1♂，陕西省洋县华阳清溪村（33.35777N，107.35972E；790m；扫网），2017-8-26，刘浩宇采；10♂♂7♀♀，陕西省洋县长溪镇拉旗沟（33.33944N，107.70972E；987m；扫网），2017-8-10，刘浩宇采；3♂♂1♀，陕西省洋县槐树关陈家坪（33.3125N，107.68861E；987m；扫网），2017-8-9，刘浩宇采；1♂2♀♀，陕西省洋县关帝镇大西沟（33.48666N，107.40972E；1183m；扫网），2016-10-10，王平采。

分布：陕西（洋县、镇安、太白、宁陕、留坝、佛坪、安康）、黑龙江、吉林、辽宁、山西、河南、江苏、浙江、湖北、江西、湖南、福建、广西、四川、贵州、云南；俄罗斯，朝鲜，韩国，日本。

（73）卵翅哑蟋 *Goniogryllus ovalatus* Chen & Zheng, 1996**

检视标本：1♂，陕西省洋县华阳杨家沟（33.63916N，107.37944E；1315m；扫网），2017-8-5，刘浩宇采。

分布：陕西（洋县、留坝、户县）、甘肃。

（74）黑须哑蟋 *Goniogryllus atripalpulus* Chen & Zheng, 1996**

检视标本：1♂，陕西省洋县华阳岩峰村（33.61972N，107.37944E；985m；诱剂），2017-8-6，刘浩宇采。

分布：陕西（洋县、旬阳、宁陕）。

（75）石首棺头蟋 *Loxoblemmus equestris* Saussure, 1877*

检视标本：1♂3♀♀，陕西省洋县长溪镇蔡河村（33.2675N，107.6675E；538m；灯诱），2017-8-10，刘浩宇采；2♂♂，陕西省洋县溢水窑坪乡药树坝（33.21944N，107.50055E；600m；灯诱），2017-8-2，刘浩宇采；陕西省洋县华阳镇（33.63916N，107.49555E；1110m；扫网），2017-8-5，刘浩宇采。

分布：陕西（洋县、周至、宝鸡）、辽宁、北京、江苏、上海、安徽、浙江、湖北、江西、湖南、福建、海南、广西、四川、贵州、云南、西藏；朝鲜，日本，印度，缅甸，斯里兰卡，马来西亚，印度尼西亚。

（76）多伊棺头蟋 *Loxoblemmus doenitzi* Stein, 1881*

检视标本：1♂2♀♀，陕西省洋县长溪镇蔡河村（33.2675N，107.6675E；538m；灯诱），2017-8-10，刘浩宇采；2♀♀，陕西省洋县槐树关陈家坪（33.3125N，107.70527E；724m；灯诱），2017-8-9，刘浩宇采。

分布：陕西（洋县、周至、西乡、旬阳、岚皋）、辽宁、北京、河北、山西、山东、河南、江苏、上海、安徽、浙江、江西、湖南、福建、台湾、广东、海南、香港、广西、四川、云南、西藏；巴基斯坦，印度，斯里兰卡，新加坡，伊朗，阿富汗，欧洲和非洲部分地区。

（77）窃棺头蟋 *Loxoblemmus detectus* (Serville, 1838)*

检视标本：1♂，陕西省洋县溢水窑坪乡药树坝（33.21944N，107.50055E；600m；灯诱），2017-8-2，刘浩宇采。

分布：陕西（洋县）、北京、河北、江苏、安徽、浙江、江西、福建、台湾、广西、四川、贵州；印度。

（78）泰康棺头蟋 *Loxoblemmus taicoun* Saussure, 1877　陕西省新记录种

检视标本：1♂，陕西省洋县关帝乡大西沟（33.47027N，107.43E；983m；灯诱），2017-8-27，刘浩宇采。

分布：陕西（洋县）、山东、甘肃。

（79）迷卡斗蟋 *Velarifictorus (Velarifictorus) micado* (Saussure, 1877)**

检视标本：1♂1♀（若虫），陕西省洋县长溪镇拉旗沟（33.33944N，107.70792E；987m；扫网），2017-8-10，刘浩宇采。

分布：陕西（洋县、周至、留坝）、北京、河北、山西、山东、江苏、上海、浙江、江西、湖南、福建、台湾、广东、广西、四川、贵州、西藏；日本，印度，斯里兰卡，印度尼西亚。

（80）长颚斗蟋 *Velarifictorus (Velarifictorus) aspersus* (Walker, 1869)**

检视标本：1♂，陕西省洋县长溪镇蔡河村（33.2675N，107.6675E；538m；灯诱），2017-8-10，刘浩宇采。

分布：陕西（洋县、宁陕）、河北、山东、河南、甘肃、江苏、安徽、浙江、江西、福建、广东、海南、广西、四川、贵州、云南；朝鲜，日本，印度，泰国，斯里兰卡，马来西亚。

（81）短翅灶蟋 *Gryllodes sigillatus* (Walker, 1869)**

检视标本：1♀（若虫），陕西省洋县华阳天星村（33.62166N，107.48472E；853m；扫网），2017-8-6，刘浩宇采。

分布：陕西（洋县、安康）、黑龙江、辽宁、北京、山东、江苏、上海、安徽、江西、湖南、福建、广东、海南、广西、贵州、云南；朝鲜，日本，巴基斯坦，印度，孟加拉国，斯里兰卡，马来西亚，北美洲，南美洲，大洋洲，非洲。

（82）东方特蟋 *Turanogryllus eous* Bey-Bienko, 1956

分布：陕西（洋县）、山东、江苏、广西。

（六）蛉蟋科 Trigonidiidae

刘浩宇　魏子迪　张东晓

（河北大学生命科学学院　河北保定　071002）

体小型，一般不超过 10mm。额突较短，宽于触角第 1 节，复眼突出。雄性前翅一般具发声器，如缺发声器，则雌雄前翅脉序相似。足较长，后足胫节背面侧缘背距细长，具毛，后足第 1 跗节背面两侧缘缺刺。雌性产卵瓣侧扁，弯刀状，端部尖锐，背缘一般具细齿。

世界已知 2 亚科 110 余属 1000 余种，中国已知 21 属约 100 种，陕西记录 4 属 4 种，本次洋县记录 5 属 5 种，但 3 种区别于《秦岭昆虫志》。

（83）双带斯蛉蟋 *Svistella bifasciata* (Shiraki, 1911)**

检视标本：2♀♀，陕西省洋县溢水镇庙娅前桥（33.35777N，107.35972E；723m；灯诱），2017-8-26，刘浩宇采。

分布：陕西（洋县、南郑）、江苏、上海、安徽、浙江、江西、湖南、台湾、海南、四川、贵州；朝鲜，日本。

（84）斑翅灰针蟋 *Polionemobius taprobanensis* (Walker, 1869)**

检视标本：4♂♂4♀♀，陕西省洋县华阳杨家沟（33.63916N，107.49555E；1315m；扫网），2017-8-7，刘浩宇采。

分布：陕西（洋县、南郑）、黑龙江、吉林、辽宁、内蒙古、北京、河北、山东、河南、江苏、上海、浙江、湖北、江西、福建、海南、广西、四川、贵州、云南；日本，巴基斯坦，印度，孟加拉国，缅甸，斯里兰卡，马来西亚，印度尼西亚，马尔代夫。

（85）灰斜蛉蟋 *Metioche (Metioche) pallipes* (Stål, 1861)**

检视标本：1♂，陕西省洋县溢水窑坪乡窑坪街（33.44166N，107.36166E；901m；扫网），2017-8-2，刘浩宇采；1♀，陕西省洋县桑溪双龙河口（33.27888N，107.88777E；712m；扫网），2017-8-10，刘浩宇采；2♂♂3♀♀，陕西省洋县华阳镇清溪村（33.35777N，107.35972E；853.8m；扫网），2017-5-5，刘浩宇采。

分布：陕西（洋县、宁陕）、海南；马来西亚，印度尼西亚。

（86）素色异针蟋 *Pteronemobius heydenii concolor* (Walker, 1871)**

检视标本：7♂♂2♀♀，陕西省洋县溢水窑坪乡窑坪街（33.44166N，107.36166E；901m；扫网），2017-8-2，刘浩宇采；5♂♂2♀♀，陕西省洋县溢水镇庙娅前桥

（33.35777N，107.35972E；723m；灯诱），2017-8-26，刘浩宇采。

分布：陕西（洋县、太白、留坝）、吉林、内蒙古、新疆、海南、云南、西藏；印度，斯里兰卡，马来西亚，印度尼西亚。

（87）斑腿双针蟋暗带亚种 *Dianemobius fascipes nigrofasciatus* (Matsumura, 1904)**

检视标本：1♂2♀♀，陕西省洋县茅坪镇邵家沟（33.35611N，107.66916E；912m；灯诱），2017-8-8，刘浩宇采。

分布：陕西（洋县）、吉林、内蒙古、北京、河北、山东；俄罗斯，朝鲜，日本。

（七）蝼蛄科 Gryllotalpidae

体中大型，具短绒毛。头较小，前口式，触角较短，复眼突出，单眼 2 枚。前胸背板卵形，较强隆起，前缘内凹。前、后翅发达或退化；雄性具发声器。前足为挖掘足，胫节具 2～4 个趾状突，后足较短；跗节 3 节。产卵瓣退化。

世界已知 15 属 130 余种，中国已知 1 属 9 种，陕西记录 1 属 2 种，本次洋县记录 1 属 1 种。

（88）东方蝼蛄 *Gryllotalpa orientalis* Burmeister, 1838**

检视标本：2♀♀，陕西省洋县长溪镇蔡河村（33.48944N，107.676388E；538m；灯诱），2017-8-10，刘浩宇采。

分布：陕西（洋县、宁陕）、黑龙江、吉林、辽宁、内蒙古、北京、天津、河北、山东、青海、江苏、上海、浙江、湖北、江西、湖南、福建、广东、海南、广西、四川、贵州、云南、西藏；俄罗斯，朝鲜，韩国，日本，尼泊尔，菲律宾，印度尼西亚。

（八）蚤蝼科 Tridactylidae

体小型，多为黑色具弱光泽，偶有浅色色斑。触角丝状，9～12 节，单眼 3 枚。前足挖掘足，中足桨足，后足跳跃足，股节明显粗大；前、中足跗节 2 节，具 2 个独立爪沟，无爪垫，后足跗节 1 节。前翅通常硬化，后翅膜质，折叠在前翅下。

世界已知 3 亚科 20 余属 150 余种，中国已知 2 亚科 2 属约 10 种，陕西记录 1 属 1 种，洋县有记录。

（89）日本蚤蝼 *Xya japonica* (Haan, 1844)**

检视标本：10 头（若虫），陕西省洋县华阳天星村（33.67555N，107.34888E；923m；扫网），2017-8-28，刘浩宇采；2 头（若虫），陕西省洋县茅坪镇朝阳村（33.52277N，107.66916E；911m；扫网），2017-8-8，刘浩宇采。

分布：陕西（洋县、太白、佛坪）、中国广布；俄罗斯，朝鲜，日本。

八、䗛目 Phasmatodea

䗛目昆虫俗名又称竹节虫，因其体形独特而知名，或呈圆筒状、杆状等酷似竹节或树枝，或体和足扁平，绿色，似树叶，是一类中大型昆虫。头部为前口式，咀嚼式口器；复眼小，单眼 2 或 3 枚，部分类群缺失。前胸短，中胸与后胸较长，后胸与腹部第 1 节常合并；前翅短，革质，后翅膜质，臀区发达；3 对足近似，后者不特化。腹部长，各体节近似。植食性，部分种类严重危害森林，主要分布在热带和亚热带区。

世界已知 3000 余种，中国已知 300 余种，陕西记录 4 属 6 种，本次洋县记录 1 属 1 种。

（一）䗛科 Phasmatidae

触角分节明显，常短于前足股节。前翅片状或缩短，后翅有或无。雌虫股节基部背面锯齿状，或长于前足股节，但不如体长，中、后足股节腹脊呈均匀锯齿状；中后足胫节端部腹面无三角形凹陷。

世界已知 460 余种，中国已知 150 余种，陕西记录 3 属 5 种，本次洋县记录 1 属 1 种。

（1）陕西介䗛*Interphasma shaanxiense* **Chen & He, 2008**

分布：陕西（洋县）。

九、半翅目 Hemiptera

半翅目昆虫是昆虫纲不完全变态类昆虫中的最大类群，目前国际上普遍接受其为一个单系群，包括 4 个亚目：头喙亚目、胸喙亚目、鞘喙亚目和异翅亚目。但在传统认知方面，经常将其作为 2 个独立目，即同翅目 Homoptera 和半翅目 Hemiptera，后者一般被称为"蝽类"。本书将其视为同翅亚目和异翅亚目 2 个亚目进行对待。大部分种类取食植物，是农林害虫；也有些是捕食性，为益虫；少量种类传播疾病，是卫生害虫。

半翅目：异翅亚目

李 虎 朱 翔 彩万志

（中国农业大学植物保护学院 北京 100193）

体壁通常坚硬，扁平。刺吸式口器，一般 4 节，从头部前端发出，触角 4 节。前胸背板发达，具明显小盾片；前翅基部革质，端半部膜质。很多种类具臭腺。

世界性分布。世界已知种类超过 42 000 种，中国已知 4000 余种，陕西记录 237 属 438 种，本次洋县记录 40 属 43 种。

（一）猎蝽科 Reduviidae

体小至大型，具明显色斑。头顶常具横沟，分为前后两叶，常具颈，刺吸式口器，喙可见节多为 3 节；触角 4 节，复眼明显，单眼 1 对。前翅膜区 M 脉和 Cu 脉形成明显 2 个大翅室。前足为捕捉足，前、中足胫节端部常具海绵窝，跗节 3 节。腹部卵圆形，雌性产卵器简单。

世界已知 6800 余种，中国已知 420 余种，陕西记录 25 属 37 种，本次洋县记录 7 属 9 种，其中陕西省新记录 2 种。

（1）宝兴螳瘤猎蝽 *Cnizocoris potanini* (Bianchi, 1899)**

检视标本：1 头，陕西省洋县华阳古镇（33.59472N，107.53277E；1110m；灯诱），2017-8-4，朱翔采。

分布：陕西（洋县、西安、太白山、秦岭、南郑）、湖北、四川。

（2）环斑猛猎蝽 *Sphedanolestes impressicollis* (Stål, 1861)**

检视标本：1 头，陕西省洋县华阳镇杨家沟（33.63916N，107.49555E；1315m；扫网），2017-8-5，朱翔采。

分布：陕西（洋县、周至、西安、武功、太白、商南、陇县、黄陵、佛坪、宝鸡）、天津、河北、山东、河南、甘肃、江苏、浙江、湖北、江西、湖南、福建、广东、广西、四川、云南；朝鲜半岛，日本，印度。

（3）红缘猛猎蝽 *Sphedanolestes gularis* Hsiao, 1979　陕西省新记录种

检视标本：1 头，陕西省洋县茅坪镇朝阳村（33.52277N，107.66916E；911m；扫网），2017-8-8，朱翔采。

分布：陕西（洋县）、河南、甘肃、安徽、浙江、福建、四川、贵州、云南、西藏。

（4）斑缘猛猎蝽 *Sphedanolestes subtilis* (Jakovlev, 1893)**

检视标本：1 头，陕西省洋县华阳杨家沟（33.63916N，107.49555E；1315m；扫网），2017-8-5，朱翔采。

分布：陕西（洋县、镇巴、留坝）、河南、甘肃、浙江、湖北、福建、广西、四川、云南。

（5）齿缘刺猎蝽 *Sclomina erinacea* Stål, 1861**

检视标本：3 头，陕西省洋县华阳古镇（33.59472N，107.53277E；1110m；灯诱），2017-8-4，朱翔采；1 头，陕西省洋县华阳镇红军林（33.61527N，107.50805E；1162m；扫网），2017-8-5，朱翔采。

分布：陕西（洋县、佛坪）、安徽、浙江、江西、湖南、福建、台湾、广东、海南、广西、贵州、云南。

（6）日月盗猎蝽 *Peirates arcuatus* (Stål, 1871)**

检视标本：2 头，陕西洋县关帝镇千柏糟（33.37611N，107.50027E；625m；扫网），2017-8-3，朱翔采。

分布：陕西（洋县、安康）、江苏、上海、安徽、浙江、湖北、湖南、福建、台湾、广东、广西、四川、贵州、云南、西藏；日本，印度，缅甸，菲律宾，斯里兰卡，印度尼西亚。

（7）黑哎猎蝽 *Ectomocoris atrox* Stål, 1855**

检视标本：1 头，陕西省洋县茅坪镇朝阳村（33.52277N，107.66916E；911m；扫网），2017-8-8，朱翔采。

分布：陕西（洋县、南郑、留坝）、江苏、台湾、广东、四川、云南；印度，缅甸，斯里兰卡，菲律宾，马来西亚，印度尼西亚。

（8）褐菱猎蝽 *Isyndus obscurus* (Dallas, 1850) 陕西省新记录种

检视标本：1 头，陕西省洋县华阳杨家沟（33.63916N，107.49555E；1315m；扫网），2017-8-5，朱翔采。

分布：陕西（洋县、周至）、北京、山东、江苏、安徽、江西、四川；日本，不丹。

（9）黑角嗯猎蝽 *Endochus nigrocornis* Stål, 1859

分布：陕西（洋县）、湖北、湖南、福建、海南、广西、贵州、云南；日本，印度，缅甸，马来西亚，印度尼西亚。

（二）姬蝽科 Nabidae

体狭长，中小型或极小型，体一般污黄色，具褐色、黑色或黄色斑。触角 4 节，喙 4 节。前胸背板狭长，前翅膜片具 2 或 3 个长翅室，常出现不同程度短翅型。前足捕捉足，前足股节较中、后足明显发达；跗节 3 节，无爪垫。

中国已知 70 余种，陕西记录 5 属 13 种，本次洋县记录 2 属 2 种。

（10）泛希姬蝽 *Himacerus (Himacerus) apterus* (Fabricius, 1798)**

检视标本：4 头，陕西省洋县槐树关陈家坪（33.3125N，107.70527E；987m；扫网），2017-8-9，朱翔采。

分布：陕西（洋县、镇巴、延安、南郑、宁陕、留坝、凤县）、黑龙江、辽宁、内蒙古、北京、河北、山西、河南、宁夏、甘肃、青海、湖北、广东、海南、四川、云南、西藏；俄罗斯，朝鲜，日本，北非，欧洲。

（11）暗色姬蝽 *Nabis (Nabis) stenoferus* Hsiao, 1964

检视标本：1 头，陕西省洋县华阳镇堰头上（33.64138N，107.51833E；1206m；灯诱），2017-8-7，朱翔采。

分布：陕西（洋县、武功、南郑、定边）、黑龙江、吉林、辽宁、北京、天津、河北、山西、山东、河南、宁夏、甘肃、新疆、江苏、安徽、浙江、湖北、江西、福建、四川、云南；俄罗斯，朝鲜，日本。

（三）跷蝽科 Berytidae

体大多数狭长，触角和足细长。触角 4 节，具单眼；喙 4 节。小盾片末端常常具刺或突起；前翅膜片具 5～6 条翅脉，部分类群翅存在多态现象；后胸臭腺孔缘多延伸。足股节端部常膨大；跗节 3 节，具中垫。

中国已知 20 余种，陕西记录 6 属 7 种，本次洋县记录 1 属 1 种。

（12）娇背跷蝽 *Metacacanthus (Cardopostethus) pulchellus* Dallas, 1852

分布：陕西（洋县、宁陕、留坝、甘泉、凤县、长安）、山西、山东、甘肃、浙江、

湖北、湖南、福建、台湾、广东、海南、广西、四川、贵州、云南；韩国，日本，印度，菲律宾，斯里兰卡，马来西亚，印度尼西亚，巴布亚新几内亚，澳大利亚。

（四）大眼长蝽科 Geocoridae

体小至中型，长椭圆形至卵圆形，部分类群具修饰，少数类群拟蚁态。头横宽，触角和喙均为 4 节；复眼突出，常为肾状，具单眼。后翅扇间脉缺失，钩缺失或退化。腹部第 2～4 节气孔位于背面，第 5～7 节气孔位于腹面。

世界已知 200 余种，中国已知近 30 种，陕西记录 2 属 4 种，本次洋县记录 1 属 1 种。

（13）宽大眼长蝽 *Geocoris varius* (Uhler, 1860)**

检视标本：1 头，陕西省洋县茅坪镇邵家沟（33.35611N，107.66916E；912m；灯诱），2017-8-8，朱翔采。

分布：陕西（洋县、周至、镇巴、留坝）、天津、山西、江苏、安徽、浙江、湖北、江西、湖南、福建、台湾、广东、广西、重庆、四川、贵州、西藏；日本。

（五）室翅长蝽科 Heterogastridae

体长卵圆形。小颊短。前翅膜片区具 1～2 个小室。腹部所有气门位于腹部腹面。雄性生殖器简单，雌性受精囊延长，环绕且简单。

中国已知近 6 属 13 种，陕西记录 2 属 2 种，本次洋县记录 1 属 1 种。

（14）台裂腹长蝽 *Nerthus taivanicus* (Bergroth, 1914)**

检视标本：1 头，陕西洋县关帝镇千柏槽（33.37611N，107.50027E；625m；扫网），2017-8-3，朱翔采。

分布：陕西（洋县、周至）、河南、江苏、安徽、浙江、湖北、江西、福建、台湾、广东、海南、广西、贵州、云南。

（六）长蝽科 Lygaeidae

体小至中型，多为椭圆形或狭长。前胸背板胝区具凹痕。前翅革片刻点少，后翅具钩脉。腹部第 2～7 节气门全部位于腹部背面。

狭义长蝽科中国已知近 80 种，陕西记录 9 属 16 种，本次洋县记录 1 属 1 种。

（15）红脊长蝽 *Tropidothorax sinensis* (Reuter, 1888)**

检视标本：1 头，陕西省洋县华阳镇堰头上（33.64138N，107.51833E；1206m；灯诱），2017-8-7，朱翔采。

分布：陕西（洋县、凤县、长安）、吉林、北京、天津、河北、山西、山东、河南、甘肃、江苏、安徽、浙江、湖北、江西、湖南、福建、台湾、广东、海南、广西、四川、云南、西藏；日本。

（七）大红蝽科 Largidae

体小至大型。多为椭圆形，体鲜红色，至少带有红色色泽。头部平伸，无单眼。触角 4 节，着生处位于头侧面中线之上。腹部第 3～4 节腹面两侧各具 3 对毛点毛，第 5～6 节有 3 对，第 7 节有 2 对，位于气门的前方或后方。雄性阳茎端膜极细而光滑，无间膜附器。

中国已知近 10 种，陕西记录 1 属 2 种，本次洋县记录 1 属 1 种。

（16）突背斑红蝽 *Physopelta gutta* (Burmeister, 1834)**

检视标本：1 头，陕西省洋县溢水镇庙娅前桥（33.35777N，107.35972E；723m；灯诱），2017-8-26，杨超采。

分布：陕西（洋县、商洛）、湖北、台湾、广东、广西、云南、西藏；日本，印度，孟加拉国，缅甸，斯里兰卡，印度尼西亚，澳大利亚。

（八）蛛缘蝽科 Alydidae

体中小至中型，体多狭长。头平伸或稍向下，通常向前渐尖。触角较细长，第 1 节正常，无明显缩短；小颊短，向后不超出触角着生处。前翅膜片翅脉多；后胸侧板臭腺沟缘明显。腹部第 5～7 节毛点位于腹板侧缘或近侧缘，第 3～4 节毛点位于近中央。

世界性分布。世界已知 280 余种，中国已知 40 余种，陕西记录 3 属 3 种，本次洋县记录 1 属 2 种，其中陕西省新记录 1 种。

（17）条蜂缘蝽 *Riptortus linearis* (Fabricius, 1775)　陕西省新记录种

检视标本：5 头，陕西省洋县长溪镇拉旗沟（33.33944N，107.70972E；987m；扫网），2017-8-10，朱翔采。

分布：陕西（洋县）、甘肃、江苏、浙江、江西、广西、四川、贵州、云南。

（18）点蜂缘蝽 *Riptortus pedestris* (Fabricius, 1775)**

检视标本：4 头，陕西省洋县长溪镇拉旗沟（33.33944N，107.70972E；987m；扫网），2017-8-10，朱翔采；2 头，陕西省洋县华阳镇红军林（33.61527N，107.50805E；1162m；扫网），2017-8-5，朱翔采。

分布：陕西（洋县、周至、宁陕、眉县、户县）、辽宁、北京、天津、河北、河南、江苏、安徽、浙江、湖北、江西、福建、广东、海南、广西、四川、云南、西藏；韩国，日本，印度，缅甸，泰国，斯里兰卡，马来西亚，印度尼西亚。

（九）缘蝽科 Coreidae

体中至大型，体形多样，多为绿色、黄褐色或黑褐色。头较小，有单眼，触角 4 节。小盾片小，三角形，短于前翅爪片。前翅分为革片、爪片和膜片，静止时爪片形成显著的爪片接合缝；膜片具多条平行纵脉，通常呈较规律网状。后胸具臭腺孔。足较长，后足股节和胫节通常膨大或扩展。腹部背面一般具内侧片，

腹部气门均分布在腹面。腹部第 3～7 节具毛点。

世界性分布。世界已知 1800 余种，中国已知 200 余种，陕西记录 7 属 8 种，本次洋县记录 5 属 5 种。

（19）黑长缘蝽 *Megalotomus junceus* (Scopoli, 1763)**

检视标本：3 头，陕西省洋县长溪镇拉旗沟（33.33944N，107.70972E；987m；扫网），2017-8-10，朱翔采；1 头，陕西省洋县华阳镇红军林（33.61527N，107.50805E；1162m；扫网），2017-8-5，朱翔采。

分布：陕西（洋县）、吉林、北京、天津、河北、山西、山东、河南、湖北、四川。

（20）一点同缘蝽 *Homoeocerus unipunctatus* (Thunberg, 1783)**

检视标本：1 头，陕西省洋县长溪镇拉旗沟（33.33944N，107.70972E；987m；扫网），2017-8-10，朱翔采。

分布：陕西（洋县）、江苏、浙江、湖北、江西、福建、台湾、广东、云南、西藏；日本。

（21）颗缘蝽 *Coriomeris scabricornis* (Panzer, 1805)**

检视标本：1 头，陕西省洋县长溪镇拉旗沟（33.33944N，107.70972E；987m；扫网），2017-8-10，朱翔采；1 头，陕西省洋县华阳镇红军林（33.61527N，107.50805E；1162m；扫网），2017-8-5，朱翔采。

分布：陕西（洋县、南郑）、北京、天津、河北、山西、山东、河南、江苏、四川、西藏。

（22）宽棘缘蝽 *Cletus schmidti* Kiritshenko, 1916**

检视标本：1 头，陕西省洋县华阳杨家沟（33.63916N，107.49555E；1315m；扫网），2017-8-5，朱翔采。

分布：陕西（洋县、长安）、河北、山东、安徽、浙江、湖北、江西、香港；日本。

（23）暗黑缘蝽 *Hygia opaca* (Uhler, 1860)**

检视标本：1 头，陕西省洋县关帝镇大西沟（33.488695N，107.405615E；1270m；马氏网），2017-8-27，刘浩宇采。

分布：陕西（洋县）、山西、河南、甘肃、江苏、浙江、江西、福建、湖南、广东、广西、四川、贵州；韩国，日本。

（十）同蝽科 Acanthosomatidae

体中至大型，通常椭圆形，体色鲜艳，多绿色或者褐色，常有红色等鲜艳的花斑。体背面较平，具粗糙刻点。头三角形，单眼明显，触角多为 5 节；喙细长，4 节。前胸背板近梯形，小盾片发达，三角形，端部圆钝。中胸腹板中央隆起，呈明显脊状。腹部通常光滑无刻点，基部中央具 1 腹刺。跗节 2 节。

世界性分布。世界已知 330 余种，中国已知 100 余种，陕西记录 5 属 17 种，本次洋县记录 2 属 2 种。

（24）棕角匙同蝽 *Elasmucha angulare* Hsiao & Liu, 1977**

检视标本：1 头，陕西洋县关帝镇千柏糟（33.37611N，107.50027E；625m；扫网），2017-8-3，朱翔采；7 头，陕西省洋县华阳镇岩峰村（33.61972N，107.37944E；985m；扫网），2017-8-10，朱翔采。

分布：陕西（洋县）、天津、福建、广西。

（25）宽肩直同蝽 *Elasmostethus humeralis* Jakovlev, 1883**

检视标本：1 头，陕西省洋县华阳镇岩峰村（33.61972N，107.37944E；985m；扫网），2017-8-10，朱翔采。

分布：陕西（洋县、周至）、吉林、北京、河北、四川；俄罗斯，日本。

（十一）蝽科 Pentatomidae

体小至大型，多为椭圆形，体色多样，背面一般较平。刺吸式口器，触角通常 5 节，部分种类 4 节，有单眼。前胸背板常为六角形，小盾片为三角形至舌形，无爪片结合缝。前翅膜片部分翅脉简单，很少分支。腹部第 2 节气门被后胸侧板遮盖，臭腺发达。足跗节 3 节。

世界性分布。世界已知 4000 余种，中国已知 420 余种，陕西记录 38 属 67 种，本次洋县记录 16 属 16 种，其中陕西省新记录 1 种。

（26）茶翅蝽 *Halyomorpha halys* (Stål, 1855)**

检视标本：5 头，陕西省洋县华阳清溪村（33.4725N，107.4955E；790m；扫网），2017-8-26，刘浩宇采；2 头，陕西省洋县槐树关陈家坪（33.3125N，107.70527E；987m；扫网），2017-8-9，朱翔采；2 头，陕西洋县关帝镇千柏糟（33.37611N，107.50027E；625m；扫网），2017-8-3，朱翔采；5 头，陕西省洋县长溪镇拉旗沟（33.33944N，107.70972E；987m；扫网），2017-8-10，朱翔采；8 头，陕西省洋县华阳镇红军林（33.61527N，107.50805E；1162m；扫网），2017-8-5，朱翔采。

分布：陕西（洋县）、黑龙江、吉林、辽宁、内蒙古、北京、天津、河北、山西、山东、河南、甘肃、江苏、上海、安徽、浙江、湖北、江西、湖南、福建、台湾、广东、广西、四川、贵州、云南、西藏；朝鲜，日本，印度，缅甸，越南，斯里兰卡，印度尼西亚。

（27）赤条蝽 *Graphosoma rubrolineatum* (Westwood, 1837)**

检视标本：3 头，陕西省洋县长溪镇拉旗沟（33.33944N，107.70972E；987m；扫网），2017-8-10，朱翔采。

分布：陕西（洋县、延安、西乡、眉县、凤县）、黑龙江、辽宁、内蒙古、河北、山西、山东、河南、甘肃、新疆、江苏、浙江、湖北、江西、广东、广西、四川、贵州、云南；俄罗斯，蒙古国，朝鲜，日本。

（28）珀蝽 *Plautia crossota* (Dallas, 1851) 陕西省新记录种

检视标本：2 头，陕西省洋县溢水镇庙娅前桥（33.35777N，107.35972E；723m；

灯诱），2017-8-26，朱翔采；2 头，陕西省洋县槐树关陈家坪（33.3125N，107.70527E；987m；扫网），2017-8-9，朱翔采；1 头，陕西洋县关帝镇千柏糟（33.37611N，107.50027E；625m；扫网），2017-8-3，朱翔采；4 头，陕西省洋县华阳镇红军林（33.61527N，107.50805E；1162m；扫网），2017-8-5，朱翔采；1 头，陕西省洋县华阳镇岩峰村（33.61972N，107.37944E；985m；扫网），2017-8-10，朱翔采；1 头，陕西省洋县长溪镇拉旗沟（33.33944N，107.70972E；987m；扫网），2017-8-10，朱翔采。

分布：陕西（洋县）、北京、河北、山东、河南、江苏、安徽、浙江、湖北、江西、湖南、福建、台湾、广东、广西、四川、贵州、云南、西藏；日本，印度，缅甸，菲律宾，斯里兰卡，马来西亚，印度尼西亚，西非和东非。

（29）黑曙厉蝽 *Eocanthecona thomsoni* (Distant, 1911)**

检视标本：1 头，陕西省洋县长溪镇蔡河村（33.2675N，107.6675E；538m；灯诱），2017-8-10，朱翔采；1 头，陕西省洋县茅坪镇九池村（33.58341N，107.6852E；1181m；扫网），2017-8-8，朱翔采。

分布：陕西（洋县）、黑龙江、河北、浙江、湖北、江西、福建、贵州。

（30）辉蝽 *Carbula humerigera* (Uhler, 1860)**

检视标本：1 头，陕西省洋县溢水镇窑坪街（33.44166N，107.36166E；902m；扫网），2017-8-2，朱翔采；2 头，陕西省洋县茅坪镇邵家沟（33.35611N，107.66916E；912m；灯诱），2017-8-8，朱翔采；1 头，陕西省洋县华阳镇堰头上（33.64138N，107.51833E；1206m；灯诱），2017-8-7，朱翔采；2 头，陕西省洋县溢水窑坪乡药树坝（33.21944N，107.50055E；600m；扫网），2017-8-2，朱翔采。

分布：陕西（洋县、周至、宁陕、留坝）、河北、山西、山东、河南、甘肃、青海、安徽、浙江、湖北、江西、湖南、福建、广东、广西、四川、贵州、云南。

（31）绿岱蝽 *Dalpada smaragdina* (Walker, 1868)**

检视标本：1 头，陕西省洋县华阳镇岩峰村（33.61972N，107.37944E；985m；扫网），2017-8-10，朱翔采。

分布：陕西（洋县、镇巴）、黑龙江、河南、江苏、安徽、浙江、湖北、湖南、江西、福建、台湾、广东、海南、广西、四川、贵州、云南、西藏。

（32）蠋蝽 *Arma chinensis* Fallou, 1881**

检视标本：2 头，陕西洋县关帝镇千柏糟（33.37611N，107.50027E；625m；扫网），2017-8-3，朱翔采。

分布：陕西（洋县、周至、留坝）、黑龙江、吉林、辽宁、内蒙古、河北、山西、山东、河南、甘肃、青海、新疆、安徽、江苏、浙江、湖北、江西、湖南、广东、广西、四川、贵州、云南；俄罗斯，日本，中亚，欧洲。

（33）稻绿蝽 *Nezara viridula* (Linnaeus,1758)**

检视标本：1 头，陕西省洋县华阳镇岩峰村（33.61972N，107.37944E；985m；扫网），2017-8-10，朱翔采。

分布：陕西（洋县）、河北、山西、山东、河南、江苏、安徽、浙江、湖北、江西、湖南、福建、台湾、广东、海南、广西、四川、贵州、云南、西藏；朝鲜，日本，印度，缅甸，越南，菲律宾，斯里兰卡，印度尼西亚，澳大利亚，新西兰，南非，马达加斯加，委内瑞拉，古巴，圭亚那，欧洲。

（34）菜蝽 *Eurydema dominulus* (Scopoli,1763)**

检视标本：1 头，陕西省洋县茅坪镇邵家沟（33.35611N，107.66916E；912m；灯诱），2017-8-8，朱翔采。

分布：陕西（洋县、杨凌、凤县、佛坪）、黑龙江、吉林、内蒙古、北京、天津、河北、山西、山东、河南、江苏、浙江、湖北、湖南、江西、福建、海南、广西、四川、贵州、云南、西藏；俄罗斯（亚洲），欧洲。

（35）玉蝽 *Hoplistodera fergussoni* Distant, 1911**

检视标本：1 头，陕西省洋县茅坪镇邵家沟（33.35611N，107.66916E；912m；灯诱），2017-8-8，朱翔采。

分布：陕西（洋县、宁陕、凤县、佛坪）、甘肃、河南、安徽、浙江、湖北、江西、湖南、福建、广东、海南、广西、四川、贵州、云南、西藏。

（36）滴蝽 *Dybowskyia reticulata* (Dallas, 1851)**

检视标本：1 头，陕西省洋县华阳镇堰头上（33.64138N，107.51833E；1206m；灯诱），2017-8-7，朱翔采。

分布：陕西（洋县、镇坪、镇巴、西乡、佛坪）、黑龙江、吉林、辽宁、内蒙古、山东、江苏、安徽、浙江、湖北、江西、湖南、福建、广东、海南、广西、四川、贵州；俄罗斯，日本，哈萨克斯坦，欧洲。

（37）伊蝽 *Aenaria lewisi* (Scott, 1874)**

检视标本：1 头，陕西省洋县茅坪镇邵家沟（33.35611N，107.66916E；912m；灯诱），2017-8-8，朱翔采。

分布：陕西（洋县）、江苏、江西、湖南、广西、四川、云南；日本。

（38）锚纹二星蝽 *Eysarcoris montivagus* (Distant, 1902)**

检视标本：1 头，陕西省洋县茅坪镇邵家沟（33.35611N，107.66916E；912m；灯诱），2017-8-8，朱翔采；3 头，陕西省洋县溢水窑坪乡药树坝（33.21944N，107.50055E；600m；扫网），2017-8-2，朱翔采；2 头，陕西省洋县窑坪乡油灯坝（33.44166N，107.36166E；902m；扫网），2017-5-2，李顿采。

分布：陕西（洋县）、河南、江苏、安徽、浙江、湖北、江西、湖南、福建、广东、海南、广西、四川、贵州、云南；印度（锡金），阿富汗。

（39）浩蝽 *Okeanos quelpartensis* Distant, 1911**

检视标本：1 头，陕西省洋县华阳清溪村（33.4725N，107.4955E；790m；扫网），2017-8-26，刘浩宇采；1 头，陕西省洋县茅坪镇九池村（33.58341N，107.6852E；

1181m；扫网），2017-8-8，朱翔采。

分布：陕西（洋县、凤县）、吉林、河北、甘肃、湖北、江西、湖南、四川、云南；俄罗斯，朝鲜，日本。

（40）北曼蝽 *Menida disjecta* (Uhler, 1860)**

检视标本：1头，陕西省洋县华阳清溪村（33.4725N，107.4955E；790m；扫网），2017-8-26，刘浩宇采。

分布：陕西（洋县、凤县、留坝、佛坪）、黑龙江、辽宁、内蒙古、河北、山西、甘肃、青海、湖北、江西、湖南、台湾、广西、四川、贵州、云南、西藏；俄罗斯，朝鲜，日本。

（41）麻皮蝽 *Erthesina fullo* (Thunberg, 1783)**

检视标本：1头，陕西省洋县县城，2017-8-25，刘浩宇采。

分布：陕西（洋县）、辽宁、内蒙古、北京、河北、山西、山东、河南、甘肃、新疆、江苏、安徽、浙江、湖北、江西、湖南、福建、台湾、广东、海南、广西、四川、贵州、云南；日本，东南亚，南亚。

（十二）龟蝽科 Plataspidae

体小至中型，通常2～10mm，圆形至卵圆形，背面极鼓，腹面平或略鼓；多为黑色具黄斑或黄色具黑斑，具光泽。头部形状不一，侧叶变化较大，侧叶短于、等于或长于中叶长度，有些种类侧叶长于中叶且在前方相交，将中叶完全包围。前胸背板中部稍前部分常具横缢，此处刻点粗糙；侧缘前部两侧呈叶状扩展。足一般较短，足跗节2节，第1节较短。后胸腹板具臭腺开口1对。

世界已知530余种，中国已知近90种，陕西记录2属7种，本次洋县记录1属1种。

（42）双列圆龟蝽 *Coptosoma bifaria* Montandon, 1896**

检视标本：7头，陕西省洋县溢水窑坪乡药树坝（33.21944N，107.50055E；600m；扫网），2017-8-2，朱翔采；3头，陕西省洋县茅坪镇邵家沟（33.35611N，107.66916E；912m；灯诱），2017-8-8，朱翔采。

分布：陕西（洋县、宁陕、留坝、凤县）、北京、山西、河南、宁夏、甘肃、安徽、湖北、湖南、江西、福建、广西、四川、贵州。

（十三）盾蝽科 Scutelleridae

体中小至大型，卵圆或长卵形，背面强烈圆隆，腹面平坦，部分种类具有鲜艳的色彩和花纹。头多宽短；触角多为5节，第2节短，少数种类4节。前胸侧板腹面向前扩展成游离的叶状；小盾片极度发达，遮盖整个腹部和前翅的绝大部分；前翅只有最基部的外侧露出，革片骨化减弱，膜片具多数纵脉。跗节3节。后胸侧板臭腺沟缘及挥发域发达。抱握器形状变化较大，有时呈二节状。

世界已知450余种，中国已知近50种，陕西记录2属2种，本次洋县记录

1 属 1 种。

（43）半球盾蝽 *Hyperoncus lateritius* (Westwood, 1837)**

检视标本：1 头，陕西省洋县华阳镇岩峰村（33.61972N，107.37944E；985m；扫网），2017-8-10，朱翔采。

分布：陕西（洋县）、浙江、福建、广东、广西、重庆、四川、贵州、云南、西藏；印度。

半翅目：同翅亚目

体通常非明显扁平。头后口式，刺吸式口器从头部后方伸出；触角丝状或者刚毛状。前胸背板发达；前翅质地均一，多为膜质，休息时呈屋脊状置于体背侧，部分种类短翅或无翅。足跗节 1～3 节。很多种类具蜡腺，但无臭腺。

世界性分布。世界已知种类超过 50 000 种，中国已知 8000 余种，陕西记录 358 属 649 种，本次洋县记录 21 属 22 种。

（十四）叶蝉科 Cicadellidae

体型较小，通常 3～15mm。头部颊宽大，单眼 2 枚；触角刚毛状。前胸背板不向后延伸覆盖小盾片。前翅革质，后翅膜质，翅脉不同程度退化。后足胫节有棱脊，棱脊上生有 3～4 列刺状毛。

世界已知 20 000 余种，中国已知 2000 余种，陕西记录 131 属 266 种，本次洋县记录 5 属 5 种。

（44）黑尾凹大叶蝉 *Bothrogonia ferruginea* (Fabricius, 1787)

分布：陕西（洋县、略阳、留坝、佛坪）、黑龙江、吉林、辽宁、天津、甘肃、青海、河北、山东、河南、江苏、上海、安徽、浙江、湖北、江西、湖南、福建、台湾、广东、香港、广西、重庆、四川、贵州、云南、西藏；韩国，日本，印度，缅甸，越南，老挝，泰国，柬埔寨，南非。

（45）波宁雅氏叶蝉 *Jacobiasca boninrnse* (Matsumura, 1931)

分布：陕西（洋县、西乡、石泉、宁强、留坝、安康）、甘肃、江苏、浙江、湖南、广东、海南、广西、四川、贵州、云南；日本，印度，越南，马来西亚。

（46）弯茎拟菱纹叶蝉 *Hishimonoides recurvatis* Li, 1988

分布：陕西（洋县、南郑、略阳、留坝、汉中）、河南、甘肃、湖北、贵州。

（47）侧刺菱纹叶蝉 *Hishimonus spiniferous* Kuoh, 1976

分布：陕西（洋县、略阳、留坝、凤县）、甘肃、湖北、四川、贵州、云南。

（48）白条带叶蝉 *Scaphoideus albovittatus* Matsumura, 1914

分布：陕西（洋县）、河北、甘肃、湖北、海南、四川、贵州、云南、西藏；俄罗斯。

（十五）蝉科 Cicadidae

袁 峰

（中国科学院动物研究所 北京 100101）

　　体中大型，常粗壮。触角短，刚毛状或鬃状，自头前方伸出；单眼 3 枚，呈三角形排列。前胸背板短阔，具内片和外片，不超过中胸背板；中胸背板特别发达，后方具"X"形隆起。前后翅均膜质，常透明，后翅小，静止时呈屋脊状。前足开掘足，股节发达且常具齿或刺，跗节 3 节。雄虫腹部通常具发达的发声器。

　　世界已知 3000 余种，中国已知 210 余种，陕西记录 18 属 25 种，本次洋县记录 9 属 10 种，其中陕西省新记录 1 属 1 种。

（49）蚱蝉 *Cryptotympana atrata* (Fabricius, 1775)**

检视标本：1 头，陕西省洋县窑坪镇油灯坝（33.44166N，107.36166E；902m；扫网），2017-8-2，袁峰采。

分布：陕西（洋县、武功、太白、宁陕、眉县、蓝田、佛坪）、河北、山东、河南、江苏、安徽、浙江、湖南、福建、台湾、广东、海南、广西、四川、云南；越南，老挝。

（50）斑透翅蝉 *Hyalessa maculaticollis* (Motschulsky, 1866)**

检视标本：3 头，陕西省洋县窑坪镇油灯坝（33.44166N，107.36166E；902m；扫网），2017-8-2，袁峰采。

分布：陕西（洋县、周至、太白、商洛、宁陕、留坝、华阴、凤县、佛坪、长安）、全国大部分省份；俄罗斯，朝鲜，日本。

（51）塘蝉 *Tanna japonensis* (Distant, 1892) 陕西省新记录属 新记录种

检视标本：5 头，陕西省洋县窑坪镇油灯坝（33.44166N，107.36166E；902m；扫网），2017-8-2，袁峰采。

分布：陕西（洋县）、浙江、江西、湖南、福建、台湾、广东、海南、广西、四川；朝鲜，日本，印度，老挝。

（52）松寒蝉 *Meimuna opalifera* (Walker, 1850)**

检视标本：1 头，陕西省洋县窑坪镇油灯坝（33.44166N，107.36166E；902m；扫网），2017-8-2，袁峰采；1 头，陕西省洋县关帝镇慈恩桥（33.35777N，107.35972E；723m；灯诱），2017-8-26，袁峰采；5 头，陕西省洋县华阳古镇（33.4725N，107.4955E；1315m；灯诱），2017-8-4，袁峰采；2 头，陕西省洋县华阳镇七星村（33.67555N，107.34888E；923m；扫网），2017-8-6，袁峰采。

分布：陕西（洋县、宁陕、留坝、佛坪、安康）、河北、山东、河南、江苏、浙江、江西、湖南、福建、台湾、广东、澳门、广西、四川、贵州；朝鲜，日本。

（53）周氏寒蝉 *Meimuna choui* Lei, 1994**

检视标本：1 头，陕西省洋县窑坪镇油灯坝（33.44166N，107.36166E；902m；扫

网），2017-8-2，袁峰采；1头，陕西省洋县关帝镇慈恩桥（33.35777N，107.35972E；723m；灯诱），2017-8-26，袁峰采；3头，陕西省洋县华阳古镇（33.4725N，107.4955E；1315m；灯诱），2017-8-4，袁峰采。

分布：陕西（洋县、商南、留坝）、湖北、湖南。

（54）蟪蛄 *Platypleura kaempferi* (Fabricius, 1794)**

检视标本：1头，陕西省洋县窑坪镇油灯坝（33.44166N，107.36166E；902m；扫网），2017-8-2，袁峰采。

分布：陕西（洋县、周至、太白、宁陕、眉县、凤县、佛坪），中国广布；苏联，日本，马来西亚。

（55）毛蟪蛄 *Suisha coreana* (Matsumura, 1927)**

检视标本：1头，陕西省洋县华阳镇火地沟（33.57590308N，107.51303364E；1182m；扫网），2017-8-5，袁峰采。

分布：陕西（洋县、周至）、甘肃、江苏、浙江、湖南；朝鲜，日本。

（56）合哑蝉 *Karenia caelatata* Distant, 1890**

检视标本：1头，陕西省洋县窑坪镇油灯坝（33.44166N，107.36166E；902m；扫网），2017-8-2，袁峰采；1头，陕西省洋县关帝镇慈恩桥（33.35777N，107.35972E；723m；灯诱），2017-8-26，袁峰采；6头，陕西省洋县华阳古镇（33.4725N，107.4955E；1315m；灯诱），2017-8-4，袁峰采；6头，陕西省洋县华阳镇七星村（33.67555N，107.34888E；923m；扫网），2017-8-6，袁峰采；8头，陕西省洋县华阳镇杨家沟（33.63916N，107.49555E；1315m；扫网），2017-8-5，袁峰采。

分布：陕西（洋县、宁陕、留坝、凤县、佛坪）、山西、河南、湖北、湖南、福建、广西、四川。

（57）小黑日宁蝉 *Yezoterpnosia obscura* (Kato, 1938)

分布：陕西（洋县）、江苏、江西、福建。

（58）陕西马蝉 *Platylomia shaanxiensis* Wang & Wei, 2014

分布：陕西（洋县）。

（十六）蜡蝉科 Fulgoridae

袁 峰

（中国科学院动物研究所 北京 100101）

体多为中至大型。头大多圆形，常具头突，复眼大而突出。前胸背板横向，前缘强度突出，肩板大；前后翅发达，膜质，前翅爪片明显，后翅臀区和轭区强度网状。后足第2跗节端部具1排刺。

世界已知700余种，中国已知30多种，陕西记录1属1种，本次洋县记录2属2种，其中陕西省新记录1属1种。

（59）斑衣蜡蝉 *Lycorma delicatula* (White, 1845)**

检视标本：1头，陕西省洋县华阳清溪村（33.4725N，107.4955E；790m；扫网），
2017-8-26，袁峰采。

分布：陕西（洋县、杨凌、太白、眉县）、台湾、华北、东北、华东、华南、西北、
西南；朝鲜，日本，印度，越南。

（60）东北丽蜡蝉 *Limois kikuchii* Kato, 1932 陕西省新记录属　新记录种

检视标本：1头，陕西省洋县华阳镇西北26公里（33.63916N，107.49555E；1315m；
扫网），2017-8-5，袁峰采。

分布：陕西（洋县）、黑龙江、吉林、辽宁、内蒙古、北京、河北、山西；朝鲜。

（十七）飞虱科 Delphacidae

小型种类，体连翅长大多为3～5mm，通常有短翅型和长翅型。口器刺吸式，
着生于头腹面；头和胸部具明显的脊；触角3节，第2节具瘤状感器。前胸背板
短，中胸背板大。前翅爪脉"Y"状，端部共柄。后足基节短，不能活动；胫节
具侧刺，末端有1个大且能活动的距。

世界已知2000余种，中国已知400余种，陕西记录31属37种，本次洋县记
录1属1种。

（61）荻叉飞虱 *Garaga miscanthi* Ding et al., 1994

分布：陕西（洋县）、吉林、河北、甘肃、江苏、安徽、浙江、湖北、江西、湖南、
福建；日本。

（十八）扁木虱科 Liviidae

体小型。触角窝面与头顶垂直，触角10节，个别种类有合并节现象，第4、
6、8、9节端部各具1个感觉孔；颊有时呈颊锥状，但无鞭状毛。中胸前侧片沟
通常愈合，基转节内凸后移至侧板前中部。前翅形状多样，膜质或稍革质。后足
胫节基齿有或无，端距较多且大小近似。

陕西记录3属3种，本次洋县记录1属1种。

（62）香椿巴木虱 *Bharatiana octospinosa* Mathur, 1973

分布：陕西（洋县、商南、佛坪）、甘肃、河南、湖南、广西、四川、贵州。

（十九）粉虱科 Aleyrodoidea

体通常约1mm，最大不超过3mm，被白色蜡粉。触角7节；喙3节，自前
足基节间伸出；复眼分为上下两群，分离或连接，单眼1枚。蛹壳扁平或者背面
隆起，椭圆形或圆形，边缘光滑或具齿；腹面有简单的足和触角，背面腹部末端
有皿状孔。肛门位于皿状孔底部，可分泌蜜露。

世界已知1500余种，中国已知240余种，陕西记录6属8种，本次洋县记录
2属2种。

（63）非洲小粉虱 *Bemisia afer* (Priesner & Hosny, 1934)

分布：陕西（洋县）、北京、河南、新疆；巴基斯坦，印度，伊朗，欧洲，非洲。

（64）橘绿粉虱 *Dialeurodes citri* (Ashmead, 1885)

分布：陕西（洋县、宁陕、佛坪、城固、宝鸡）、吉林、辽宁、北京、天津、河北、山西、山东、河南、江苏、上海、安徽、浙江、湖北、江西、湖南、福建、台湾、广东、广西、重庆；韩国，印度，伊朗，北美洲。

（二十）绵蚧科 Monophlebidae

雌性成虫体型通常较大，柔软，胸部和腹部明显分节。口器发达，雌性触角可多达 11 节，雄性 10 节且第 3 节开始呈双瘤状。雄性翅透明，2 条翅脉交叉。足发达。腹部腹面常有腹疤，最多可达数百个；腹气门 2～8 对；腹端肛管长，内端具成圈蜡孔，无肛环。

世界已知 24 种，中国已知 5 种，陕西记录 1 属 1 种，洋县有分布记录。

（65）草履蚧 *Drosicha corpulenta* (Kuwana, 1902)

分布：陕西（洋县、杨凌）。

十、蜡目 Psocoptera

刘星月 梁飞扬

（中国农业大学植物保护学院 北京 100193）

蜡目昆虫为一类小型昆虫，最长不超过 12mm。头部大，复眼向两侧突出；后唇基特别发达，下颚须 4 节。前胸缩小，中胸发达。大部分种类前翅具 AP 室，长翅、短翅或无翅型。足跗节 2 节或 3 节。腹部 10 节，听器位于第 1 腹节背板两侧；气门通常 8 对。

世界记录已超过 5000 种，中国已知 1500 余种，陕西记录 21 属 48 种，本次洋县记录 3 属 4 种。

（一）狭蜡科 Stenopsocidae

体中等大小，长翅型。触角 13 节，内颚叶向端渐细，不分岔。足跗节 2 节，爪无亚端齿，爪垫宽；后足仅基跗节具毛栉。翅痣狭长，后角与 Rs 以横脉相连；Rs 和 M 合并为一段，M 分 3 支；Cu_{1a} 室近三角形，顶角与 M 以横脉相连。前翅缘具毛，脉具单列毛或基部脉具双列毛，Cu_2 具毛或无毛，膜质部基半部无毛或有毛；后翅径叉缘具毛或无毛。雄性阳茎环封闭，外阳基侧突粗壮，阳茎球通常 1 对；下生殖板简单。雌性生殖突背腹瓣细长，背瓣基扩大，外瓣退化，无刚毛；亚生殖板简单，具"V"形骨化；受精囊通常梨形。

世界已知 190 种，中国已知 154 种，陕西记录 2 属 11 种，本次洋县记录 2 属 3 种。

（1）陕西雕啮 *Graphopsocus shaanxiensis* Li, 1989

检视标本：1♂5♀♀，洋县（1200m），1985-7-18，李法圣采。

分布：陕西（洋县、镇巴）。

（2）短径狭啮 *Stenopsocus brachycladus* Li, 2002

检视标本：1♂，洋县，1985-7-18，李法圣采。

分布：陕西（洋县）。

（3）喜温狭啮 *Stenopsocus thermophilus* Li, 2002

检视标本：1♂，洋县，1985-7-18，李法圣采。

分布：陕西（洋县）、甘肃、贵州。

（二）外啮科 Ectopsocidae

体暗褐色。通常为长翅型，少数短翅及小翅型；翅透明或具斑纹。触角 13 节；内颚叶端分岔；上唇感觉器 5 个；头盖缝存在，单眼 3 个或无单眼。前翅缘及脉具稀疏小毛，Cu_2 无毛；后翅缘无毛或仅径叉缘具毛。前翅翅痣近矩形，Rs 与 M 通常以一点相连，或合并一段或以横脉相连，Rs 分 2 支，M 分 3 支，Cu_1 单一，Rsb 长，常为 Mb 的 2 倍。后翅 Rs 与 M 以横脉相连。足跗节 2 节，爪无亚端齿，爪垫宽。第 9 腹节背区常具齿突或其他构造。生殖突完全退化，仅存外瓣；亚生殖板简单，后叶单突或双突。阳茎环环状，阳茎球骨化强、复杂，下生殖板简单。

世界已知 226 种，中国已知 60 种，陕西记录 2 属 3 种，本次洋县记录 1 属 1 种。

（4）黄头邻外啮 *Ectopsocopsis luteolicapitus* Li, 2002

检视标本：5♂♂5♀♀，洋县（1200m），1985-7-15，李法圣采。

分布：陕西（洋县、镇巴）。

十一、缨翅目 Thysanoptera

党利红

（陕西理工大学 陕西汉中 723001）

缨翅目昆虫中文名又称蓟马，体通常 0.4～8.0mm，细长而扁，或圆筒形，黄褐色、灰白色或黑色。口器锉吸式，上颚口针多为不对称；触角 5～9 节，鞭状或念珠状；复眼多为圆形；雌雄或单性常有长翅、短翅或无翅型，有翅种类单眼 2 或 3 个，无翅种类或无单眼。翅狭长，边缘有缨毛。前、中、后足近似，跗节 1～2 节。

世界已知 7400 余种，中国已知 360 余种，陕西记录 28 属 61 种，本次洋县记录 11 属 18 种。

（一）蓟马科 Thripidae

触角通常 7 或 8 节，少数 6 或 9 节，末端节较细，节 3 和 4 感觉锥简单或叉状；下颚须 2~3 节，下唇须 2 节。翅较窄，端部略尖而弯曲，一般具纵脉。产卵器发达，锯齿状，腹向弯曲。寄主植物广泛，多食叶或栖花，植食性种类居多，少数为捕食性。

本科是锯尾亚目中最大的一个科，属于世界性分布类群，包括针蓟马亚科 Panchaetothripinae、棍蓟马亚科 Dendrothripinae、绢蓟马亚科 Sericothripinae 和蓟马亚科 Thripinae，包括 300 多属 2000 余种（Mound，2013；ThripsWiki，2020）；中国分布 74 属 290 种（韩运发，1997；Mirab-balou，2011），陕西记录 23 属 54 种，本次洋县记录 6 属 11 种。

（1）花蓟马 *Frankliniella intonsa* (Trybom, 1895)**

检视标本：3♀♀2♂♂，陕西省洋县华阳镇杨家沟（33.63916N，107.49555E；1315m；敲打法），2017-8-5，党利红采。

分布：陕西（洋县，广布）、除青海省外中国广布；俄罗斯，蒙古国，韩国，日本，印度，土耳其，英国，法国，荷兰，丹麦，波兰，芬兰，瑞典，德国，奥地利，瑞士，意大利，捷克，斯洛伐克，爱沙尼亚，立陶宛，匈牙利，罗马尼亚，塞尔维亚，希腊，阿尔巴尼亚，拉脱维亚，南斯拉夫，美国。

（2）端大蓟马 *Megalurothrips distalis* (Karny, 1913)**

检视标本：12♀♀5♂♂，陕西省洋县华阳镇（33.59472N，107.53277E；1110m；敲打法），2018-5-7，党利红采。

分布：陕西（洋县，广布）、中国广布；韩国，印度，斯里兰卡，菲律宾，印度尼西亚，伊朗，斐济。

（3）稻直鬃蓟马 *Stenchaetothrips biformis* (Bagnall, 1913)**

检视标本：10♀♀2♂♂，洋县洋州镇，2015-7-23，党利红采。

分布：陕西（洋县、宁陕、汉台、佛坪、城固）、辽宁、北京、河北、河南、宁夏、江苏、浙江、江西、湖北、湖南、福建、台湾、广东、海南、广西、四川、贵州、云南；朝鲜，日本，巴基斯坦，印度，尼泊尔，孟加拉国，越南，泰国，斯里兰卡，菲律宾，马来西亚，印度尼西亚，罗马尼亚，英国，巴西。

（4）大带蓟马 *Taeniothrips major* Bagnall, 1916**

检视标本：2♀♀，陕西省洋县华阳镇（33.59472N，107.53277E；1110m；敲打法），2017-8-4，党利红采。

分布：陕西（洋县）、内蒙古、甘肃、青海、贵州、西藏；朝鲜，印度。

（5）色蓟马 *Thrips coloratus* Schmutz, 1913**

检视标本：1♀，陕西省洋县华阳镇（33.59472N，107.53277E；1110m；敲打法），2017-8-4，党利红采。

分布：陕西（洋县、杨凌、宁陕、佛坪）、河南、浙江、湖北、江西、湖南、福建、台湾、广东、海南、四川、西藏；韩国，日本，巴基斯坦，印度，尼泊尔，斯里兰卡，印度尼西亚，澳大利亚。

（6）八节黄蓟马 *Thrips flavidulus* (Bagnall, 1923)**

检视标本：8♀♀，陕西省洋县华阳镇（33.59472N，107.53277E；1110m；敲打法），2017-8-4，党利红采。

分布：陕西（洋县、南郑、宁强、留坝、汉台、佛坪、城固、安康）、辽宁、河北、山东、河南、宁夏、江苏、浙江、湖北、江西、湖南、福建、广东、海南、台湾、广西、四川、贵州、云南、西藏；朝鲜，日本，印度，尼泊尔，斯里兰卡。

（7）黄蓟马 *Thrips flavus* Schrank, 1776**

检视标本：2♀♀，陕西省洋县华阳镇（33.59472N，107.53277E；1110m；敲打法），2017-8-4，党利红采。

分布：陕西（洋县、凤县、长安）、河北、河南、江苏、浙江、湖北、湖南、福建、台湾、广东、海南、广西、贵州、云南；朝鲜，日本，伊朗，欧洲，北美洲，南美洲。

（8）台湾蓟马 *Thrips formosanus* Priesner, 1934**

检视标本：5♀♀，陕西省洋县华阳镇（33.59472N，107.53277E；1110m；敲打法），2017-8-4，党利红采。

分布：陕西（洋县、留坝、汉台）、内蒙古、北京、台湾、广东、海南、四川；尼泊尔。

（9）大蓟马 *Thrips major* Uzel, 1895**

检视标本：3♂♂，陕西省洋县华阳镇杨家沟（33.63916N，107.49555E；1315m；敲打法），2017-8-5，党利红采。

分布：陕西（洋县、杨凌、延安）、内蒙古、北京、宁夏、甘肃、新疆、四川；蒙古国，土耳其，巴勒斯坦，塞浦路斯，芬兰，英国，西班牙，捷克，斯洛伐克，波兰，意大利，奥地利，匈牙利，德国，瑞典，丹麦，罗马尼亚，阿尔巴尼亚，南斯拉夫，阿尔及利亚，摩洛哥，马德拉群岛，加那利群岛。

（10）烟蓟马 *Thrips tabaci* Lindeman, 1889**

检视标本：23♀♀12♂♂，陕西省洋县华阳镇杨家沟（33.63916N，107.49555E；1315m；敲打法），2018-5-7，党利红采。

分布：陕西（洋县），中国广布；世界性广布。

（11）五毛齿蓟马 *Odontothrips pentatrichopus* Han & Cui, 1992

分布：陕西（洋县、汉中）、四川。

（二）管蓟马科 Phlaeothripidae

触角通常 8 节，少数种类节 7 和节 8 愈合。复眼大。下颚须和下唇须 2 节。前翅表面无微毛，无明显缘脉；有些种类短翅或无翅。腹部末端均呈管状。本科种类约一半取食绿色植物；多生活于温带地区的菊科和禾本科植物的花内，热带地区常在植物叶上营虫瘿生活；少数种类捕食其他小型节肢动物。另外，一半种类生活于树皮下、枯枝落叶或叶屑中，取食真菌孢子、菌丝体或菌的消化产物。

本科包括灵管蓟马亚科 Idolothripinae 和管蓟马亚科 Phlaeothripinae。世界已知约 450 属 3500 余种（Mound，2013），中国已知 76 属 253 种（韩运发，1997；Mirab-balou，2011），陕西记录 4 属 6 种，本次洋县记录 5 属 7 种，其中陕西省新记录 1 属 1 种。

（12）四瘤棒管蓟马 *Bactrothrips quadrituberculatus* (Bagnall, 1908) 陕西省新记录属 陕西省新记录种

检视标本：2♀♀3♂♂，陕西省洋县华阳镇杨家沟（33.63916N，107.49555E；1315m；敲打法），2017-8-5，党利红采。

分布：陕西（洋县）、海南、云南；日本。

（13）暹罗焦管蓟马 *Azaleothrips siamensis* Okajima, 1978**

检视标本：1♀，陕西省洋县华阳镇红军林（33.61527N，107.50805E；1162m；敲打法），2017-8-5，党利红采。

分布：陕西（洋县）、重庆、四川、贵州、云南；泰国。

（14）稻简管蓟马 *Haplothrips aculeatus* (Fabricius, 1803)**

检视标本：6♀♀2♂♂，陕西省洋县华阳镇杨家沟（33.63916N，107.49555E；1315m；敲打法），2017-8-5，党利红采。

分布：陕西（洋县、西乡、南郑、宁强、汉台、佛坪、城固、褒河）、黑龙江、吉林、辽宁、内蒙古、北京、河北、河南、宁夏、甘肃、新疆、江苏、安徽、湖北、湖南、福建、台湾、广东、海南、广西、四川、贵州、云南、西藏；蒙古国，朝鲜，日本，外高加索地区，欧洲。

（15）华简管蓟马 *Haplothrips chinensis* Priesner, 1933**

检视标本：4♀♀2♂♂，陕西省洋县华阳镇杨家沟（33.63916N，107.49555E；1315m；敲打法），2017-8-5，党利红采。

分布：陕西（洋县、柞水、西乡、南郑、汉台）、吉林、内蒙古、北京、河北、河南、宁夏、新疆、江苏、浙江、安徽、湖北、湖南、福建、台湾、广东、海南、广西、四川、贵州、云南、西藏；朝鲜，日本。

（16）豆简管蓟马 *Haplothrips kurdjumovi* Karny, 1913**

检视标本：6♀♀，洋县梨园朱鹮自然保护区，2017-4-22，党利红采。

分布：陕西（洋县、西乡、南郑、宁强、佛坪、汉台、城固、褒河）、黑龙江、吉林、辽宁、内蒙古、宁夏、甘肃、新疆；日本，伊朗。

（17）异色长鬃管蓟马 *Karnyothrips melaleucus* (Bagnall, 1911)**

检视标本：1♀，陕西省洋县华阳镇（33.59472N，107.53277E；1110m；敲打法），2017-8-4，胡杨采。

分布：陕西（洋县）、福建、台湾、广东、海南、广西、贵州、云南；日本，印度，越南，印度尼西亚，丹麦。

（18）尖鬃端棘蓟马 *Mesandrothrips acutisetis* Dang & Qiao, 2020

检视标本：2♀♀，陕西省洋县华阳镇杨家沟（33.63916N，107.49555E；1315m；敲打法），2017-8-5，党利红采。

分布：陕西（洋县）。

十二、广翅目 Megaloptera

刘星月 李 頔

（中国农业大学植物保护学院 北京 100193）

体小至巨大型。头大，多呈方形，前口式；口器咀嚼式，部分种类雄虫上颚极长；复眼大，半球形。前后翅近似，后翅臀区发达；膜质且显宽大，透明或半透明；脉序复杂，呈网状，无缘饰。

世界已知 380 余种，中国已知 120 余种，陕西记录 6 属 11 种，本次洋县记录 5 属 8 种。

（一）齿蛉科 Corydalidae

头部短粗或扁宽，头顶三角形或近方形。复眼大，半球形，明显突出。单眼 3 枚，近卵圆形。触角丝状、近锯齿状或栉状。唇基完整或中部凹缺。上唇三角形、卵圆形或长方形；上颚发达，内缘多具发达的齿；下颚须 4～5 节；下唇须多 3～4 节。前胸四边形，一般较头部细；中后胸粗壮。跗节 5 节，均为圆柱状。翅长卵圆形；径脉与中脉间具翅疤，前翅翅疤 3 个，后翅翅疤 2 个。雄蛉腹端第 9 腹板发达；肛上板 1 对，发达；臀胝卵圆形、发达；第 10 生殖基节多发达。雌蛉腹端生殖基节多具发达的侧骨片，端部多具细指状的生殖刺突。

世界已知 27 属约 300 种，中国已知 10 属 109 种，陕西记录 5 属 10 种，本次洋县记录 5 属 8 种。

（1）东方巨齿蛉 *Acanthacorydalis orientalis* (McLachlan, 1899)

检视标本：2♀♀，陕西省洋县华阳镇（33.5934N，107.4760E；1450.0m；灯诱），2017-7-12～22，郑昱辰采。

分布：陕西（洋县、周至、镇安、柞水、旬阳、太白、留坝、佛坪、丹凤）、北京、天津、河北、山西、河南、甘肃、湖北、湖南、福建、广东、重庆、四川、云南。

（2）普通齿蛉 *Neoneuromus ignobilis* Navás, 1932**

检视标本：1♀，陕西省洋县华阳镇（33.5934N，107.4760E；1450.0m；扫网），2017-7-12～19，郑昱辰采；1♀，陕西省洋县茅坪邵家沟（33.31221952N，107.4092172911E；911.7m；灯诱），2017-8-8，刘浩宇采。

分布：陕西（洋县、佛坪）、山西、安徽、浙江、湖北、江西、湖南、福建、广东、广西、重庆、四川、贵州；越南。

（3）尖突星齿蛉 *Protohermes acutatus* Liu, Hayashi & Yang, 2007*

检视标本：2♀♀，陕西省洋县华阳镇（33.5934N，107.4760E；1450.0m；灯诱），

2017-7-12～19，郑昱辰采；1♀，陕西省洋县长溪镇蔡河村（33.163N，107.403E；538m；灯诱），2017-8-10，刘浩宇采。

分布：陕西（洋县、旬阳、佛坪）、湖北、重庆。

（4）炎黄星齿蛉 *Protohermes xanthodes* Navás, 1913

检视标本：3♀♀，陕西省洋县华阳镇（33.5934N，107.4760E；1450.0m；灯诱），2017-8-4，刘星月采；1♂2♀♀，陕西省洋县华阳镇（33.5934N，107.4760E；1450.0m；灯诱），2017-7-12～19，郑昱辰采；6♀♀，陕西省洋县华阳镇（33.5934N，107.4760E；1450.0m；灯诱），2017-7-20～22，郑昱辰采；3♀♀，陕西省洋县关帝镇慈恩桥（33.3214N，107.5914E；750m；灯诱），2017-8-3，刘星月采。

分布：陕西（洋县、镇安、柞水、旬阳、佛坪、丹凤）、辽宁、北京、河北、山西、山东、河南、甘肃、安徽、浙江、湖北、江西、湖南、广东、广西、重庆、四川、贵州、云南；俄罗斯，朝鲜，韩国。

（5）湖北星齿蛉 *Protohermes hubeiensis* Yang & Yang, 1992

检视标本：1♀，洋县长青，2006-7-29，朱雅君采（CAU）。

分布：陕西（洋县）、湖北。

（6）碎斑鱼蛉 *Neochauliodes parasparsus* Liu & Yang, 2005**

检视标本：2♂♂1♀，陕西省洋县华阳镇（33.5934N，107.4760E；1450.0m；灯诱），2017-7-12～22，郑昱辰采。

分布：陕西（洋县、周至、镇安、柞水、旬阳、宁陕、佛坪、丹凤）、山西、河南、甘肃、湖北、湖南、四川。

（7）圆端斑鱼蛉 *Neochauliodes rotundatus* Tjeder, 1937**

检视标本：1♂，陕西省洋县华阳镇（33.5934N，107.4760E；1450.0m；灯诱），2017-7-12～19，郑昱辰采；1♂，陕西省洋县庙娅前桥（33.2128N，107.2135E；723m；灯诱），2017-8-26，刘浩宇采。

分布：陕西（洋县、镇安、柞水、旬阳、佛坪）、黑龙江、北京、河北、河南、甘肃、湖北、重庆、四川。

（8）灰翅华鱼蛉 *Sinochauliodes griseus* (Yang & Yang, 1992)

检视标本：1♂，洋县华阳，2014-6-1-7，张巍巍采（CAU）。

分布：陕西（洋县）、浙江。

十三、脉翅目 Neuroptera

刘星月 马云龙 李 頔

（中国农业大学植物保护学院 北京 100193）

体小至特大型。口器咀嚼式；触角长，多节；复眼发达。两对翅大小、形状和翅脉均相似，翅脉膜质透明，多纵脉和横脉，呈网状。无尾须。

现生世界已知 6000 余种，中国已知约 900 种，陕西记录 33 属 67 种，本次洋县记录 19 属 30 种。

（一）溪蛉科 Osmylidae

体中型，通常褐色至深褐色。头部通常具 3 个明显的单眼，触角短，一般不超过前翅长。前后翅大小相近，翅上缘饰、翅疤发育完整，前翅 Sc 与 R_1 末端愈合，且伸至翅前缘；Rs 形成多条平行分支，且分支间具多条径分横脉；MA 与 Rs 分支基部愈合。外生殖器结构对称，且雄虫殖弧叶外露，部分伸出体外。

世界已知 210 余种，中国已知 50 余种，陕西记录 3 属 5 种，本次洋县记录 1 属 1 种。

（1）胜利离溪蛉 Lysmus victus Yang, 1997**

检视标本：1♂，陕西省洋县关帝镇（33.3214N，107.5914E；750m；灯诱），2017-8-3，刘星月采；2♀♀，陕西省洋县华阳镇（33.5934N，107.4760E；1450.0m；扫网），2017-8-4，陈小龙采。

分布：陕西（洋县）、河北、甘肃、浙江、湖北、湖南、贵州。

（二）螳蛉科 Mantispidae

体色多为黄褐色，具黑斑。头部三角形，复眼突出于头顶两侧，无单眼；触角一般短于前胸，多呈线状或者念珠状，部分种为栉角状。前胸延伸数倍于宽，前端膨大，其后缘具 1 对背突，长管状部分常具横皱或环沟；中后胸粗壮。翅膜质，透明或具色斑，后翅稍短；翅前缘近端部具明显的翅痣，狭长或宽短三角形。前足卷曲挟持于前胸两侧，基节细长，距基部 1/3 处有 1 环痕；股节粗大，腹缘具齿列及 1 个大而粗的刺状齿，胫节细长而弧弯。腹部筒形，雌虫的腹部膨大，部分拟态胡蜂的螳蛉的腹部似胡蜂般背部强烈膨大。

世界已知 410 余种，中国已知 40 种，陕西记录 1 属 1 种，本次洋县记录 1 属 1 种。

（2）汉优螳蛉 Eumantispa harmandi (Navás, 1909)

分布：陕西（洋县、宁陕、留坝、佛坪）、吉林、北京、河北、湖北、湖南、台湾、四川；俄罗斯，韩国，日本，越南。

（三）褐蛉科 Hemerobiidae

体小至中型，一般黄褐色，少数种绿色。触角念珠状，下颚须 5 节，下唇须 3 节，端节长而末端变细。前胸短阔，两侧多具叶突；中胸粗大，小盾片大，后胸小盾片较小。翅卵形或狭长，多具褐斑，翅缘具有缘饰，翅脉生有长毛；Rs 至少 2 条，一般为 3～4 条，多则超过 10 条，直接从 R 脉上分出；其间相连的横脉呈阶梯状，故称为阶脉，阶脉 1～5 组。足细长，胫节具有小锯齿，跗节 5 节。腹部由 10 节组成，其中臀板发达，表面具有陷毛丛，雄虫臀板常具各种突起。外生殖器由殖弧叶、阳基侧突及下生殖板组成。

世界已知 620 余种，中国已知 130 种，陕西记录 3 属 5 种，本次洋县记录 2 属 4 种，其中陕西省新记录 2 种。

（3）点线脉褐蛉 *Micromus linearis* Hagen, 1858**

检视标本：3♂♂1♀，陕西省洋县华阳镇杨家沟（33.5934N，107.4760E；1300.0m；扫网），2017-8-5，刘星月采；2♀♀，陕西省洋县华阳镇红石窑（33.639213N，107.495803E；1306.6m；扫网），2017-5-6，李頔采；1♀，陕西省洋县窑坪镇（33.4069N，107.3575E；900m；扫网），2017-8-2，刘星月采；1♂，陕西省洋县小西沟村（33.488695N，107.405615E；1270.1m；扫网），2017-8-3，刘星月采；2♀♀，陕西省洋县茅坪镇朝阳村（33.522832N，107.669227E；911.7m；扫网），2017-5-7，李頔采；1♀，陕西省洋县周家峪（33.601000N，107.474282E；1362.8m；灯诱），2017-5-12，李頔采；1♀，陕西省洋县三官村（33.510124N，107.430377E；1171.1m；扫网），2017-5-3，李頔采。

分布：陕西（洋县、柞水）、内蒙古、河南、宁夏、甘肃、浙江、湖北、江西、湖南、福建、台湾、广西、重庆、四川、贵州、云南、西藏；俄罗斯，日本，斯里兰卡。

（4）梯阶脉褐蛉 *Micromus timidus* Hagen, 1853 陕西省新记录种

检视标本：2♂♂3♀♀，陕西省洋县窑坪镇（33.4069N，107.3575E；900.0m；扫网），2017-8-2，刘星月采；1♀，陕西省洋县小西沟村（33.488695N，107.405615E；1270.1m；扫网），2017-8-3，刘星月采。

分布：陕西（洋县）、黑龙江、浙江、云南、福建、台湾、海南、广西；日本，印度，莫桑比克。

（5）角纹脉褐蛉 *Micromus angulatus* (Stephens, 1836)**

检视标本：1♂，陕西省洋县华阳镇（33.5934N，107.4760E；1450.0m；灯诱），2017-7-25，郑昱辰采。

分布：陕西（洋县）、内蒙古、北京、河北、河南、宁夏、浙江、湖北、台湾、云南；日本，英国。

（6）日本褐蛉 *Hemerobius japonicus* Nakahara, 1915 陕西省新记录种

检视标本：1♂1♀，陕西省洋县华阳镇杨家沟（33.5934N，107.4760E；1300.0m；扫网），2017-8-5，刘星月采；1♂，陕西省洋县红石窑（33.639213N，107.495803E；1306.6m;扫网），2017-5-6，李頔采；1♂，陕西省洋县华阳镇汉坝村（33.547942N，107.584845E；1014.2m；扫网），2017-5-7，李頔采。

分布：陕西（洋县）、河南、甘肃、西藏；日本。

（四）草蛉科 Chrysopidae

体中小至大型。头部多有斑纹，触角丝状，多节；复眼发达，具金属光泽；额与唇基区分开；口器为咀嚼式，上颚对称或不对称；前胸一般与头等宽或窄于头部；两侧平行；中胸最宽，被中纵沟分为两半，具前盾片和小盾片；后胸

背板窄于中胸，无前盾片。前后翅透明，个别属翅面具斑纹。腹部一般为9节。雄性外生殖器结构复杂，不同属的差异很大。

　　世界已知约1300种，中国已知250余种，陕西记录9属32种，本次洋县记录7属16种，其中陕西省新记录2属9种。

（7）丽草蛉 *Chrysopa formosa* Brauer, 1851**

检视标本：3♂♂10♀♀，陕西省洋县华阳镇（33.5934N，107.4760E；1450m；灯诱），2017-7-20～25，张婷婷采。

分布：陕西（洋县、武功、太白）、黑龙江、吉林、辽宁、内蒙古、北京、河北、山西、山东、河南、宁夏、甘肃、青海、新疆、江苏、安徽、浙江、湖北、江西、湖南、福建、广东、四川、贵州、云南、西藏；俄罗斯，蒙古国，日本，朝鲜，欧洲。

（8）大草蛉 *Chrysopa pallens* (Rambur, 1838)**

检视标本：5♀♀，陕西省洋县华阳镇（33.5934N，107.4760E；1450m；灯诱），2017-7-20～25，张婷婷采。

分布：陕西（洋县、周至、武功、商南、宁陕、南郑、西安）、黑龙江、吉林、辽宁、内蒙古、北京、河北、山西、山东、河南、宁夏、甘肃、新疆、江苏、安徽、浙江、湖北、湖南、江西、福建、台湾、广东、海南、广西、四川、贵州、云南；俄罗斯，日本，朝鲜，欧洲。

（9）普通草蛉 *Chrysoperla carnea* (Stephens, 1836)**

检视标本：1♀，陕西省洋县周家峪（33.601000N，107.474282E；1362.8m；灯诱），2017-5-12，李顿采。

分布：陕西（洋县、长安）、内蒙古、北京、新疆、河北、山西、山东、河南、上海、安徽、湖北、广东、广西、四川、云南；古北界广布。

（10）优脉通草蛉 *Chrysoperla euneura* Yang & Yang, 1992　陕西省新记录种

检视标本：1♀，陕西省洋县小西沟村（33.488695N，107.405615E；1270.1m；扫网），2017-8-3，刘星月采。

分布：陕西（洋县）、福建、贵州。

（11）叉通草蛉 *Chrysoperla furcifera* (Okamoto, 1914)　陕西省新记录种

检视标本：1♂，陕西省洋县华阳镇（33.5934N，107.4760E；1450m；灯诱），2017-7-20～25，张婷婷采。

分布：陕西（洋县）、台湾、四川、云南；日本，东南亚。

（12）日本通草蛉 *Chrysoperla nipponensis* (Okamoto, 1914)**

检视标本：1♂1♀，陕西省洋县华阳镇（33.5934N，107.4760E；1450m；灯诱），2017-7-20～25，张婷婷采。

分布：陕西（洋县、长安、周至、凤县、武功）、黑龙江、吉林、辽宁、内蒙古、

北京、甘肃、河北、山西、山东、江苏、浙江、福建、广东、海南、广西、四川、贵州、云南；俄罗斯，蒙古国，朝鲜，日本，菲律宾。

（13）突通草蛉 *Chrysoperla thelephora* Yang & Yang, 1989**

检视标本：2♂♂，陕西省洋县长溪镇蔡河村（33.5934N，107.4760E；538.0m；灯诱），2017-7-10，刘浩宇采；1♂2♀♀，陕西省洋县华阳镇（33.5934N，107.4760E；1450m；灯诱），2017-7-20～25，张婷婷采。

分布：陕西（洋县、太白、眉县）。

（14）角纹三阶草蛉 *Chrysopidia (Anachrysa) elegans* Hölzel, 1973 陕西省新记录属 新记录种

检视标本：1♀，陕西省洋县华阳镇杨家沟（33.5934N，107.4760E；1300.0m；扫网），2017-8-5，刘星月采。

分布：陕西（洋县）、西藏。

（15）胸斑三阶草蛉 *Chrysopidia (Chrysopidia) regulate* Navás, 1914 陕西省新记录属 新记录种

检视标本：1♀，陕西省洋县华阳镇杨家沟（33.5934N，107.4760E；1300.0m；扫网），2017-8-5，刘星月采。

分布：陕西（洋县）、四川、云南。

（16）赵氏三阶草蛉 *Chrysopidia (Chrysopidia) zhaoi* Yang & Wang, 1990 陕西省新记录属 新记录种

检视标本：1♂，陕西省洋县华阳镇（33.5934N，107.4760E；1450.0m；灯诱），2017-8-4，刘星月采。

分布：陕西（洋县）、湖北。

（17）弯玛草蛉 *Mallada incurvus* Yang & Yang, 1991 陕西省新记录种

检视标本：9♀♀，陕西省洋县华阳镇（33.5934N，107.4760E；1450m；灯诱），2017-7-20～25，张婷婷采。

分布：陕西（洋县）、广东、海南。

（18）绿玛草蛉 *Mallada viridianus* Yang & Yang, 1991 陕西省新记录种

检视标本：1♀，陕西省洋县关帝镇（33.3214N，107.5914E；750m；灯诱），2017-8-3，刘星月采；1♀，陕西省洋县华阳镇（33.5934N，107.4760E；1450m；灯诱），2017-7-20～25，张婷婷采。

分布：陕西（洋县）、福建。

（19）单斑波草蛉 *Plesiochrysa marcida* (Banks, 1937) 陕西省新记录属 新记录种

检视标本：1♀，陕西省洋县庙娅前桥（33.2128N，107.2135E；723m；灯诱），2017-8-26，刘浩宇采；1♀，陕西省洋县华阳镇（33.5934N，107.4760E；1450m；灯诱），2017-7-20～25，张婷婷采。

分布：陕西（洋县）、台湾。

（20）戈壁俗草蛉 *Suarius gobiensis* (Tjeder, 1936) 陕西省新记录种

检视标本：6♂♂，陕西省洋县长溪镇蔡河村（33.5934N，107.4760E；538.0m；灯诱），2017-7-10，刘浩宇采。

分布：陕西（洋县）、内蒙古；蒙古国，伊朗。

（21）黄褐俗草蛉 *Suarius yasumatsui* (Kuwayama, 1962)**

检视标本：1♂，陕西省洋县长溪镇蔡河村（33.5934N，107.4760E；538.0m；灯诱），2017-7-10，刘浩宇采。

分布：陕西（洋县、周至、武功）、山西、甘肃、新疆、安徽、福建、广西。

（22）间绿叉草蛉 *Pseudomallada mediata* (Yang & Yang, 1993)

检视标本：1♀，洋县，1985-7-18。
分布：陕西（洋县）、贵州、西藏。

（五）蚁蛉科 Myrmeleontidae

体中至特大型，狭长，黄色至黑色。头部无单眼；触角短且渐向端部膨大，短于前翅长之 1/2。足胫节具端距。翅狭长，无翅疤和缘饰；Sc 与 R 在端部愈合，前缘横脉多不分叉，无肩迴脉，CuA 分叉形成 1 显著的大三角区，横脉密集、不规则排列。

该科为脉翅目中最大的科，世界已知 1600 余种，中国已知 35 属 127 种，陕西记录 8 属 11 种，本次洋县记录 6 属 6 种，其中陕西新记录 1 属 1 种。

（23）小华锦蚁蛉 *Gatzara decorilla* (Yang, 1997)**

检视标本：1♀，陕西省洋县长溪镇拉旗沟（33.2022N，107.4235E；987.0m；扫网），2017-8-10，陈旭龙采。

分布：陕西（洋县、宁陕）、河南、甘肃、浙江、湖北。

（24）闽溪蚁蛉 *Epacanthaclisis minanus* (Yang, 1999)

检视标本：1♀，陕西省洋县长青自然保护区（33.6392N，107.4958E；1306.0m；灯诱），2017-7-22，郑昱辰采。

分布：陕西（洋县、周至）、浙江、湖北、福建、广西、贵州。

（25）钩臀蚁蛉 *Myrmeleon bore* (Tjeder, 1941)**

检视标本：5♀♀，陕西省洋县窑坪镇（33.4069N，107.3575E；扫网），2017-8-2，刘星月采；1♀，陕西省洋县华阳镇（33.5934N，107.4760E；1450.0m；扫网），2017-7-12，郑昱辰采。

分布：陕西（洋县、太白）、北京、河北、山西、山东、河南、湖北、福建、台湾、四川；俄罗斯，韩国，日本，捷克斯洛伐克，芬兰，法国，德国，挪威，斯洛文尼亚，西班牙，瑞典，瑞士，澳大利亚。

（26）白云蚁蛉 *Paraglenurus japonicus* (McLachlan, 1867) 陕西省新记录属 新记录种

检视标本：1♀，陕西省洋县长青自然保护区（33.6392N，107.4958E；1306.0m；灯诱），2017-7-22，郑昱辰采。

分布：陕西（洋县）、山东、河南、江苏、安徽、浙江、湖北、湖南、福建、台湾、广西；韩国，日本。

（27）褐纹树蚁蛉 *Dendroleon pantherinus* (Fabricius, 1787)

检视标本：1♀，洋县，1985-7-18，李法圣采。

分布：陕西（洋县、周至、佛坪）、内蒙古、北京、河北、山西、山东、宁夏、甘肃、浙江、湖北、福建；欧洲。

（28）朝鲜东蚁蛉 *Euroleon coreanus* (Okamoto, 1926)**

检视标本：1♂，洋县华阳，1980-7-20；1♂，洋县华阳卫峪林场，1981-8，关小康采。

分布：陕西（洋县、镇安、凤县）、辽宁、内蒙古、北京、河北、山西、山东、河南、宁夏、甘肃、新疆、湖北、湖南、四川、贵州；蒙古国，朝鲜半岛。

（六）蝶角蛉科 Ascalaphidae

体中至大型，较粗壮，黄色至黑色。头部短宽，复眼发达，部分类群其中部具 1 横沟将复眼分为上下两半，无单眼；触角球杆状，一般长于前翅长之 1/2。翅长椭圆形、细长形或近三角形，无翅疤和缘饰，翅痣发达；Sc 与 R 在端部愈合，前缘横脉不分叉，无肩迴脉，CuA 分叉形成 1 显著的大三角区，横脉密集、不规则排列。足短，胫节具端距。

世界已知 420 余种，中国已知 10 属 29 种，陕西记录 4 属 4 种，本次洋县记录 1 属 1 种，为陕西新记录属种。

（29）浙丰溪蛉 *Plethosmylus zheanus* Yang & Liu, 2001 陕西省新记录属 新记录种

检视标本：1♂，陕西省洋县华阳镇杨家沟（33.5934N，107.4760E；1300.0m；扫网），2017-8-5，刘星月采。

分布：陕西（洋县）、浙江。

（七）蛾蛉科 Ithonidae

体中型，较粗壮，似蛾，多为绿色。头常被前胸覆盖；触角短小，上颚短阔。2 对翅宽大，脉呈网状，缘饰仅在前缘，前后翅均具肩回脉，前缘横脉列的脉多分叉并有短脉相连。足缺胫距，爪短粗具小齿。

世界已知 21 种，中国已知 6 种，《秦岭昆虫志》未见记录，本次洋县记录 1 属 1 种是于 2018 年正式发表的物种，模式产地在洋县长青。

（30）长青山蛉 *Rapisma changqingensis* Liu, 2018

分布：陕西（洋县）。

十四、鞘翅目 Coleoptera

鞘翅目昆虫因其前翅鞘质、坚硬，状似古代武士的甲胄，故也称为甲虫，是世界昆虫种类最丰富的类群，具有重要的经济意义和生态意义。其体微小至巨大，不少类群体型变化较大，体壁多较强烈几丁化。口器一般为咀嚼式，触角通常 11节。由于鞘翅的覆盖，一般仅能见到发达的前胸。鞘翅形状各异，后翅为膜质，通常长于鞘翅。跗节一般为 5 节，部分类群有变化。

世界性分布，世界已知超过 40 万种，中国已知超过 3.5 万种，约占世界已知种类的 9%，陕西记录 72 科 997 属 2599 种，本次洋县记录 13 科 160 属 249 种。

（一）步甲科 Carabidae

史宏亮 闫巍峰

（北京林业大学林学院 北京 100083）

体小至大型，体长通常 1～80mm，体多为长形至长圆形。黑色或褐色居多，部分类群具金属光泽或鲜艳斑纹。头常为前口式，复眼各样，经常为半球形；触角一般 11 节，多为丝状，端部几乎不膨大，多位于上颚基部与复眼之间；上唇通常方形或前缘略凹，端部多具 6 根刚毛；上颚发达，端部通常尖锐，基部外侧具凹槽，下颚内叶端具钩或无。鞘翅通常覆盖腹部末端，平坦或隆起，表面常具 8条纵沟或刻点行；后翅发达或退化，部分地栖类群鞘翅愈合。足细长，适于行走，或前足经常变短适于开掘；胫节端部有距；跗式 5-5-5；后足转节发达，一般达股节 1/3 长。腹部通常具 6 节可见腹板，第 1 可见腹板为后足基节完全分割。

世界性分布，世界已知 34 亚科约 40 000 种，中国已知约 3000 种，陕西记录 57 种 140 余种，本次调查中记录陕西省洋县分布 21 属 47 种（亚种），其中陕西省新记录 8 种。

（1）泛步甲 Carabus (Apotomopterus) protenes Bates, 1889

检视标本：1♀，陕西省洋县华阳镇红军林（33.3655N，107.3029E；1162m；杯诱），2017-8-5，闫巍峰、卢钟宝采；1♂3♀♀，陕西省洋县茅坪镇朝阳村冬坪瀑布（33.3122N，107.4009E；911.7m；杯诱），2017-8-8，闫巍峰采；1♀，陕西省洋县槐树关镇陈家坪村（33.1845N，107.4219E；724m；灯诱），2017-8-9，闫巍峰采；2♂♂2♀♀，陕西省洋县桑溪镇双龙河口（33.1644N，107.5316E；712m；杯诱），2017-8-10，闫巍峰采。

分布：陕西（洋县、周至、略阳、佛坪、安康）、河南、甘肃、湖北、湖南、四川、云南。

（2）泰坦步甲 Carabus (Piocarabus) titanus Breuning, 1933*

检视标本：1♀，陕西省洋县华阳镇杨家沟（33.3821N，107.2944E；1315m；杯诱），2017-8-5，闫巍峰、卢钟宝采；1♀，陕西省洋县长溪镇拉旗沟（33.2022N，107.4235E；987m；杯诱），2017-8-10，闫巍峰采。

分布：陕西（洋县、周至、渭南、华阴、宝鸡、蓝田、眉县、凤县、华县、宁陕）、甘肃、湖北、重庆、四川。

（3）米仓大步甲 *Carabus (Acoptopterus) pseudolatipennis* Deuve, 1991

分布：陕西（洋县、周至、太白、宁陕）、甘肃、湖北、重庆、四川。

（4）伪宽翅大步甲华阳镇亚种 *Carabus (Acoptopterus) pseudolatipennis huayangzhen* Gavazzuti, 1999

分布：陕西（洋县）。

（5）伪宽翅大步甲洋县亚种 *Carabus (Acoptopterus) pseudolatipennis yangxianensis* Deuve, 1999

分布：陕西（洋县）。

（6）警大步甲指明亚种 *Carabus (Acoptopterus) vigil vigil* Semenov, 1898

分布：陕西（洋县、周至、眉县、户县）、河南、甘肃、浙江、湖北、江西、四川。

（7）警大步甲科杜亚种 *Carabus (Acoptopterus) vigil cordulatus* Cavazzuti, 1999

分布：陕西（洋县）。

（8）阳子大步甲 *Carabus (Leptocarabus) yokoae* Deuve, 1988

分布：陕西（洋县、周至、太白、宁陕、户县）、甘肃、湖北、重庆、四川。

（9）碎纹大步甲 *Carabus (Pagocarabus) crassesculptus* Kraata, 1881

分布：陕西（洋县、周至、太白、宁陕、户县、长安）、北京、河北、山西、河南、甘肃、青海、四川；蒙古国。

（10）北协大步甲 *Carabus (Piocarabus) kitawakianus* Imura, 1993

分布：陕西（洋县、周至、宁陕）、河南。

（11）普氏锥须步甲 *Bembidion (Plataphus) plutenkoi* Toledano, 2008

检视标本：42头，陕西省洋县茅坪镇邵家沟（33.3122N，107.4009E；911.7m；灯诱），2017-8-8，闫巍峰采。

分布：陕西（洋县、周至、秦岭）、湖北。

（12）黄腿边步甲 *Craspedonotus tibialis* Schaum, 1863　陕西省新记录种

检视标本：1♂，陕西省洋县茅坪镇邵家沟（33.3122N，107.4009E；911.7m；灯诱），2017-8-8，闫巍峰采。

分布：陕西（洋县）、福建、台湾、广西、四川；俄罗斯，朝鲜，韩国，日本。

（13）耶屁步甲 *Pheropsophus jessoensis* Morawitz, 1862**

检视标本：26♂♂56♀♀，陕西省洋县华阳古镇（33.3541N，107.3158E；1110m；杯诱），2017-8-6，闫巍峰采；4♀♀，陕西省洋县茅坪镇九池村（33.3500N，

107.4108E；1181.9m；杯诱），2017-8-8，闫巍峰采；1♂1♀，陕西省洋县茅坪镇
邵家沟（33.3122N，107.4009E；911.7m；灯诱），2017-8-8，闫巍峰采；3♀♀，
陕西省洋县槐树关镇陈家坪村（33.1845N，107.4219E；724m；灯诱），2017-8-9，
闫巍峰采。

分布：陕西（洋县）、云南、中国东部各省份广布；朝鲜，韩国，日本，越南，老
　　挝，柬埔寨。

（14）缘捷步甲 *Badister marginellus* Bates, 1873**

检视标本：2 头，陕西省洋县长溪镇蔡河村（33.1603N，107.4003E；538m；灯诱），
　　2017-8-10，闫巍峰采。

分布：陕西（洋县、佛坪）、北京、河南、甘肃、上海、浙江、湖北、湖南、四川；
　　俄罗斯，日本。

（15）雅丽步甲 *Calleida lepida* Redtenbacher, 1868**

检视标本：1 头，陕西省洋县华阳镇天星村（33.4032N，107.2056E；923m；扫网），
　　2017-8-6，闫巍峰采。

分布：陕西（洋县）、河北、河南、甘肃、江苏、上海、安徽、浙江、江西、湖北、
　　湖南、福建、广东、重庆、四川、贵州。

（16）黄斑青步甲 *Chlaenius (Achlaenius) micans* (Fabricius, 1792)*

检视标本：1♀，陕西省洋县华阳古镇（33.3541N，107.3158E；1110m；杯诱），
　　2017-8-6，闫巍峰采。

分布：陕西（洋县）、辽宁、内蒙古、山东、河南、宁夏、青海、浙江、湖北、江
　　西、湖南、福建、四川、贵州、云南；朝鲜，韩国，日本。

（17）异角青步甲 *Chlaenius (Achlaenius) variicornis* Morawitz, 1863 陕西省新记录种

检视标本：1♀，陕西省洋县华阳古镇（33.3541N，107.3158E；1110m；灯诱），
　　2017-8-4，史宏亮、闫巍峰、朱平舟、卢钟宝采。

分布：陕西（洋县）、黑龙江、辽宁、北京、河北、河南、甘肃、江苏、浙江、湖
　　北、江西、湖南、福建、广西、四川、贵州、云南；俄罗斯，朝鲜，韩国，日本。

（18）逗斑青步甲 *Chlaenius virgulifer* (Chaudoir, 1876)

分布：陕西（洋县、镇巴）、北京、河北、江苏、安徽、浙江、湖北、江西、湖南、
　　福建、台湾、广东、广西、四川、贵州、云南；朝鲜，日本，东南亚。

（19）谷婪步甲 *Harpalus (Pseudoophonus) calceatus* (Duftschmid, 1812)**

检视标本：1♂1♀，陕西省洋县长溪镇蔡河村（33.1603N，107.4003E；538m；灯
　　诱），2017-8-10，闫巍峰采。

分布：陕西（洋县、周至、西安）、辽宁、河北、山西、新疆、广西、四川、云南；
　　俄罗斯，蒙古国，朝鲜，日本，土库曼斯坦，乌兹别克斯坦，塔吉克斯坦，哈

萨克斯坦，土耳其，阿富汗，法国，英国，德国，意大利，波兰，瑞典，瑞士，乌克兰。

（20）大卫婪步甲 *Harpalus* (*Pseudoophonus*) *davidi* (Tschitschérine, 1897)**

检视标本：4♀♀，陕西省洋县槐树关镇陈家坪村（33.1845N，107.4219E；724m；灯诱），2017-8-9，闫巍峰采；2♂♂3♀♀，陕西省洋县长溪镇蔡河村（33.1603N，107.4003E；538m；灯诱），2017-8-10，闫巍峰采。

分布：陕西（洋县、镇巴、眉县）、辽宁、河北、山西、山东、河南、甘肃、江苏、安徽、浙江、湖北、四川；朝鲜，日本。

（21）多毛婪步甲 *Harpalus* (*Pseudoophonus*) *eous* Tschitschérine, 1901**

检视标本：1♀，陕西省洋县长溪镇蔡河村（33.1603N，107.4003E；538m；灯诱），2017-8-10，闫巍峰采。

分布：陕西（洋县、周至）、黑龙江、辽宁、内蒙古、宁夏、甘肃、江苏、上海、浙江、四川、云南；俄罗斯，朝鲜，韩国，日本。

（22）福建婪步甲 *Harpalus* (*Pseudoophonus*) *fokienensis* Schauberger, 1930 陕西省新记录种

检视标本：3♀♀，陕西省洋县华阳镇杨家沟（33.3821N，107.2944E；1315m；灯诱），2017-8-5，闫巍峰采；1♂3♀♀，陕西省洋县华阳古镇（33.3541N，107.3158E；1110m；杯诱），2017-8-6，闫巍峰采。

分布：陕西（洋县）、上海、安徽、浙江、江西、湖南、福建、广西、四川、贵州、云南；越南。

（23）毛婪步甲 *Harpalus* (*Pseudoophonus*) *griseus* (Panzer, 1796)**

检视标本：1♀，陕西省洋县华阳镇杨家沟（33.3821N，107.2944E；1315m；灯诱），2017-8-5,闫巍峰采；3♂♂4♀♀,陕西省洋县长溪镇蔡河村（33.1603N,107.4003E；538m；灯诱），2017-8-10，闫巍峰采。

分布：陕西（洋县、周至、宁陕、佛坪）、黑龙江、吉林、辽宁、山西、山东、甘肃、新疆、江苏、上海、浙江、云南；俄罗斯，朝鲜，韩国，日本，乌兹别克斯坦，塔吉克斯坦，哈萨克斯坦，阿富汗，法国，英国，德国，意大利，荷兰，波兰，罗马尼亚，瑞典，瑞士，乌克兰。

（24）黑足婪步甲 *Harpalus* (*Pseudoophonus*) *roninus* Bates, 1873**

检视标本：1♀，陕西省洋县华阳古镇（33.3541N，107.3158E；1110m；杯诱），2017-8-6，闫巍峰采。

分布：陕西（洋县）、黑龙江、辽宁、山西、江苏、上海、四川；俄罗斯，朝鲜，韩国，日本。

（25）中华婪步甲 *Harpalus* (*Pseudoophonus*) *sinicus* Hope, 1845**

检视标本：3♂♂2♀♀，陕西省洋县华阳古镇（33.3541N，107.3158E；1110m；灯

诱），2017-8-4，史宏亮、闫巍峰、朱平舟、卢钟宝采；2♀♀，陕西省洋县华阳古镇（33.3541N，107.3158E；1110m；灯诱），2017-8-6，闫巍峰采。

分布：陕西（洋县）、辽宁、河北、山东、河南、甘肃、江苏、上海、安徽、浙江、湖北、江西、湖南、福建、台湾、广东、广西、四川、云南；日本，老挝。

（26）三齿婪步甲 *Harpalus (Pseudoophonus) tridens* Morawitz, 1862**

检视标本：4♂♂2♀♀，陕西省洋县华阳古镇（33.3541N，107.3158E；1110m；灯诱），2017-8-4，史宏亮、闫巍峰、朱平舟、卢钟宝采；2♂♂4♀♀，陕西省洋县华阳镇杨家沟（33.3821N，107.2944E；1315m；灯诱），2017-8-5，闫巍峰采；1♂1♀，陕西省洋县华阳古镇（33.3541N，107.3158E；1110m；杯诱），2017-8-6，闫巍峰采；1♀，陕西省洋县茅坪镇朝阳村冬坪瀑布（33.3122N，107.4009E；911.7m；杯诱），2017-8-8，闫巍峰采；1♂，陕西省洋县长溪镇蔡河村（33.1603N，107.4003E；538m；灯诱），2017-8-10，闫巍峰采。

分布：陕西（洋县、宁陕、佛坪）、辽宁、河北、山西、甘肃、江苏、上海、浙江、湖北、江西、福建、广东、四川、云南；俄罗斯，朝鲜，韩国，日本，越南，老挝，柬埔寨。

（27）大毛婪步甲 *Harpalus (Pseudoophonus) ussuriensis* Chaudoir, 1863**

检视标本：1♂，陕西省洋县华阳镇杨家沟（33.3821N，107.2944E；1315m；灯诱），2017-8-5，闫巍峰采；3♀♀，陕西省洋县茅坪镇九池村（33.3500N，107.4108E；1181.9m；杯诱），2017-8-8，闫巍峰采。

分布：陕西（洋县、宁陕、留坝、佛坪）、黑龙江、吉林、辽宁、河北、山西、山东、甘肃、青海、江苏、上海、湖北、湖南、四川；俄罗斯，朝鲜，韩国，日本。

（28）黄鞘婪步甲 *Harpalus (Harpalus) pallidipennis* Morawitz, 1862**

检视标本：1♂，陕西省洋县长溪镇蔡河村（33.1603N，107.4003E；538m；灯诱），2017-8-10，闫巍峰采。

分布：陕西（洋县、周至、户县）、吉林、辽宁、内蒙古、北京、河北、山西、山东、宁夏、甘肃、青海、浙江、湖北、福建、广西、四川、云南、西藏；俄罗斯，蒙古国，朝鲜，韩国，日本。

（29）环纹寡行步甲 *Loxoncus circumcinctus* (Motschulsky, 1858)**

检视标本：1头，陕西省洋县华阳古镇（33.3541N，107.3158E；1110m；灯诱），2017-8-4，史宏亮、闫巍峰、朱平舟、卢钟宝采。

分布：陕西（洋县、宁陕、佛坪）、吉林、内蒙古、河南、江苏、上海、安徽、浙江、湖北、江西、湖南、福建、广东、广西、四川、贵州、云南；俄罗斯，朝鲜，日本。

（30）栗翅狭胸步甲 *Stenolophus castaneipennis* Bates, 1873

检视标本：1头，陕西省洋县华阳古镇（33.3541N，107.3158E；1110m；灯诱），2017-8-4，史宏亮、闫巍峰、朱平舟、卢钟宝采。

分布：陕西（洋县）、黑龙江、北京、山东、江苏、上海、安徽、浙江、江西、福建、云南；朝鲜，韩国，日本。

（31）双色细胫步甲 *Agonum (Olisares) daimio* (Bates, 1873) 陕西省新记录种

检视标本：1♀，陕西省洋县长溪镇蔡河村（33.1603N，107.4003E；538m；灯诱），2017-8-10，闫巍峰采。

分布：陕西（洋县）、福建、台湾；朝鲜，韩国，日本。

（32）中华爪步甲 *Onycholabis sinensis* Bates, 1873**

检视标本：1♀，陕西省洋县华阳古镇（33.3541N，107.3158E；1110m；灯诱），2017-8-4，史宏亮、闫巍峰、朱平舟、卢钟宝采；1♀，陕西省洋县华阳古镇（33.3541N，107.3158E；1110m；灯诱），2017-8-6，闫巍峰采；1♀，陕西省洋县长溪镇蔡河村（33.1603N，107.4003E；538m；灯诱），2017-8-10，闫巍峰采。

分布：陕西（洋县、镇巴、宁陕、留坝、佛坪）、河北、山东、河南、甘肃、安徽、浙江、湖北、湖南、福建、台湾、四川、贵州、云南；韩国，日本，越南。

（33）蝎步甲 *Dolichus halensis* (Schaller, 1783)**

检视标本：1♂，陕西省洋县华阳镇杨家沟（33.3821N，107.2944E；1315m；灯诱），2017-8-5，闫巍峰采；3♂♂3♀♀，陕西省洋县华阳古镇（33.3541N，107.3158E；1110m；杯诱），2017-8-6，闫巍峰采；1♂，陕西省洋县槐树关镇陈家坪村（33.1845N，107.4219E；724m；灯诱），2017-8-9，闫巍峰采。

分布：陕西（洋县），中国广布；俄罗斯，哈萨克斯坦，瑞典，瑞士，保加利亚，捷克，匈牙利，波兰。

（34）耀齿爪步甲网纹亚种 *Synuchus nitidus reticulatus* Lindroth, 1956**

检视标本：1♀，陕西省洋县长溪镇拉旗沟（33.2022N，107.4235E；987m；杯诱），2017-8-10，闫巍峰采。

分布：陕西（洋县、宁陕）、吉林、辽宁、河北、甘肃、江苏、安徽、浙江、湖北、江西、湖南、福建、广西、重庆、四川、贵州。

（35）火鸡通缘步甲 *Pterostichus (Orientostichus) gallopavo* Sciaky & Wrase, 1997**

检视标本：1♀，陕西省洋县华阳镇红军林（33.3655N，107.3029E；1162m；杯诱），2017-8-5，闫巍峰、卢钟宝采；1♀，陕西省洋县桑溪镇双龙河口（33.1644N，107.5316E；712m；杯诱），2017-8-10，闫巍峰采。

分布：陕西（洋县、周至、华阴、华县）、河南。

（36）润通缘步甲 *Pterostichus (Rhagadus) laevipunctatus* (Tschitschérine, 1889)**

检视标本：1♀，陕西省洋县华阳古镇（33.3541N，107.3158E；1110m；灯诱），2017-8-4，史宏亮、闫巍峰、朱平舟、卢钟宝采。

分布：陕西（洋县、周至、宁陕）、宁夏、甘肃、江西、四川、云南。

（37）江苏通缘步甲 *Pterostichus (Rhagadus) kiangsu* **Jedlička, 1965 陕西省新记录种**

检视标本：1♀，陕西省洋县华阳古镇（33.3541N，107.3158E；1110m；杯诱），2017-8-6，闫巍峰采。

分布：陕西（洋县）、江苏、安徽、湖北、江西。

（38）卡特通缘步甲圆胸亚种 *Pterostichus (Neohaptoderus) catei rotundithorax* **Sciaky & Wrase, 1997****

检视标本：1♂，陕西省洋县华阳镇杨家沟（33.3821N，107.2944E；1315m；杯诱），2017-8-5，闫巍峰、卢钟宝采。

分布：陕西（洋县、周至、柞水、宁陕）。

（39）明通缘步甲 *Pterostichus (Morphohaptoderus) ming* **Sciaky & Wrase，1997**

分布：陕西（洋县）。

（40）小胸通缘步甲 *Pterostichus (Tschitscherinea) parvicollis* **Sciaky & Wrase, 1997**

分布：陕西（洋县）。

（41）黑足雕口步甲 *Caelostomus picipes* **(MacLeay, 1825) 陕西省新记录种**

检视标本：1头，陕西省洋县长溪镇蔡河村（33.1603N，107.4003E；538m；灯诱），2017-8-10，闫巍峰采。

分布：陕西（洋县）、台湾、香港；韩国，日本，印度，缅甸，越南，泰国，菲律宾，印度尼西亚。

（42）巨暗步甲 *Amara (Curtonotus) gigantea* **(Motschulsky, 1844)****

检视标本：1♂1♀，陕西省洋县华阳古镇（33.3541N，107.3158E；1110m；灯诱），2017-8-4，史宏亮、闫巍峰、朱平舟、卢钟宝采；1♂，陕西省洋县华阳镇杨家沟（33.3821N，107.2944E；1315m；杯诱），2017-8-5，闫巍峰、卢钟宝采。

分布：陕西（洋县）、黑龙江、吉林、辽宁、内蒙古、北京、河北、山西、山东、甘肃、上海、浙江、江西、台湾、四川；俄罗斯，蒙古国，朝鲜，韩国，日本。

（43）条逮步甲 *Drypta lineola* **MacLeay, 1825 陕西省新记录种**

检视标本：1头，陕西省洋县茅坪镇邵家沟（33.3122N，107.4009E；911.7m；灯诱），2017-8-8，闫巍峰采；5头，陕西省洋县长溪镇蔡河村（33.1603N，107.4003E；538m；灯诱），2017-8-10，闫巍峰采。

分布：陕西（洋县）、台湾、四川、云南；日本，阿富汗。

（44）双斑平步甲 *Planetes puncticeps* **Andrewes, 1919 陕西省新记录种**

检视标本：1♂，陕西省洋县槐树关镇陈家坪村（33.1845N，107.4219E；724m；灯诱），2017-8-9，闫巍峰采。

分布：陕西（洋县）、河南、江西、福建、广东、海南、广西、四川、贵州、云南；日本。

（45）皮茨斯步甲 *Straneostichus puetzi* Sciaky & Wrase, 1997

分布：陕西（洋县、镇安）。

（46）友行步甲 *Trechus amicorum* Moravec & Wrase, 1998

分布：陕西（洋县）。

（47）普氏行步甲 *Trechus puetzi* Moravec & Wrase, 1998

分布：陕西（洋县）。

（二）隐翅虫科 Staphylinidae

体多为中小型，狭长至卵形。触角通常 11 节，一些种类节数减少，常呈丝状；通常具复眼，有时具 1 对侧单眼。前胸形状多样，常具侧缘；小盾片多可见，三角形。鞘翅常较短，平截形，暴露第 5～6 腹节；常具后翅，其通过翅痣旁结脉槽紧密折叠于鞘翅下方。基节窝常邻近，或适度至显著分离；前后基节窝常开发，转节外露或被遮盖；跗式多为 5-5-5，少量类群为其他跗式，常具 1 对跗爪，爪间突具 0～2 根刚毛。腹部延长且明显骨化，腹板通常 6～7 节外露，背板通常可见 7 节。

世界已知 62 800 余种，中国已知 560 属 6100 余种，陕西记录 141 属 512 种（亚种），本次洋县记录 8 属 15 种。

（48）滑纹纤隐翅虫 *Leptusa (Akratopisalia) limata* Assing, 2002

分布：陕西（洋县、周至、佛坪）、北京、湖北。

（49）秦岭纤隐翅虫 *Leptusa (Akratopisalia) qinlingensis* Pace, 1999

分布：陕西（洋县、周至、宁陕）。

（50）刺茎纤隐翅虫 *Leptusa (Heteroleptusa) flagellate* Assing, 2002

分布：陕西（洋县）。

（51）短片隆线隐翅虫 *Lathrobium (Lathrobium) brevitergale* Assing, 2013

分布：陕西（洋县、宁陕、佛坪）。

（52）弯片隆线隐翅虫 *Lathrobium (Lathrobium) concameratum* Assing, 2013

分布：陕西（洋县、周至）。

（53）迷离隆线隐翅虫 *Lathrobium (Lathrobium) effeminatum* Assing, 2013

分布：陕西（洋县、周至、宁陕、佛坪）。

（54）中华隆线隐翅虫 *Lathrobium (Lathrobium) sinense* Herman, 2003

分布：陕西（洋县、周至、西安、南郑、宁陕、佛坪）、甘肃、江苏、浙江、湖北、四川；日本。

（55）盖隆线隐翅虫 *Lathrobium (Lathrobium) tectiforme* Assing, 2013

分布：陕西（洋县、周至、佛坪）。

（56）钝双线隐翅虫 *Lobrathium (Lobrathium) hebeatum* Zheng, 1988

分布：陕西（洋县、佛坪）、河南、宁夏、甘肃、四川、云南。

（57）侧突四齿隐翅虫 *Nazeris cultellatus* Assing, 2013

分布：陕西（洋县、周至、华阴、佛坪、宁陕）、河南、安徽。

（58）连毒隐翅虫 *Paederus (Harpopaederus) agnatus* Eppelsheim, 1889

分布：陕西（洋县、周至）、甘肃。

（59）日本隆齿隐翅虫 *Stilicoderus japonicas* Shibata, 1968

分布：陕西（洋县、周至、佛坪）、河南、甘肃、湖北、四川、云南；日本。

（60）交错隆齿隐翅虫 *Stilicoderus signatus* Sharp, 1889

分布：陕西（洋县、周至）、甘肃、江苏、湖北、福建、四川；日本。

（61）野村氏长角蚁甲 *Pselaphodes nomurai* Yin, Li & Zhao, 2010

分布：陕西（洋县、周至、镇坪、佛坪）、河南、湖北。

（62）斧形卵苔甲 *Cephennodes (Fusionodes) ascipenis* Jaloszyński, 2007

分布：陕西（洋县、周至、佛坪）。

（三）金龟科 Scarabaeidae

路园园　白　明

（中国科学院动物研究所　北京　100101）

　　体小至巨大型，体形多样，颜色多变，具或无金属光泽。触角8～10节，鳃片部3～7节；眼眦可见，不完全分隔复眼；唇基具或无瘤及角突；上唇通常较短，突出或不突出于唇基；上颚多样，下颚须4节，下唇须3节。前胸背板多样，具或无脊和角突。鞘翅明显隆起或平坦，具或无刻点行。小盾片可见或无，三角形或抛物线形。足基节窝横向或圆锥形，前足胫节外缘具齿，有1枚端距；中、后足胫节细长或粗壮，具1～2枚端距；爪简单或具齿，或不等大。腹部可见5～7节，5～7对功能性气孔位于联膜、腹板或背板上。后翅发达或退化。雄性外生殖器双叶状或愈合。

　　世界性分布。世界已知27 000余种，中国已知2500余种，陕西记录54属115种，本次洋县记录7属11种（亚种）。

（63）铜绿异丽金龟 *Anomala corpulenta* Motschulsky, 1854*

检视标本：1头，陕西省洋县华阳镇汉坝（33.529123N，107.59683E；893m；扫网），2017-6-27，刘浩宇采。

分布：陕西（洋县、周至、富平、佛坪）、黑龙江、吉林、辽宁、内蒙古、山西、河北、山东、河南、宁夏、甘肃、江苏、上海、安徽、浙江、湖北、湖南、江西、福建、四川、贵州、云南、西藏；蒙古国，朝鲜，韩国。

（64）短缘异丽金龟 *Anomala mongolica brevilimbata* Lin, 1989

分布：陕西（洋县、西乡、汉中）、安徽、福建、四川。

（65）皱唇异丽金龟 *Anomala rugiclypea* Lin, 1989

分布：陕西（洋县、紫阳、镇安、宁强、宁陕、汉中、佛坪）、山西、湖北、江西、湖南、福建、广东、海南、广西、四川、云南。

（66）弱脊异丽金龟 *Anomala sulcipennis* (Faldermann, 1835)*

检视标本：2头，陕西省洋县溢水镇木家村（33.3930556N，107.4758333E；690m；灯诱），2017-8-3，刘浩宇采；1头，陕西省洋县华阳镇汉坝（33.521944N，107.59667E；893m；网捕），2017-6-26，王平采。

分布：陕西（洋县、周至、柞水、佛坪）、河北、河南、江苏、浙江、湖北、江西、湖南、福建、广东、香港、广西、四川、贵州、云南。

（67）三带异丽金龟 *Anomala trivirgata* Fairmaire, 1888*

检视标本：2头，陕西省洋县华阳镇汉坝（33.521944N，107.59667E；893m；网捕），2017-6-26，王平采。

分布：陕西（洋县、柞水、佛坪）、山西、甘肃、湖北、江西、福建、四川、贵州、云南；不丹，尼泊尔，越南。

（68）蓝边矛丽金龟 *Callistethus plagiicollis plagiicollis* (Fairmaire, 1886)**

检视标本：1头，陕西省洋县华阳堰头上（33.474722N，107.52472E；1206m；灯诱），2017-6-27，刘浩宇采。

分布：陕西（洋县、周至、柞水、宁陕、佛坪）、辽宁、北京、河北、山西、河南、江苏、安徽、浙江、湖北、江西、湖南、福建、广东、广西、四川、贵州、云南、西藏；俄罗斯，蒙古国，朝鲜，韩国，越南。

（69）陕草绿彩丽金龟 *Mimela passerinii mediana* Lin, 1993**

检视标本：2头，陕西省洋县华阳镇汉坝（33.521944N，107.59667E；893m；网捕），2017-6-26，王平采。

分布：陕西（洋县、周至、宁陕、留坝、佛坪）、湖北、云南。

（70）双带发丽金龟 *Phyllopertha bifasciata* Lin, 1966**

检视标本：2头，陕西省洋县红石窟（33.639167N，107.49556E；893m；网捕），2017-5-6，刘浩宇采。

分布：陕西（洋县、周至）、北京。

（71）赭翅臀花金龟 *Campsiura (Campsiura) mirabilis* (Faldermann, 1835)**

检视标本：2头，陕西省洋县华阳镇天星村（33.3365235N，107.3574E；999m；

扫网），2017-6-27，刘浩宇采。

分布：陕西（洋县、镇巴、太白）、辽宁、北京、河北、山西、甘肃、湖北、广东、四川、贵州、云南。

（72）宽带鹿花金龟 *Dicronocephalus adamsi* Pascoe, 1863**

检视标本：2 头，陕西省洋县华阳镇天星村（33.3365235N，107.3574E；999m；扫网），2017-6-27，刘浩宇采。

分布：陕西（洋县、秦岭）、山西。

（73）双叉犀金龟 *Allomyrina dichotoma dichotoma* (Linnaeus, 1771)**

检视标本：2 头，陕西省洋县华阳镇杨家沟（33.63916N，107.49555E；1315m；灯诱），2017-6-27，王平采。

分布：陕西（洋县、宁陕、留坝、佛坪）、吉林、辽宁、河北、山东、河南、甘肃、江苏、安徽、浙江、湖北、湖南、江西、福建、台湾、海南、广东、广西、四川、贵州、云南；朝鲜，日本，老挝。

（四）红萤科 Lycidae

刘浩宇
（河北大学生命科学学院　河北保定　071002）

体小至中大型，扁平，鞘翅扁而软，多为红色或近红色，偶有黄、黑色。头部部分被前胸背板覆盖，触角 11 节，个别种类 10 节，呈丝状、锯齿状、羽状等。前胸背板多向后加宽，且多具明显凹刻或隆脊；鞘翅细长，具发达纵脊和刻点组成的网纹；前、中足基节具锥状隆突，后足基节横宽；跗式 5-5-5。腹部可见 7～8 节，不发光。

世界已知 4900 余种，中国已知 240 余种，陕西记录 9 属 14 种，本次洋县记录 1 属 1 种。

（74）穆氏硕红萤 *Macrolycus* (*Cerceros*) *murzini* Kazantsev, 2001**

检视标本：1♂，陕西省洋县华阳镇堰头上（33.64138N，107.51833E；1206m；扫网），2017-8-7，刘浩宇采；1♀，陕西省洋县华阳镇杨家沟（33.63916N，107.49555E；1315m；扫网），2017-6-27，刘浩宇采。

分布：陕西（洋县、太白、宁陕）、四川。

（五）萤科 Lampyridae

杨玉霞
（河北大学生命科学学院　河北保定　071002）

体小至中型，长而扁平，体壁与鞘翅柔软。头小，前胸背板发达，盖住头部；眼半圆球形，雄性的眼常大于雌性；触角左右相接近，11 节，锯齿状，雄性为栉齿状或扇状。雄虫一般有鞘翅，盖住腹部和后翅，雌虫大部分无翅，部分类群雌雄均有翅；鞘翅表面密布细短毛，鞘翅缘折基部宽。足细长，前足基节圆锥形，有亚基节；中足基节圆筒状，两基节左右接近；后足基节横阔形；跗节5节。腹部可见7~8节，末端有发光器。

世界已知2000余种，中国已知近200种，陕西记录1属1种，本次洋县记录1属1种，为陕西新记录属种。

（75）端黑萤 *Abscondita chinensis* (Linnaeus, 1767) 陕西省新记录属 新记录种

检视标本：1♀，陕西省洋县华阳镇清溪村（33.25666N，107.97333E；579m；扫网），2017-5-6，刘浩宇采。

分布：陕西（洋县）、四川、安徽、浙江、湖北、湖南、台湾。

（六）细花萤科 Prionoceridae

杨玉霞
（河北大学生命科学学院 河北保定 071002）

体狭长、柔软，小至大型，体棕色、黄色、金属蓝绿色或红蓝色、橙黑色相间。头为前口式，额唇基缝明显，上唇横向或近方形；触角11节，丝状、锯齿状或加粗，末节一侧明显或稍微凹缺。前胸背板近椭圆形。跗式5-5-5，爪间突发达，雄性前足第2~3节或第1~3节跗节内侧缘具栉齿。腹部具5或6节可见腹板。

世界已知150余种，中国已知22种，陕西记录1属1种，本次洋县记录1属1种，为陕西新记录属种。

（76）绿翅伊细花萤 *Idgia granulipennis* Pic, 1920 陕西省新记录属 新记录种

检视标本：1♂1♀，陕西省洋县华阳镇沙坝村（33.67527N，107.34944E；922m；扫网），2017-5-5，刘浩宇采；2♂♂1♀，陕西省洋县茅坪镇黄庄村（33.369747N，107.684982E；664.8m；扫网），2017-5-8，刘浩宇采；1♂，陕西省洋县金水镇张家湾（33.28694N，107.87277E；660m；扫网），2017-5-9，刘浩宇采；3♂♂1♀，陕西省洋县华阳镇清溪村（33.25666N，107.97333E；579m；扫网），2017-5-6，刘浩宇采。

分布：陕西（洋县）、湖北、贵州。

（七）花萤科 Cantharidae

杨玉霞[1] 杨星科[2]
（1 河北大学生命科学学院 河北保定 071002；2 中国科学院动物研究所 北京 100101）

体小至中大型，体扁而软。头部大部分外露；上唇膜质，完全被唇基覆盖；触角11节，多为丝状，有的为锯齿状或栉状。中足基节相近，跗式5-5-5。腹部具7或8节可见腹板，第1~8节可见背板两侧各具1腺孔，无发光器。

世界已知173属6000余种，中国已知41属700余种，陕西记录12属52种，本次洋县记录7属19种，含陕西省新记录1种。

（77）糙翅丽花萤 Themus (Telephorops) impressipennis (Fairmaire, 1886)**

检视标本：1♀，陕西省洋县华阳红石窑村（33.44N，107.51944E；1159m；扫网），
　2017-5-6，刘浩宇采；1♀，陕西省洋县华阳镇天星村（33.67555N，107.34888E；
　923m；扫网），2017-5-6，刘浩宇采。

分布：陕西（洋县、柞水、南郑、宁陕、眉县）、河南、甘肃、江苏、安徽、浙江、
　湖北、江西、湖南、福建、台湾、广西、四川、贵州、云南。

（78）考氏丽花萤 Themus (s. str.) corayi Wittmer, 1983**

检视标本：1♂，陕西省洋县龙亭镇张家村（33.286941N，107.675625E；598.5m；
　扫网），2017-5-8，刘浩宇采。

分布：陕西（洋县、丹凤）、江苏、安徽、福建。

（79）砖胸丽花萤 Themus (s. str.) testaceicollis Wittmer, 1983**

检视标本：1♂，陕西省洋县华阳镇杨家沟（33.63916N，107.49555E；1315m；扫
　网），2017-6-27，刘浩宇采。

分布：陕西（洋县、太白、留坝、凤县、佛坪）、甘肃、湖北、四川。

（80）中华圆胸花萤 Prothemus chinensis Wittmer, 1987**

检视标本：6♂♂，陕西省洋县华阳镇杨家沟（33.63916N，107.49555E；1315m；
　扫网），2017-6-27，刘浩宇采。

分布：陕西（洋县、周至、太白、眉县、户县）、浙江、台湾、广西。

（81）陕西异角花萤 Fissocantharis shaanxiensis Wittmer, 1995**

检视标本：1♂1♀，陕西省洋县茅坪镇黄庄村（33.369747N，107.684982E；664.8m；
　扫网），2017-5-8，刘浩宇采。

分布：陕西（洋县、镇巴、镇安、山阳、丹巴）。

（82）格拉氏异角花萤 Fissocantharis gorhami (Wittmer, 1997)**

检视标本：1♀，陕西省洋县华阳镇堰头上（33.64138N，107.51833E；1206m；扫
　网），2017-8-7，刘浩宇采。

分布：陕西（洋县、宁陕）、甘肃。

（83）中华狭胸花萤 Stenothemus chinensis (Wittmer, 1982)**

检视标本：1♀，陕西省洋县华阳镇堰头上（33.3839N，107.3169E；1206m；灯诱），
　2017-6-27，刘浩宇采。

分布：陕西（洋县、秦岭）、浙江、湖北、江西、福建、广西、四川、云南。

（84）欧氏小齿花萤 Micropodabrus oudai (Švihla, 2004) 陕西省新记录种

检视标本：2♀♀，陕西省洋县华阳镇八仙园（33.612944N，107.311628E；801.1m；
　扫网），2017-5-5，刘浩宇采；1♀，陕西省洋县华阳镇清溪村（33.25666N，
　107.97333E；579m；扫网），2017-5-6，刘浩宇采；1♀，陕西省洋县茅坪镇阳河

村（33.367102N，107.751265E；692.7m；扫网），2017-5-8，刘浩宇采。

分布：陕西（洋县）、四川。

（85）倪氏花萤 *Cantharis* **(s. str.)** *knizeki* **Švihla, 2004****

检视标本：1♂，陕西省洋县茅坪镇黄庄村（33.369747N，107.684982E；664.8m；扫网），2017-5-8，刘浩宇采。

分布：陕西（洋县、石泉）、河北。

（86）平胸花萤 *Cantharis* **(Cyrtomoptila)** *plagiata* **Heyden, 1889****

检视标本：1♀，陕西省关帝镇毛家沟（33.4866N，107.40972E；1183m；扫网）；2♀♀，陕西省洋县关帝镇大西沟村（33.48861N，107.40555E；1270m；扫网），2017-5-3，刘浩宇采；2♂♂6♀♀，陕西省洋县华阳镇八仙园（33.612944N，107.311628E；801.1m；扫网），2017-5-5，刘浩宇采。

分布：陕西（洋县、周至、宁陕、佛坪）、甘肃；俄罗斯（远东），朝鲜，日本。

（87）斑胸异花萤 *Lycocerus asperipennis* **(Fairmaire, 1891)****

检视标本：1♀，陕西省关帝镇小西沟（33.47027N，107.68527E；983m；扫网），2017-8-3，刘浩宇采；1♀，陕西省洋县关帝镇大西沟村（33.48861N，107.40555E；1270m；扫网），2017-5-3，刘浩宇采；1♂，陕西省洋县华阳镇清溪村（33.25666N，107.97333E；579m；扫网），2017-5-6，刘浩宇采；1♂3♀♀，陕西省洋县华阳镇沙坝村（33.67527N，107.34944E；922m；扫网），2017-5-5，刘浩宇采；1♀，陕西省洋县茅坪镇九池村（33.58341N，107.68527E；1182m；扫网），2017-5-7，刘浩宇采；1♂，陕西省洋县华阳镇八仙园（33.612944N，107.311628E；801.1m；扫网），2017-5-5，刘浩宇采。

分布：陕西（洋县、柞水、佛坪、丹凤）、山西、河南、甘肃、湖北、四川、贵州、云南。

（88）洼胸异花萤 *Lycocerus confossicollis* **(Fairmaire, 1891)****

检视标本：1♀，陕西省洋县关帝镇大西沟村（33.48861N，107.40555E；1270m；扫网），2017-5-3，刘浩宇采；1♀，陕西省洋县华阳镇清溪村（33.25666N，107.97333E；579m；扫网），2017-5-6，刘浩宇采；2♀♀，陕西省洋县茅坪镇九池村（33.58341N，107.68527E；1182m；扫网），2017-5-7，刘浩宇采。

分布：陕西（洋县、长安）、湖北。

（89）绿头异花萤 *Lycocerus inopaciceps* **(Pic, 1926)****

检视标本：1♀，陕西省洋县华阳镇红石窑村（33.44N，107.51944E；1159m；扫网），2017-5-13，刘浩宇采。

分布：陕西（洋县、留坝、凤县）、四川。

（90）胶州异花萤 *Lycocerus kiontochananus* **(Pic, 1921)****

检视标本：1♀，陕西省洋县华阳镇杨家沟（33.63916N，107.49555E；1315m；扫网），2017-6-27，刘浩宇采。

分布：陕西（洋县、柞水、宁陕、丹凤）、天津、山东、河南、甘肃、湖北。

（91）红胸异花萤 *Lycocerus pubicollis* (Heyden, 1889)**

检视标本：1♀，陕西省洋县华阳镇八仙园（33.612944N，107.311628E；801.1m；扫网），2017-5-5，刘浩宇采。

分布：陕西（洋县、丹凤）、河北、甘肃、四川。

（92）双带异花萤 *Lycocerus bilineatus* (Wittmer, 1995)**

检视标本：1♀，陕西省洋县华阳镇沙坝村（33.67527N，107.34944E；922m；扫网），2017-5-5，刘浩宇采。

分布：陕西（洋县、紫阳、镇安、南郑、丹凤）、江苏、上海、湖北、江西、贵州。

（93）华中异花萤 *Lycocerus centrochinensis* (Švihla, 2004)**

检视标本：1♀，陕西省洋县华阳镇杨家沟（33.63916N，107.49555E；1315m；扫网），2017-6-27，刘浩宇采；1♀，陕西省洋县华阳镇堰头上（33.64138N，107.51833E；1206m；扫网），2017-8-7，刘浩宇采；1♂，陕西省洋县华阳镇清溪村（33.25666N，107.97333E；579m；扫网），2017-5-6，刘浩宇采；1♀，陕西省洋县茅坪镇九池村（33.58341N，107.68527E；1182m；扫网），2017-5-7，刘浩宇采；1♂，陕西省洋县华阳镇沙坝村（33.67527N，107.34944E；922m；扫网），2017-5-5，刘浩宇采；1♀，陕西省洋县华阳镇八仙园（33.612944N，107.311628E；801.1m；扫网），2017-5-5，刘浩宇采。

分布：陕西（洋县、周至、镇安、宁陕、凤县）、湖北。

（94）四川异花萤 *Lycocerus sichuanus* Yang & Yang, 2014**

检视标本：1♀，陕西省洋县华阳镇堰头上（33.64138N，107.51833E；1206m；扫网），2017-8-7，刘浩宇采。

分布：陕西（洋县）、四川。

（95）金达异花萤 *Lycocerus jindrai* (Švihla, 2004)**

检视标本：2♀♀，陕西省洋县华阳镇清溪村（33.25666N，107.97333E；579m；扫网），2017-5-6，刘浩宇采。

分布：陕西（洋县）、四川。

（八）郭公甲科 Cleridae

　　体小至中型，多为长形，部分种类近圆形，具竖毛。头较大，三角形或长形；触角 8～11 节，多为棍棒状，部分为锤状、锯齿状或栉状。前胸背板多数长大于宽，鞘翅两侧平行。前足基节横形，基前转片部分外露；跗节 5 节，第 1～4 跗节多为双叶状，部分第 4 跗节极小，位于第 3 跗节分叶内；前足第 1～4 多具跗垫，中后足跗垫不同程度退化。腹部常可见 6 节，少数 5 节。

　　世界已知 3500 余种，中国已知 150 余种，陕西记录 8 属 9 种，本次洋县记录

2 属 2 种。

（96）中华毛郭公 *Trichodes sinae* Chevrolat, 1874**

检视标本：1♀，陕西省关帝镇小西沟（33.47027N，107.68527E；983m；扫网），2017-8-3，刘浩宇采。

分布：陕西（洋县、周至、宁陕、佛坪、长安、宝鸡）、黑龙江、吉林、辽宁、内蒙古、北京、天津、河北、山西、山东、河南、宁夏、甘肃、青海、新疆、江苏、上海、安徽、浙江、湖北、江西、湖南、福建、广东、广西、重庆、四川、贵州、云南、西藏；俄罗斯，蒙古国，韩国。

（97）普通郭公甲 *Clerus dealbatus* (Kraatz, 1879)**

检视标本：1♀，陕西省洋县溢水镇油灯村（33°26′44″N，107°22′04″E；1050m；扫网），2017-6-24，刘浩宇采。

分布：陕西（洋县、周至、柞水）、黑龙江、吉林、辽宁、内蒙古、北京、河北、山西、山东、江苏、上海、浙江、福建、广东、四川、贵州、云南、西藏；俄罗斯，朝鲜，韩国，印度。

（九）瓢虫科 Coccinellidae

佟俊博　王兴民

（华南农业大学植物保护学院　广东广州　510642）

体小至中型，体长为 1～16mm，体背拱起，腹面平坦，与鞘翅目其他科昆虫的外部区别主要有：①第 1 可见腹板上有后基线；②下颚须末节斧状；③跗节隐 4 节。瓢虫科昆虫的多数种类同时具备以上 3 个特征，部分种类具有其中的两个特征。瓢虫是重要的经济昆虫，多数是天敌昆虫，捕食蚜虫、蚧虫、螨类等，其余取食植物及真菌。

世界已知 360 余属 6000 余种，中国已知 92 属 974 种，陕西记录 37 属 99 种，本次洋县记录 10 属 15 种。

（98）异色瓢虫 *Harmonia axyridis* (Pallas, 1773)**

检视标本：1 头，陕西省洋县华阳镇核桃坪（33.583547N，107.4818E；1319.8m；网捕），2017-5-6，李顿采；1 头，陕西省洋县关帝镇大西沟（33.470278N，107.430000E；983m，网捕），2017-5-3，刘浩宇采；1 头，陕西省洋县桑溪镇东沟口（33.256786N，107.969757E；579.8m；网捕），2017-5-9，宗乐采；4 头，陕西省洋县关帝镇大西沟（33.488695N，107.405615E；1270.1m；网捕），2017-6-24，刘浩宇采；2 头，陕西省洋县关帝镇千柏糟（33.37611N，107.50027E；625.0m；网捕），2017-8-3，刘浩宇采；5 头，陕西省洋县木家村（灯诱），2017-8-3，刘浩宇采；16 头，陕西省洋县槐树关镇陈家坪村（33.3125N，107.70527E；724.0m；灯诱），2017-8-9，刘浩宇采；2 头，陕西省洋县长溪镇蔡河村（灯诱），2017-8-10，刘浩宇采；21 头，陕西省洋县庙娅前桥，2017-8-26，刘浩宇采；1 头，陕西省洋县关帝镇大西沟（33.488695N，107.405615E；1270.1m；灯诱），2017-8-27，刘浩宇采。

分布：陕西（洋县，广布）、中国除广东南部和香港外广泛分布；蒙古国，朝鲜，韩国，日本，越南，引入或扩散到欧洲、北美洲和南美洲。

（99）艾菊瓢虫 *Epilachna plicata* Weise, 1889**

检视标本：2 头，陕西省洋县长阳村（马氏网），2017-7-28，刘浩宇采；2 头，陕西省洋县天星村（马氏网），2017-8-6，刘浩宇采；5 头，陕西省洋县茅坪镇朝阳村（33.522832N，107.669227E；911.7m；网捕），2017-8-8，谢广林采；4 头，陕西省洋县九池村（网捕），2017-8-8，刘浩宇采；2 头，陕西省洋县长溪镇拉旗沟（33.33944N，107.70972E；987.0m；网捕），2017-8-10，刘浩宇采。

分布：陕西（洋县，广布）、甘肃、四川、云南。

（100）菱斑食植瓢虫 *Epilachna insignis* Gorham, 1892**

检视标本：1 头，陕西省洋县龙亭镇张家村（33.286941N，107.675625E；598.5m；网捕），2017-5-8，宗乐采；6 头，陕西省洋县龙亭镇张家村（33.286941N，107.675625E；598.5m；网捕），2017-6-24，刘浩宇采。

分布：陕西（洋县，广布）、山西、河南、安徽、浙江、江西、湖南、福建、广东、广西、四川、贵州、云南。

（101）茄二十八星瓢虫 *Henosepilachna vigintioctopunctata* (Fabricius, 1775)**

检视标本：1 头，陕西省洋县桑溪镇东沟口（33.256786N，107.969757E；579.8m；网捕），2017-5-9，宗乐采。

分布：陕西（洋县，广布）、河北、山东、河南、江苏、安徽、浙江、湖北、江西、湖南、福建、台湾、广东、海南、香港、广西、四川、贵州、云南、西藏；日本，印度，不丹，尼泊尔，缅甸，泰国，印度尼西亚，新几内亚，澳大利亚。

（102）四斑裸瓢虫 *Calvia muiri* (Timberlake, 1943)**

检视标本：1 头，陕西省洋县长溪镇拉旗沟（33.33944N，107.70972E；987.0m；网捕），2017-8-10，刘浩宇采。

分布：陕西（洋县，广布）、河北、河南、浙江、江西、湖北、湖南、福建、台湾、广西、四川、贵州、云南；日本。

（103）七星瓢虫 *Coccinella septempunctata* Linnaeus, 1758**

检视标本：1 头，陕西省洋县关帝镇大西沟（33.488695N，107.405615E；1270.1m；网捕），2017-6-24，刘浩宇采；1 头，陕西省洋县桑溪镇东沟口（33.256786N，107.969757E；579.8m；网捕），2017-8-10，李晓采。

分布：陕西（洋县，广布）、黑龙江、吉林、北京、河北、河南、甘肃、新疆、浙江、湖北、湖南、福建、台湾、广东、海南、广西、四川、贵州、云南、西藏；苏联，蒙古国，朝鲜，日本，印度；欧洲。

（104）黄缘巧瓢虫 *Oenopia sauzeti* Mulsant, 1866**

检视标本：1 头，陕西省洋县关帝镇毛家沟（33.4866N，107.40972E；1183.0m；

马氏网），2017-6-24，魏子迪采；1头，陕西省洋县桑溪镇东沟口（33.256786N，107.969757E；579.8m；网捕），2017-8-10，李晓采。

分布：陕西（洋县，广布）、河南、甘肃、福建、台湾、广东、广西、四川、贵州、云南、西藏；印度，缅甸，越南。

（105）点斑巧瓢虫 *Oenopia signatella* (Mulsant, 1866)**

检视标本：1头，陕西省洋县茅坪镇朝阳村（33.522832N，107.669227E；911.7m；网捕），2017-5-7，谢广林采；1头，陕西省洋县大西沟（33.488695N，107.405615E；1270.1m；马氏网），2017-8-10，刘浩宇采。

分布：陕西（洋县、镇安）、广西、四川、云南、西藏；印度，缅甸。

（106）粗网巧瓢虫 *Oenopia chinensis* (Weise, 1912)**

检视标本：1头，陕西省洋县金水镇牛角坝（33.432797N，107.859283E；668.8m；网捕），2017-5-9，刘浩宇采。

分布：陕西（洋县，广布）、山东、江苏、上海、浙江、湖南、福建、台湾、广东、广西、四川、贵州、云南。

（107）六斑巧瓢虫 *Oenopia sexmaculata* Jing, 1986**

检视标本：1头，陕西省洋县华阳镇沙坝（33.675537N，107.349632E；922.0m；网捕），2017-5-5，宗乐采；1头，陕西省洋县关帝镇千柏糟（33.37611N，107.50027E；625.0m；网捕），2017-8-3，刘浩宇采。

分布：陕西（洋县，广布）、湖北、广西、四川、贵州。

（108）六斑异瓢虫 *Aiolocaria hexaspilota* (Hope, 1831)**

检视标本：1头，陕西省洋县茅坪镇九池村（网捕），2017-8-8，刘浩宇采。

分布：陕西（洋县，广布）、黑龙江、吉林、内蒙古、北京、河北、河南、甘肃、湖北、福建、台湾、广东、四川、云南、贵州、西藏；苏联，朝鲜，日本，印度，尼泊尔，缅甸。

（109）黄宝盘瓢虫 *Propylea luteopustulata* (Mulsant, 1850)**

检视标本：2头，陕西省洋县关帝镇大西沟（33.470278N，107.430000E；983m；网捕），2017-5-3，刘浩宇采；1头，陕西省洋县华阳镇清溪村（33.621705N，107.318177E；853.8m；网捕），2017-5-5，刘浩宇采；1头，陕西省洋县茅坪镇九池村（网捕），2017-8-8，刘浩宇采；2头，陕西省洋县茅坪镇朝阳村（33.522832N，107.669227E；911.7m；网捕），2017-8-8，谢广林采。

分布：陕西（洋县，广布）、河南、湖南、福建、台湾、广东、广西、四川、贵州、云南、西藏；印度，不丹，尼泊尔，缅甸，泰国。

（110）龟纹瓢虫 *Propylea japonica* (Thunberg, 1781)**

检视标本：1头，陕西省洋县槐树关镇阳河（33.367102N，107.751265E；692.7m；网捕），2017-5-8，宗乐采。

分布：陕西（洋县，广布）、黑龙江、吉林、辽宁、内蒙古、北京、河北、山东、河南、宁夏、甘肃、新疆、江苏、上海、浙江、湖北、江西、湖南、福建、台湾、广东、海南、广西、四川、贵州、云南；俄罗斯，朝鲜，印度，不丹，尼泊尔，越南。

（111）周缘盘瓢虫 *Lemnia circumvelata* (Mulsant, 1850)**

检视标本：1 头，陕西省洋县金水镇周家台（33.615278N，107.508056E；1162m；网捕），2017-8-5，刘浩宇采。

分布：陕西（洋县，广布）、河南、甘肃、浙江、湖南、台湾、广东、四川、贵州；尼泊尔。

（112）变斑隐势瓢虫 *Cryptogonus orbiculus* (Gyllenhal, 1808)**

检视标本：1 头，陕西省洋县金水镇周家台（33.371236N，107.861927E；662.2m；网捕），2017-5，宗乐采。

分布：陕西（洋县，广布）、甘肃、浙江、湖北、福建、台湾、广东、海南、香港、广西、四川、贵州、云南；日本，印度，缅甸，斯里兰卡，马来西亚，印度尼西亚，密克罗尼西亚，马里亚纳群岛，印度及斯里兰卡以东的东洋界广泛分布。

（十）拟步甲科 Tenebrionidae

刘浩宇

（河北大学生命科学学院 河北保定 071002）

　　拟步甲科昆虫体形变化甚大，北方种类多黑色或棕色，热带地区种类多为绿色、蓝色或紫色等多种颜色并有不同光泽。体光滑或被毛。有眼或稀见无眼，有时被后颊分割为两部分。触角丝状、抱茎状、锤状或梳齿状，常见 11 节，稀见 9～10 节。鞘翅大多有 9～10 条纵条纹，一般有小盾片线；具后翅或无，异脉序。跗式通常 5-5-4，稀见 5-4-4 或 4-4-4，少数有叶状节；跗爪简单，少数有齿突。可见腹板 1～3 节愈合，第 4～5 节可动，稀见多于 5 节者。

　　世界已知 2300 余属 20 000 余种，中国已知 250 余属 1900 余种，陕西记录 22 属 42 种，本次洋县记录 9 属 11 种。

（113）普通角伪叶甲 *Cerogria (Cerogria) popularis* Borchmann, 1937**

检视标本：2 头，陕西省洋县溢水镇木家村（33.39305N，107.475833E；690m；扫网），2017-8-3，刘浩宇采。

分布：陕西（洋县、旬阳、汤坪、南郑、宁陕、宁强、岚皋、佛坪）、山东、河南、甘肃、浙江、湖北、福建、广西、重庆、四川、贵州、云南。

（114）黑胸伪叶甲 *Lagria nigricollis* Hope,1843**

检视标本：3 头，陕西省洋县华阳镇天星村（33.67555N，107.34888E；923m；扫网），2017-6-26，王平采。

分布：陕西（洋县、留坝）、黑龙江、吉林、辽宁、北京、河北、山西、河南、宁夏、青海、新疆、安徽、浙江、湖北、江西、湖南、福建、重庆、四川；俄罗斯，朝鲜，日本。

（115）波氏绿伪叶甲 *Chorophila portschinski* Semenov, 1891**

检视标本：12 头，陕西省洋县华阳红石窑村（33.44N，107.51944E；1159m；扫网），2017-5-6，刘浩宇采；2 头，陕西省洋县华阳镇杨家沟（33.63916N，107.49555E；1315m；扫网），2017-6-27，刘浩宇采。

分布：陕西（洋县）、宁夏、甘肃、福建、四川、云南、西藏；印度，缅甸。

（116）杂色栉甲 *Cteniopinus (Cteniopinus) hypocrita* (Marseul, 1876)**

检视标本：1 头，陕西省洋县槐树关镇苏王村（33.33111N，107.72277E；790m；扫网），2017-8-11，刘浩宇采。

分布：陕西（洋县、镇安、宁陕、华县）、北京、甘肃、河北、河南、湖北、江西、湖南、福建、广东、广西、四川、贵州、西藏；朝鲜半岛，日本。

（117）波氏栉甲 *Cteniopinus (Cteniopinus) potanini* Heyd, 1889**

检视标本：1 头，陕西省洋县溢水镇木家村（33.39305N，107.475833E；690m；扫网），2017-8-3，刘浩宇采。

分布：陕西（洋县、山阳、佛坪、丹凤）、北京、河北、河南、甘肃、上海、江西、湖南、福建、广西、四川、西藏；朝鲜半岛，日本。

（118）红色栉甲 *Cteniopinus (Cteniopinus) ruber* Pic, 1923**

检视标本：4 头，陕西省洋县槐树关镇苏王村（33.33111N，107.72277E；790m；扫网），2017-8-11，刘浩宇采。

分布：陕西（洋县、周至、镇安、柞水、宁陕）、甘肃、海南、广西、四川、贵州、云南。

（119）双齿土甲 *Gonocephalum (Gonocephalum) coriaceum* Motschulsky, 1858

检视标本：6 头，陕西省洋县溢水镇庙娅前桥（33.35777N，107.35972E；723m；灯诱），2017-8-26，刘浩宇采。

分布：陕西（洋县、镇安、柞水、山阳、宁陕、华县、佛坪）、内蒙古、河北、山西、河南、甘肃、新疆、浙江、湖南、福建、台湾、广东、广西、四川、贵州；朝鲜，日本，尼泊尔。

（120）隆线异土甲 *Heterotarsus carinula* Marseul, 1876**

检视标本：2 头，陕西省洋县溢水镇油灯村（33.44555N，107.36777E；1050m；灯诱），2017-6-24，王平采。

分布：陕西（洋县、华县）、山东、甘肃、江苏、安徽、浙江、湖北、福建、台湾、海南、四川、贵州；俄罗斯（亚洲），朝鲜半岛，日本。

（121）类沙土甲 *Opatrum (Opatrum) subaratum* Faldermann, 1835**

检视标本：5 头，陕西省洋县溢水镇油灯村（33.44555N，107.36777E；1050m；

灯诱），2017-6-24，王平采。

分布：陕西（洋县、太白、山阳）、黑龙江、吉林、辽宁、内蒙古、河北、山西、山东、河南、宁夏、甘肃、青海、安徽、湖北、江西、湖南、台湾、广西、四川、贵州；俄罗斯（亚洲），蒙古国，朝鲜半岛，日本。

（122）长茎邻烁甲 *Plesiophthalmus longipes* Pic, 1938**

检视标本：1 头，陕西省洋县长溪镇拉旗沟（33.33944N，107.70972E；987m；扫网），2017-8-10，刘浩宇采。

分布：陕西（洋县、镇安、柞水、宁陕、留坝）、福建、重庆、贵州、云南、西藏。

（123）梁氏齿甲 *Uloma liangi* Ren & Liu, 2004**

检视标本：2 头，陕西省洋县长溪镇拉旗沟（33.33944N，107.70972E；987m；灯诱），2017-8-10，刘浩宇采。

分布：陕西（洋县、留坝）、云南。

（十一）天牛科 Cerambycidae

王 平 谢广林 王文凯

（长江大学农学院 湖北荆州 434025）

天牛科隶属于昆虫纲鞘翅目多食亚目叶甲总科。天牛科昆虫体一般中至大型，部分小型，粗壮，狭长或扁薄。前口式或下口式，极少数为后口式。触角通常超出体长之半，常为 11 节，可向后披放；触角基瘤一般明显隆突。复眼发达，一般肾形，环绕触角基部，有时圆形、椭圆形，或深凹缘，上下叶仅由 1 列小眼面相连，甚至上下叶完全分离。前胸背板侧缘一般具侧刺突或侧瘤突，有些种类仅具隆突或完全无突。鞘翅发达或短缩，端缘圆或截形或呈尖刺状。足胫节有 2 个端距，跗节隐 5 节，爪通常简单。腹部可见 5 或 6 节。中胸通常具发音器。

世界性分布。世界已知 37 700 余种，中国已知 3770 余种，陕西记录 213 属 488 种。根据文献记载及本次调查结果，陕西洋县共记录 5 亚科 85 属 117 种（亚种），其中陕西省新记录 5 种。

1. 锯天牛亚科 Prioninae

（124）沟翅土天牛 *Dorysthenes* (*Prionomimus*) *fossatus* (Pascoe, 1857)**

检视标本：1♂1♀，陕西省洋县溢水镇油灯村（33°26′44″N，107°22′04″E；1050m；灯诱），2017-6-24，王平采。

分布：陕西（洋县、镇坪、旬阳、宁陕、佛坪、白河、安康）、山西、河南、青海、安徽、浙江、湖北、江西、湖南、福建、海南、广西、四川、贵州；朝鲜，日本。

（125）岛锯天牛 *Prionus insularis insularis* Motschulsky, 1857

分布：陕西（洋县、勉县、黄陵）、黑龙江、吉林、辽宁、内蒙古、北京、天津、河北、山西、山东、河南、宁夏、甘肃、新疆、江苏、安徽、浙江、湖北、江西、湖南、福建、台湾、香港、四川、贵州、云南；俄罗斯，蒙古国，朝鲜，韩国。

2. 花天牛亚科 Lepturinae

（126）东亚伪花天牛 *Anastrangalia dissimillis dissimillis* (Fairmaire, 1899)**

检视标本：1♂2♀♀，陕西洋县华阳镇红石窑（33°38′24″N，107°29′24″E；1317m；扫网），2018-5-8，路晓青采。

分布：陕西（洋县、周至、太白、宁陕、佛坪）、北京、青海、湖北、湖南、福建、台湾、四川、云南；日本。

（127）炭黑突肩花天牛 *Anoploderomorpha carbonaria* Holzschuh, 1993

检视标本：1♀，陕西洋县关帝镇铁河街村（33°27′36″N，107°26′24″E；816m；扫网），2018-5-14，路晓青采。

分布：陕西（洋县、周至、佛坪）、湖北。

（128）瘤胸银花天牛 *Carilia tuberculicollis* (Blanchard, 1871)**

检视标本：1♂，陕西省洋县华阳镇红石窑村（33°26′24″N，107°31′10″E；1159m；扫网），2017-5-13，谢广林采；1♂1♀，陕西洋县华阳镇窑窝沟（33°35′24″N，107°36′36″E；1451m；扫网），2018-5-11，路晓青采。

分布：陕西（洋县、周至、宁陕、陇县、华阴、凤县）、黑龙江、内蒙古、河南、湖北、福建、四川、西藏。

（129）甘肃截翅眼花天牛 *Dinoptera lota* Holzschuh, 1998**

检视标本：2♂♂，陕西洋县华阳镇红石窑（33°38′24″N，107°29′24″E；1270m；扫网），2018-5-12，路晓青采。

分布：陕西（洋县、周至）、甘肃。

（130）灰绿真花天牛 *Eustrangalis aeneipennis* (Fairmaire, 1889)**

检视标本：2♂♂2♀♀，陕西省洋县华阳红石窑村（33°26′24″N，107°31′10″E；1159m；扫网），2017-5-6，谢广林采；1♂1♀，陕西省洋县华阳红石窑村（33°38′24″N，107°29′24″E；1270m；扫网），2018-5-12，路晓青采。

分布：陕西（洋县、周至、宁陕）、湖北、四川、云南；越南。

（131）黑条真花天牛 *Eustrangalis latericollis* Wang & Chiang, 1994**

检视标本：1♂，陕西省洋县华阳镇古坪（33°22′49″N，107°22′54″E；700m；扫网），2017-5-12，谢广林采；1♂，陕西省洋县华阳红石窑村（33°26′24″N，107°31′10″E；1159m；扫网），2017-5-6，谢广林采；1♂1♀，陕西省洋县华阳红石窑村（33°38′24″N，107°29′24″E；1270m；扫网），2018-5-12，路晓青采。

分布：陕西（洋县、周至、镇巴）、湖北。

（132）柔直花天牛 *Grammoptera (Neoencyclops) lenis* (Holzschuh, 1999)**

检视标本：1♂，陕西洋县茅坪镇九池村（33°34′48″N，107°41′24″E；1139m；扫

网），2018-5-8，路晓青采；1♀，陕西洋县华阳镇红石窑（33°38′24″N，107°29′24″E；1270m；扫网），2018-5-12，路晓青采。

分布：陕西（洋县、宁陕）。

（133）陕直花天牛 *Grammoptera (Neoencyclops) paucula* (Holzschuh, 1999)**

检视标本：1♂1♀，陕西洋县华阳镇红石窑（33°38′24″N，107°29′24″E；1317m；扫网），2018-5-8，路晓青采；1♀，陕西洋县茅坪镇九池村（33°34′48″N，107°41′24″E；1139m；扫网），2018-5-8，路晓青采；1♂，陕西洋县华阳镇窑窝沟（33°35′24″N，107°36′36″E；1451m；扫网），2018-5-11，路晓青采。

分布：分布：陕西（洋县、宁陕）。

（134）小黄斑花天牛 *Leptura ambulatrix* Gressitt, 1951**

检视标本：1♂，陕西省洋县华阳镇岩丰村，2017-5-12，谢广林采。

分布：陕西（洋县）、安徽、江西、福建、广东、四川、云南。

（135）曲纹花天牛 *Leptura annularis* Fabricius, 1801**

检视标本：1♂，陕西省洋县华阳镇天星村（33°40′32″N，107°20′56″E；923m；扫网），2017-6-26，王平采；1♀，陕西省洋县华阳镇红石窑村（33°26′24″N，107°31′10″E；1159m；扫网），2017-5-13，谢广林采；1♂1♀，陕西省洋县溢水镇佛爷洞（33°29′30″N，107°21′42″E；1059m；扫网），2017-5-10，谢广林采；3♂♂1♀，陕西省洋县华阳镇岩丰村（33°37′11″N，107°22′46″E；985m；扫网），2017-5-12，谢广林采。

分布：陕西（洋县、周至、太白、石泉、宁陕）、黑龙江、吉林、辽宁、内蒙古、河北、河南、浙江、江西、四川；朝鲜，韩国，日本。

（136）金丝花天牛 *Leptura aurosericans* Fairmaire, 1895**

检视标本：1♂，陕西省洋县华阳镇杨家沟（33°38′21″N，107°29′44″E；1315m；扫网），2017-6-27，王平采。

分布：陕西（洋县、周至、杨凌、太白、石泉、宁陕、勉县、陇县、黄陵、丹凤）、河南、浙江、湖北、江西、湖南、福建、广东、广西、四川、贵州、云南；日本，越南，老挝，泰国。

（137）阶梯花天牛 *Leptura gradatula* Holzschuh, 2006**

检视标本：1♂，陕西洋县华阳镇红石窑村（33°38′24″N，107°29′24″E；1317m；扫网），2018-5-8，路晓青采；1♀，陕西洋县华阳镇红石窑（33°38′24″N，107°29′24″E；1270m；扫网），2018-5-12，路晓青采。

分布：陕西（洋县、周至、宁陕）、甘肃、安徽、湖北、广西、四川。

（138）二点类华花天牛 *Metastrangalis thibetana* (Blanchard, 1871)

分布：陕西（洋县、太白、武功、留坝、眉县、凤县）、河南、浙江、湖北、江西、湖南、福建、四川、云南、贵州、西藏。

（139）川小花天牛 *Nanostrangalia comis* Holzschuh, 1998 陕西省新记录种

检视标本：2♀♀，陕西洋县华阳镇红石窑（33°38′24″N，107°29′24″E；1317m；扫网），2018-5-8，路晓青采；3♂♂，陕西洋县华阳镇红石窑（33°38′24″N，107°29′24″E；1270m；扫网），2018-5-12，路晓青采。

分布：陕西（洋县）、四川。

（140）黄带厚花天牛 *Pachyta mediofasciata* Pic, 1936

分布：陕西（洋县、周至、镇安、太白、石泉、宁陕、勉县、长安）、吉林、内蒙古、河北、青海。

（141）双异花天牛 *Parastrangalis bisbidentata* Holzschuh, 2007*

检视标本：1♂，陕西洋县华阳镇红石窑（33°38′24″N，107°29′24″E；1317m；扫网），2018-5-8，路晓青采；2♂♂，陕西洋县华阳镇红石窑（33°38′24″N，107°29′24″E；1270m；扫网），2018-5-12，路晓青采；1♂，陕西洋县华阳镇金丝猴谷（33°39′36″N，107°33′36″E；1260m；扫网），2018-5-10，路晓青采。

分布：陕西（洋县、宁陕）。

（142）淡黄异花天牛 *Parastrangalis pallescens* Holzschuh, 1993*

检视标本：1♀，陕西省洋县华阳红石窑村（33°38′24″N，107°29′24″E；1270m；扫网），2018-5-12，路晓青采；1♂1♀，陕西洋县华阳镇红石窑（33°38′24″N，107°29′24″E；1317m；扫网），2018-5-8，路晓青采。

分布：陕西（洋县、华阴）、甘肃。

（143）密点异花天牛 *Parastrangalis crebrepunctata* (Gressitt, 1939)

分布：陕西（洋县）、浙江、湖北、湖南、福建、广西、四川、贵州、云南。

（144）甘肃驼花天牛 *Pidonia (Pseudopidonia) compta* Holzschuh, 1998 陕西省新记录种

检视标本：1♀，陕西洋县华阳镇红石窑（33°38′24″N，107°29′24″E；1317m；扫网），2018-5-8，路晓青采。

分布：陕西（洋县）、甘肃。

（145）苍白驼花天牛 *Pidonia (Pseudopidonia) palleola* Holzschuh, 1991**

检视标本：2♂♂2♀♀，陕西洋县华阳镇红石窑（33°38′24″N，107°29′24″E；1317m；扫网），2018-5-8，路晓青采；1♂，陕西洋县关帝镇铁河街村（33°27′36″N，107°26′24″E；920m；扫网），2018-5-13，路晓青采；1♀，陕西洋县华阳镇金丝猴谷（33°39′36″N，107°33′36″E；1260m；扫网），2018-5-10，路晓青采；1♀，陕西省洋县华阳红石窑村（33°38′24″N，107°29′24″E；1270m；扫网），2018-5-12，路晓青采。

分布：陕西（洋县、周至、佛坪）、湖北、四川。

（146）秦岭驼花天牛 *Pidonia (Pseudopidonia) qinlingana* Holzschuh, 1998**

检视标本：1♂，陕西洋县茅坪镇九池村（33°34′48″N，107°41′24″E；1139m；扫网），2018-5-8，路晓青采；1♂1♀，陕西洋县华阳镇红石窑（33°38′24″N，107°29′24″E；1317m；扫网），2018-5-8，路晓青采。

分布：陕西（洋县、周至、宁陕、佛坪）、湖北。

（147）戈氏拟矩胸花天牛 *Pseudalosterna gorodinskii* Holzschuh, 2003 陕西省新记录种

检视标本：1♀，陕西省洋县华阳镇天星村（33°40′32″N，107°20′56″E；923m；马氏网），2017-6-26，王平采。

分布：陕西（洋县）、甘肃、湖北。

（148）特氏拟矩胸花天牛 *Pseudalosterna tryznai* Holzschuh, 1999**

检视标本：1♂，陕西洋县华阳镇红石窑（33°38′24″N，107°29′24″E；1317m；扫网），2018-5-8，路晓青采。

分布：陕西（洋县、黄陵、宝鸡）、河南、湖北。

（149）黑角斑花天牛 *Stictoleptura (Aredolpona) succedanea* (Lewis, 1879)

检视标本：1♀，陕西洋县茅坪镇洪溪村（33°25′12″N，107°41′24″E；685m；扫网），2018-7-3，路晓青采。

分布：陕西（洋县、周至、太白、石泉、南郑、宁陕、勉县、留坝、洛南、华县、佛坪、丹凤）、黑龙江、吉林、北京、河北、安徽、浙江、湖北、江西、湖南、福建、四川；俄罗斯，朝鲜，韩国，日本。

3. 椎天牛亚科 Spondylidinae

（150）梗天牛 *Arhopalus rusticus* (Linnaeus, 1758)*

分布：陕西（洋县、周至、镇安、宜君、延安、武功、潼关、铜川、石泉、山阳、宁强、宁陕、勉县、略阳、留坝、华县、合阳、黄陵、佛坪、丹凤）、黑龙江、吉林、辽宁、内蒙古、北京、天津、河北、山西、山东、河南、宁夏、甘肃、浙江、湖北、江西、福建、海南、四川、贵州、云南；俄罗斯，蒙古国，朝鲜，韩国，日本，塔吉克斯坦，哈萨克斯坦，欧洲，北美洲，大洋洲，非洲。

（151）椎天牛 *Spondylis buprestoides* (Linnaeus, 1758)

分布：陕西（洋县、石泉、宁陕、佛坪）、黑龙江、吉林、辽宁、内蒙古、北京、河北、河南、甘肃、江苏、安徽、浙江、湖北、江西、湖南、福建、台湾、广东、海南、香港、广西、四川、贵州、云南；俄罗斯，蒙古国，朝鲜，韩国，日本，塔吉克斯坦，哈萨克斯坦，伊朗，阿塞拜疆，格鲁吉亚，亚美尼亚，土耳其，欧洲，北美洲，非洲。

（152）短角椎天牛 *Spondylis sinensis* Nonfried, 1892

分布：陕西（洋县、石泉、宁陕、留坝、佛坪）、黑龙江、内蒙古、北京、河北、河南、江苏、安徽、浙江、湖北、江西、湖南、福建、台湾、广东、海南、香港、广西、四川、贵州、云南。

（153）脊鞘幽天牛 *Asemum striatum* (Linnaeus, 1758)

分布：陕西（洋县、周至、宜君、宜川、旬邑、太白、石泉、商洛、平利、宁陕、勉县、蓝田、黄陵、长安、安康）、黑龙江、吉林、辽宁、内蒙古、北京、天津、河北、山西、山东、宁夏、甘肃、青海、新疆、浙江、四川、云南；俄罗斯，蒙古国，朝鲜，韩国，日本，吉尔吉斯斯坦，哈萨克斯坦，阿塞拜疆，格鲁吉亚，亚美尼亚，土耳其，叙利亚，澳大利亚，欧洲，北美洲。

4. 天牛亚科 Cerambycinae

（154）四川肖亚天牛 *Amarysius minax* Holzschuh, 1998

检视标本：1♂，陕西洋县华阳镇红石窑（33°38′24″N，107°29′24″E；1270m；扫网），2018-5-12，路晓青采。

分布：陕西（洋县、周至、宁陕、佛坪）、河南、甘肃、湖北、四川。

（155）东方卡扁天牛 *Callimoxys retusifer* Holzschuh, 1999

检视标本：1♂，陕西省洋县华阳红石窑村（33°38′24″N，107°29′24″E；1270m；扫网），2018-5-12，路晓青采。

分布：陕西（洋县、周至）、湖北。

（156）桃红颈天牛 *Aromia bungii* Faldermann, 1835

分布：陕西（洋县、延长、延安、商州、宁陕、勉县、蓝田、陇县、洛南、黄陵、凤县、佛坪、宝鸡、安康）、黑龙江、吉林、辽宁、内蒙古、北京、河北、山西、山东、河南、甘肃、江苏、安徽、浙江、湖北、湖南、福建、广东、海南、香港、广西、重庆、四川、贵州、云南；蒙古国，朝鲜，韩国。

（157）红缘长绿天牛 *Chloridolum* (*Leontium*) *lameeri* (Pic, 1900)

检视标本：1♀，陕西省洋县华阳镇杨家沟（33°38′21″N，107°29′44″E；1315m；扫网），2017-6-27，王平采；1♂，陕西省洋县华阳镇红石窑村（33°26′24″N，107°31′10″E；1159m；扫网），2017-5-13，谢广林采；1♀，陕西省洋县茅坪镇九池村（33°35′03″N，107°41′07″E；1182m；扫网），2017-5-7，谢广林采；1♂，陕西省洋县华阳红石窑村（33°26′24″N，107°31′10″E；1159m；扫网），2017-5-6，谢广林采；1♂1♀，陕西省洋县华阳红石窑村（33°38′24″N，107°29′24″E；1317m；扫网），2018-5-8，路晓青采；1♂1♀，陕西省洋县华阳红石窑村（33°38′24″N，107°29′24″E；1270m；扫网），2018-5-12，路晓青采。

分布：陕西（洋县、周至、太白、眉县、佛坪、丹凤）、山东、河南、甘肃、江苏、上海、安徽、浙江、湖北、江西、湖南、福建、台湾、广西、云南；韩国。

（158）绿虎天牛 *Chlorophorus annularis* (Fabricius, 1787)

分布：陕西（洋县）、黑龙江、吉林、辽宁、河北、河南、江苏、安徽、浙江、湖北、湖南、福建、台湾、广东、海南、香港、广西、重庆、四川、贵州、云南、西藏；韩国，日本，印度，尼泊尔，缅甸，越南，老挝，泰国，柬埔寨，菲律宾，马来西亚，印度尼西亚。

（159）宝兴绿虎天牛 *Chlorophorus moupinensis* (Fairmaire, 1888)

检视标本：1♂，陕西洋县华阳镇瓦子沟（33°34′48″N，107°31′48″E；1068m；扫网），2018-7-5，路晓青采。

分布：陕西（洋县、太白、蓝田、佛坪、丹凤）、浙江、湖北、福建、广西、云南、四川、贵州。

（160）六斑绿虎天牛 *Chlorophorus simillimus* (Kraatz, 1879)

检视标本：1♀，陕西省洋县华阳镇红石窑村（33°38′24″N，107°29′24″E；1270m；扫网），2018-5-12，路晓青采。

分布：陕西（洋县、周至、耀州、太白、勉县、合阳、凤县、佛坪、宝鸡）、黑龙江、吉林、辽宁、内蒙古、河北、山西、山东、河南、宁夏、甘肃、青海、新疆、浙江、湖北、江西、湖南、福建、广东、广西、四川、贵州、云南；俄罗斯，蒙古国，朝鲜，韩国，日本。

（161）长翅纤天牛 *Cleomenes longipennis longipennis* Gressitt, 1951**

检视标本：1♂2♀♀，陕西省洋县华阳镇红石窑村（33°26′24″N，107°31′10″E；1159m；扫网），2017-5-13，谢广林采。

分布：陕西（洋县、周至）、湖北、台湾、四川。

（162）三带纤天牛 *Cleomenes tenuipes* Gressitt, 1939**

检视标本：5♂♂5♀♀，陕西省洋县溢水镇佛爷洞（33°29′30″N，107°21′42″E；1059m；扫网），2017-5-10，谢广林采；7♂♂9♀♀，陕西洋县华阳镇红石窑（33°38′24″N，107°29′24″E；1317m；扫网），2018-5-8，路晓青采；2♂♂2♀♀，陕西洋县华阳镇金丝猴谷（33°39′36″N，107°33′36″E；1260m；扫网），2018-5-10，路晓青采；6♂♂9♀♀，陕西洋县华阳镇红石窑（33°38′24″N，107°29′24″E；1270m；扫网），2018-5-12，路晓青采。

分布：陕西（洋县、周至）、浙江、湖北、台湾、广西、云南；印度，越南，老挝，马来西亚。

（163）甘肃曲虎天牛 *Cyrtoclytus agathus* Holzschuh, 1999

分布：陕西（洋县）、甘肃、湖北。

（164）白纹刺虎天牛 *Demonax palleolus* Holzschuh, 2006**

检视标本：1♂，陕西洋县关帝镇铁河街村（33°27′36″N，107°26′24″E；920m；扫网），2018-5-13，路晓青采。

分布：陕西（洋县、宁陕、佛坪、长安）、湖北、四川。

（165）小寨子沟刺虎天牛 *Demonax xiaozhaizigouensis* Viktora, Liu & Zhang, 2017**

检视标本：1♀，陕西省洋县华阳红石窑村（33°38′24″N，107°29′24″E；1317m；扫网），2018-5-8，路晓青采；1♂，陕西洋县华阳镇窑窝沟（33°35′24″N，107°36′36″E；1451m；扫网），2018-5-11，路晓青采。

分布：分布：陕西（洋县、略阳）、四川。

（166）松红胸天牛 *Dere reticulata* Gressitt, 1942**

检视标本：1♂，陕西洋县华阳镇龙吟峡（33°39′36″N，107°33′36″E；1308m；扫网），2018-7-8，路晓青采。

分布：陕西（洋县、秦岭）、北京、河南、浙江、湖北、四川、云南、西藏；老挝。

（167）栎红胸天牛 *Dere thoracica* White, 1855**

检视标本：3♂♂2♀♀，陕西省洋县华阳镇天星村（33°40′32″N，107°20′56″E；923m；扫网），2017-5-6，谢广林采；1♂，陕西省洋县华阳镇沙坝村（33°40′31″N，107°20′58″E；922m；扫网），2017-5-5，谢广林采；1♀，陕西省洋县华阳红石窑村（33°38′24″N，107°29′24″E；1270m；扫网），2018-5-12，路晓青采；1♀，陕西洋县关帝镇铁河街村（33°27′36″N，107°26′24″E；920m：扫网），2018-5-13，路晓青采；1♂，陕西洋县茅坪镇洪溪村（33°25′12″N，107°41′24″E；685m；扫网），2018-7-3，路晓青采；1♀，陕西洋县华阳镇瓦子沟村（33°34′48″N，107°31′48″E；1068m；扫网），2018-7-5，路晓青采。

分布：陕西（洋县、秦岭）、黑龙江、吉林、河北、河南、山东、江苏、浙江、湖北、江西、湖南、福建、广东、广西、贵州、四川、贵州、云南；朝鲜，日本，越南，老挝。

（168）黄条瘤天牛 *Gibbocerambyx aurovirgatus* (Gressitt, 1939)**

检视标本：1♂，陕西洋县华阳镇红石窑（33°38′24″N，107°30′36″E；1235m；扫网），2018-7-7，路晓青采；2♂♂，陕西洋县华阳镇龙吟峡（33°37′48″N，107°33′36″E；1191m；灯诱），2018-8-7，路晓青采。

分布：陕西（洋县、太白、宁陕、佛坪、长安）、河南、安徽、浙江、湖北、湖南、广西、四川。

（169）散愈斑肖刺虎天牛 *Grammographus notabilis cuneatus* (Fairmaire, 1888)

检视标本：1♀，陕西省洋县华阳镇天星村（33°40′32″N，107°20′56″E；923m；扫网），2017-6-26，王平采；1♀，陕西省洋县华阳红石窑村（33°38′24″N，107°29′24″E；1317m；扫网），2018-5-8，路晓青采；1♀，陕西洋县茅坪镇（33°26′24″N，107°40′12″E；655m；灯诱），2018-7-1，路晓青采。

分布：陕西（洋县、周至、镇安、西乡、太白、宁陕、留坝、佛坪）、河南、湖北、广东、四川、云南。

（170）黄茸缘天牛 *Margites fulvidus* (Pascoe, 1858)**

分布：陕西（洋县、周至、镇安、柞水、太白、佛坪、丹凤）、河南、台湾、江西、湖南、福建、广东、海南、四川、贵州、云南；朝鲜，韩国，日本。

（171）印度半鞘天牛 *Merionoeda indica* (Hope, 1831)**

检视标本：2♀♀，陕西省洋县关帝镇铁河街村（33°27′36″N，107°26′24″E；920m；扫网），2018-5-13，路晓青采。

分布：陕西（洋县）、湖北、四川、云南；印度，尼泊尔，老挝。

（172）黄跗短鞘天牛 *Molorchus gilvitarsis* Holzschuh, 2006**

检视标本：1♀，陕西洋县华阳镇红石窑（33°38′24″N，107°29′24″E；1317m；扫网），2018-5-8，路晓青采。

分布：陕西（洋县、宁陕）。

（173）淡黄短鞘天牛 *Molorchus lectus* (Holzschuh, 2006)**

检视标本：1♀，陕西洋县华阳镇红石窑（33°38′24″N，107°29′24″E；1317m；扫网），2018-5-8，路晓青采。

分布：陕西（洋县、宁陕）。

（174）锯齿短鞘天牛 *Molorchus serra* (Holzschuh, 2006)**

检视标本：1♀，陕西省洋县华阳镇红石窑（33°38′24″N，107°29′24″E；1270m；扫网），2018-5-12，路晓青采。

分布：陕西（洋县、宁陕）、四川。

（175）桃褐天牛 *Nadezhdiella fulvopubens* (Pic, 1933)**

分布：陕西（洋县）、辽宁、河南、江苏、浙江、湖北、江西、湖南、福建、广东、海南、广西、重庆、四川、贵州、云南；越南，老挝，泰国。

（176）二色皱胸天牛 *Neoplocaederus bicolor* (Gressitt, 1942)**

检视标本：1♀，陕西洋县华阳镇龙吟峡（33°37′48″N，107°33′36″E；1191m；灯诱），2018-8-7，路晓青采。

分布：陕西（洋县、宁陕）、河北、湖北、江西、湖南、台湾、海南、贵州、云南、西藏。

（177）宝鸡跗虎天牛 *Perissus delectus* Gressitt, 1951**

检视标本：1♀，陕西洋县华阳镇红石窑（33°38′24″N，107°29′24″E；1270m；扫网），2018-5-12，路晓青采；1♀，陕西洋县关帝镇铁河街村（33°27′36″N，107°26′24″E；920m；扫网），2018-5-13，路晓青采。

分布：陕西（洋县、周至、宝鸡）、湖北。

（178）三条跗虎天牛 *Perissus rhaphumoides* Gressitt, 1940**

检视标本：1♂，陕西洋县华阳镇红石窑（33°38′24″N，107°26′24E；1317m；扫网），2018-5-8，路晓青采。

分布：陕西（洋县、周至）、河南、江苏。

（179）缺缘紫天牛 *Purpuricenus globiger globiger* Fairmaire, 1888**

检视标本：1♀，陕西省洋县茅坪镇黄庄村（33°22′11″N，107°41′06″E；644.8m；扫网），2017-5-8，谢广林采；1♂1♀，陕西省洋县槐树关至阳河（33°14′57″N，107°42′37″E；623m；扫网），2017-5-5，谢广林采。

分布：陕西（洋县、周至、太白、略阳、佛坪）、辽宁、北京、河北、山西、江西、湖北。

（180）二点紫天牛 *Purpuricenus spectabilis* Motschulsky, 1857**

检视标本：1♂，陕西省洋县华阳镇杨家沟（33°38′21″N，107°29′44″E；1315m；扫网），2017-6-27，王平采。

分布：陕西（洋县、周至、西安）、辽宁、河北、河南、甘肃、江苏、浙江、湖北、江西、湖南、福建、台湾、四川、贵州、云南；朝鲜，韩国，日本。

（181）五斑折天牛 *Pyrestes quinquesignatus* Fairmaire, 1889**

检视标本：2♀♀，陕西洋县华阳镇红石窑（33°38′24″N，107°29′24″E；1270m；扫网），2018-5-12，路晓青采。

分布：陕西（洋县、周至、户县、凤县）、湖北。

（182）陕林虎天牛 *Rhabdoclytus alternans* (Holzschuh, 2003)**

检视标本：1♀，陕西省洋县华阳镇天星村（33°40′32″N，107°20′56″E；923m；扫网），2017-6-26，王平采。

分布：陕西（洋县、宁陕）。

（183）连环林虎天牛 *Rhabdoclytus elongatus* (Gressitt, 1940)**

检视标本：2♂♂，陕西省洋县关帝镇铁河街村（33°27′36″N，107°26′24″E；920m；扫网），2018-5-3，路晓青采。

分布：陕西（洋县、周至、太白）、山西、河南、浙江、湖北、江西、湖南、海南、四川、贵州。

（184）狭天牛 *Stenhomalus fenestratus* White, 1855

分布：陕西（洋县）、福建、台湾、广东、四川；印度，尼泊尔，缅甸，越南，老挝，泰国。

（185）拟蜡天牛 *Stenygrinum quadrinotatum* Bates, 1873

检视标本：1♂1♀，陕西省洋县华阳镇旱坝村（33°32′52″N，107°35′05″E；1014m；灯诱），2017-6-26，王平采；1♂1♀，陕西省洋县华阳镇旱坝村（33°32′52″N，107°35′05″E；1014m；灯诱），2017-6-26，任一方采；2♂♂，陕西省洋县华阳镇龙吟峡（33°37′48″N，107°33′36″E；1191m；扫网），2018-8-6，路晓青采；1♀，陕西洋县华阳镇红石窑（33°38′24″N，107°30′36″E；1235m；灯诱），2018-7-7，路晓青采。

分布：陕西（洋县、镇安、柞水、西安、太白、山阳、宁陕、留坝、凤县、佛坪）、黑龙江、吉林、辽宁、内蒙古、北京、天津、河北、山东、河南、甘肃、江苏、安徽、浙江、湖北、江西、湖南、福建、台湾、广东、广西、重庆、四川、贵州、云南；俄罗斯，蒙古国，朝鲜，韩国，日本，印度，缅甸，越南，老挝，泰国。

（186）咖啡脊虎天牛 *Xylotrechus (Xylotrechus) grayii* (White, 1855)**

检视标本：1♀，陕西洋县关帝镇铁河街村（33°27′36″N，107°26′24″E；920m；扫网），2018-5-13，路晓青采。

分布：陕西（洋县、眉县）、河北、山东、河南、甘肃、江苏、湖北、湖南、福建、台湾、广东、香港、四川、贵州、云南、西藏；韩国，日本。

（187）白蜡脊虎天牛 *Xylotrechus (Xylotrechus) rufilius* Bates, 1884*

检视标本：1♀，陕西省洋县金水镇周家台（33°22′16″N，107°51′42.9″E；662.2m；扫网），2017-5-9，谢广林采。

分布：陕西（洋县、周至、镇安、佛坪、丹凤）、黑龙江、吉林、北京、河北、山东、河南、安徽、浙江、湖北、江西、湖南、福建、台湾、广东、海南、香港、广西、四川、云南；俄罗斯，朝鲜，韩国，日本，印度，缅甸，老挝。

（188）合欢双条天牛 *Xystrocera globosa* (Olivier, 1795)

分布：陕西（洋县、紫阳、镇安、西乡、武功、石泉、商洛、宁陕、略阳、留坝、汉中、凤县、佛坪、丹凤、安康）、河北、山东、甘肃、江苏、安徽、浙江、江西、湖南、福建、台湾、广东、海南、香港、广西、重庆、四川、贵州、云南；朝鲜，韩国，日本，巴基斯坦，印度，不丹，尼泊尔，孟加拉国，缅甸，越南，老挝，泰国，柬埔寨，斯里兰卡，菲律宾，马来西亚，印度尼西亚，以色列，美洲，大洋洲，非洲等。

（189）乔氏義虎天牛 *Yoshiakioclytus qiaoi* Huang & Chen, 2016 陕西省新记录种

检视标本：1♀，陕西洋县华阳镇红石窑（33°38′24″N，107°29′24″E；1270m；扫网），2018-5-12，路晓青采。

分布：陕西（洋县）、河南、湖北。

5. 沟胫天牛亚科 Lamiinae

(190) 小灰长角天牛 *Acanthocinus griseus* (Fabricius, 1793)

分布：陕西（洋县、镇安、宜君、武功、太白、宁陕、勉县、蓝田、略阳、留坝、黄陵、佛坪、丹凤）、黑龙江、吉林、辽宁、内蒙古、北京、河北、河南、宁夏、甘肃、新疆、浙江、湖北、江西、福建、广东、广西、贵州；俄罗斯，蒙古国，朝鲜，韩国，土耳其，叙利亚，欧洲。

(191) 金绒锦天牛 *Acalolepta permutans permutans* (Pascoe, 1857)

分布：陕西（洋县）、河南、安徽、浙江、湖北、江西、湖南、福建、台湾、广东、

香港、广西、四川、贵州、西藏；日本，越南。

（192）双斑锦天牛 *Acalolepta sublusca* (Thomson, 1857)*

检视标本：1♂，陕西洋县（马氏网），2017-8-27，王平、刘浩宇采。

分布：陕西（洋县、西安、凤县）、北京、河北、山东、河南、江苏、上海、浙江、湖北、江西、湖南、福建、广东、海南、广西、四川、贵州；越南，老挝，柬埔寨，马来西亚，新加坡。

（193）苜蓿多节天牛 *Agapanthia* (*Amurobia*) *amurensis* Kraatz, 1879

检视标本：1♂1♀，陕西省洋县华阳镇天星村（33°40′32″N，107°20′56″E；923m；扫网），2017-5-6，谢广林采；1♂，陕西省洋县金水镇牛角坝（33°25′17″N，107°51′04″E；781m；扫网），2017-5-8，谢广林采；1♂，陕西省洋县华阳镇清溪村（33°15′24″N，107°58′24″E；579m；扫网），2017-5-6，谢广林采；1♂，陕西省洋县关帝镇大西沟村（33°29′19″N，107°24′20″E；1270m；扫网），2017-5-3，谢广林采；27♂♂21♀♀，陕西洋县茅坪镇九池（33°34′48″N，107°11′24″E；1139m；扫网），2018-5-8，路晓青采；1♀，陕西洋县华阳镇窑窝沟（33°35′24″N，107°36′36″E；1451m；扫网），2018-5-11，路晓青采；1♂，陕西洋县茅坪镇九池（33°35′24″N，107°41′24″E；1231m；扫网），2018-7-1，路晓青采；1♂，陕西洋县华阳镇瓦子沟（33°34′48″N，107°31′48″E；1068m；扫网），2018-7-5，路晓青采。

分布：陕西（洋县、周至、镇安、柞水、杨凌、武功、太白、山阳、留坝、洛南、华县、华阴、黄陵、佛坪、长安）、黑龙江、吉林、辽宁、内蒙古、北京、河北、山东、河南、宁夏、新疆、江苏、上海、浙江、湖北、江西、湖南、福建、四川；俄罗斯，蒙古国，朝鲜，日本。

（194）华星天牛 *Anoplophora chinensis* (Forster, 1771)

检视标本：3♂♂，陕西省洋县华阳镇（33°35′41″N，107°31′58″E；1110m；扫网），2017-8-28，王平采。

分布：陕西（洋县、周至、柞水、太白、商南、山阳、宁强、勉县、佛坪）、吉林、辽宁、北京、河北、山西、山东、河南、甘肃、江苏、安徽、浙江、湖北、江西、湖南、福建、台湾、广东、海南、香港、广西、四川、贵州、云南；朝鲜，韩国，日本，缅甸，阿富汗，美国，欧洲。

（195）光肩星天牛 *Anoplophora glabripennis* (Motschulsky, 1854)*

检视标本：1♀，陕西洋县华阳镇龙吟峡（33°37′48″N，107°33′36″E；1191m；灯诱），2018-8-7，路晓青采。

分布：陕西（洋县、周至、镇安、柞水、杨凌、宁强、勉县、陇县、长安）、黑龙江、吉林、辽宁、内蒙古、北京、天津、河北、山西、山东、河南、宁夏、甘肃、江苏、安徽、浙江、湖北、江西、湖南、福建、广西、四川、贵州、云南、西藏；俄罗斯，蒙古国，朝鲜，韩国，日本，欧洲。

（196）槐星天牛 *Anoplophora lurida* (Pascoe, 1856)

检视标本：1♂，陕西洋县华阳镇瓦子沟（33°34′48″N，107°31′48″E；1068m；扫网），2018-7-5，路晓青采。

分布：陕西（洋县、石泉、宁陕、留坝、佛坪）、河北、河南、甘肃、江苏、浙江、湖北、江西、湖南、台湾、广西、四川。

（197）南瓜天牛 *Apomecyna (Apomecyna) saltator* (Fabricius, 1787)*

检视标本：1♂2♀♀，陕西洋县华阳镇龙吟峡（33°37′48″N，107°33′36″E；1195m；扫网），2018-8-7，路晓青采。

分布：陕西（洋县、周至、志丹）、江苏、浙江、湖北、江西、湖南、福建、台湾、广东、海南、香港、广西、四川、贵州、云南；印度，孟加拉国，越南，老挝，斯里兰卡。

（198）皱胸粒肩天牛 *Apriona rugicollis rugicollis* Chevrolat, 1852

分布：陕西（洋县、镇安、子洲、西安、旬阳、武功、商州区、清涧、宁陕、勉县、米脂、临潼、陇县、华县、汉中、凤县、长安、安康）、辽宁、北京、河北、山西、山东、河南、甘肃、青海、江苏、上海、安徽、浙江、湖北、江西、湖南、福建、台湾、广东、海南、香港、广西、四川、贵州、云南、西藏；俄罗斯，朝鲜，韩国，日本。

（199）瘤胸簇天牛 *Aristobia hispida* (Saunders, 1853)

分布：陕西（洋县、西安、武功、旬阳、石泉、商南、平利、宁陕、勉县、城固、安康）、河北、河南、江苏、安徽、浙江、湖北、江西、湖南、福建、台湾、广东、海南、香港、广西、四川、贵州、云南、西藏；越南。

（200）棕肖楔天牛 *Asaperdina brunnea* Pesarini & Sabbadini, 1999**

检视标本：1♀，陕西洋县茅坪镇洪溪村（33°25′12″N，107°41′24″E；685m；扫网），2018-7-3，路晓青采。

分布：陕西（洋县、留坝、华阴、佛坪、丹凤）。

（201）灰锦天牛 *Astynoscelis degener* (Bates, 1873)

检视标本：3♂♂2♀♀，陕西省洋县溢水镇油灯村（33°26′44″N，107°22′04″E；1050m；灯诱），2017-6-24，王平采；2♂♂，陕西洋县茅坪镇九池（33°35′24″N，107°40′12″E；1231m；扫网），2018-7-1，路晓青采；4♂♂2♀♀，陕西洋县华阳镇瓦子沟（33°34′48″N，107°31′48″E；1068m；扫网），2018-7-5，路晓青采；1♂1♀，陕西洋县华阳镇红石窑（33°38′24″N，107°30′36″E；1235m；扫网），2018-7-6，路晓青采；2♂♂，陕西洋县华阳镇金丝猴谷（33°39′36″N，107°31′48″E；1226m；扫网），2018-7-7，路晓青采。

分布：陕西（洋县、周至、紫阳、镇坪、柞水、太白、铜川、石泉、山阳、宁陕、留坝、洛南、华县、华阴、黄陵、凤县、佛坪、丹凤）、黑龙江、吉林、内蒙古、山东、甘肃、江苏、上海、浙江、湖北、江西、湖南、福建、台湾、广东、海南、广西、重庆、四川、贵州、云南；俄罗斯，蒙古国，韩国，日本。

（202）长额天牛 *Aulaconotus pachypezoides* Thomson, 1864**

检视标本：1♂，陕西省洋县窑坪乡庙娅桥（33°21′38″N，107°21′35″E；1110m；灯诱），2017-8-27，王平采。

分布：陕西（洋县）、江苏、上海、浙江、湖北、江西、湖南、福建、台湾、广东、四川、贵州；日本。

（203）密点白条天牛 *Batocera lineolate* Chevrolat, 1852

检视标本：3♂♂2♀♀，陕西省洋县溢水镇油灯村（33°26′44″N，107°22′04″E；1050m；灯诱），2017-6-24，王平采；1♂，陕西洋县华阳镇红石窑（33°38′24″N，107°30′36″E；1235m；灯诱），2018-8-7，路晓青采。

分布：陕西（洋县、紫阳、镇安、宁陕、勉县、安康）、河北、江苏、上海、安徽、浙江、湖北、江西、湖南、福建、台湾、广东、海南、广西、四川、贵州、云南；韩国，日本，印度，老挝。

（204）豹天牛 *Coscinesthes porosa* Bates, 1890

分布：陕西（洋县、周至、武功、太白、眉县、佛坪、华阴、长安）、河南、浙江、广东、四川、云南。

（205）福建平顶天牛 *Cylindilla interrupta* (Gressitt, 1951)**

检视标本：1♂，陕西洋县茅坪镇九池（33°35′24″N，107°40′12″E；1231m；扫网），2018-7-1，路晓青采。

分布：陕西（洋县、宁陕、眉县、凤县、佛坪）、福建、四川。

（206）朱红直脊天牛 *Eutetrapha cinnabarina* Pu, 1986

分布：陕西（洋县、周至、太白、宁陕、留坝）、河北、山东、河南、甘肃、湖北。

（207）弱筒天牛 *Epiglenea comes* Bates, 1884

检视标本：1♀，陕西洋县华阳镇龙吟峡（33°39′36″N，107°31′48″E；1226m；扫网），2018-7-7，路晓青采。

分布：陕西（洋县、周至、柞水、石泉、岐山、宁陕、留坝、佛坪、安康）、河南、浙江、江西、湖南、福建、广东、广西、重庆、四川、贵州、云南；蒙古国，韩国，日本，越南。

（208）自然之翼真象天牛 *Eurymesosa ziranzhiyi* Yamasako & Lin, 2016

检视标本：1♀，陕西省洋县华阳镇红石窑（33°38′24″N，107°29′24″E；1270m；扫网），2018-5-12，路晓青采。

分布：陕西（洋县、佛坪）、湖北。

（209）刻点长筒天牛 *Euseboides punctatissimus* Holzschuh, 2010　陕西省新记录种

检视标本：1♂，陕西省洋县茅坪镇九池村（33°34′48″N，107°41′24″E；1139m；

扫网），2018-5-8，路晓青采。

分布：陕西（洋县）、湖北、贵州。

（210）榆井脊天牛 *Glenea (Glenea) relicta* Pascoe, 1858**

检视标本：1♀，陕西洋县华阳镇红石窑（33°38′24″N，107°30′36″E；1235m；扫网），2018-8-3，路晓青采。

分布：陕西（洋县、周至、镇安、宁陕、佛坪、长安）、江苏、安徽、浙江、湖北、江西、湖南、福建、广东、海南、广西、四川、贵州；韩国，印度，越南。

（211）瘤筒天牛 *Linda (Linda) femorata* (Chevrolat, 1852)*

检视标本：1♂，陕西省洋县华阳镇天星村（33°40′32″N，107°20′56″E；923m；扫网），2017-6-26，王平采。

分布：陕西（洋县、周至、柞水、留坝、凤县、长安）、河南、江苏、上海、浙江、湖北、江西、湖南、福建、台湾、广东、广西、四川、贵州、云南。

（212）黄山瘤筒天牛 *Linda (Linda) major* Gressitt, 1942

分布：陕西（洋县、宁陕）、安徽、福建、贵州。

（213）四点象天牛 *Mesosa (Mesosa) myops* (Dalman, 1817)

分布：陕西（洋县、周至、桦南、太白、平利、宁强、宁陕、勉县、陇县、留坝、黄陵、长安、宝鸡、安康）、黑龙江、吉林、辽宁、内蒙古、北京、河北、河南、甘肃、青海、新疆、安徽、浙江、湖北、广东、四川、贵州；俄罗斯，蒙古国，朝鲜，韩国，日本，哈萨克斯坦，欧洲北部。

（214）锈脊翅天牛 *Mimatimura subferruginea* (Gressitt, 1951)*

检视标本：1♂1♀，陕西省洋县华阳镇清溪村（33°15′24″N，107°58′24″E；579m；扫网），2017-5-6，谢广林采；1♂，陕西省洋县龙亭镇张家村（33°17′12″N，107°40′32″E；598.5m；扫网），2017-5-8，谢广林采。

分布：陕西（洋县）、福建、广东、海南。

（215）双簇污天牛 *Moechotypa diphysis* (Pascoe, 1871)

分布：陕西（洋县、周至、柞水、宜君、宜川、太白、宁陕、眉县、留坝、佛坪）、黑龙江、吉林、辽宁、内蒙古、北京、河北、山西、河南、甘肃、安徽、浙江、湖北、江西、湖南、广西、四川、贵州；俄罗斯，蒙古国，朝鲜，韩国，日本。

（216）松墨天牛 *Monochamus alternatus alternatus* Hope, 1842

分布：陕西（洋县、武功、宁陕、佛坪、城固）、北京、河北、河南、江苏、安徽、浙江、湖北、江西、湖南、福建、台湾、广东、香港、广西、四川、贵州、云南、西藏；韩国，日本，老挝。

（217）麻斑墨天牛 *Monochamus sparsutus* Fairmaire, 1889

分布：陕西（洋县、周至、凤县、佛坪）、河南、安徽、浙江、湖北、江西、湖南、福建、台湾、四川、云南；印度，尼泊尔，缅甸，越南，老挝。

（218）二色新郎天牛 *Novorondonia antennata* Holzschuh, 2015**

检视标本：1♂2♀♀，陕西洋县茅坪镇（33°26′24″N，107°41′24″E；619m；扫网），2017-5-5，路晓青采。

分布：陕西（洋县、略阳、佛坪）、四川。

（219）黑翅脊筒天牛 *Nupserha infantula* (Ganglbauer, 1889)

检视标本：1♂，陕西省洋县溢水镇油灯村（33°26′44″N，107°22′04″E；1050m；灯诱），2017-6-24，王平采；1♀，陕西省洋县茅坪镇九池村（33°35′24″N，107°41′24″E；1231m；扫网），2018-7-1，路晓青采；1♀，陕西省洋县华阳镇瓦子沟（33°34′48″N，107°31′48″E；1068m；扫网），2018-7-5，路晓青采；1♀，陕西省洋县华阳镇龙吟峡（33°39′36″N，107°33′36″E；1308m；扫网），2018-7-8，路晓青采。

分布：陕西（洋县、周至、镇安、柞水、太白、山阳、南郑、宁陕、眉县、留坝、华阴、佛坪、丹凤）、内蒙古、河北、甘肃、浙江、湖北、江西、湖南、福建、广东、广西、四川、贵州、云南。

（220）缘翅脊筒天牛 *Nupserha marginella marginella* (Bates, 1873)**

检视标本：1♂，陕西省洋县关帝镇铁河街村（33°27′36″N，107°26′24″E；920m；扫网），2018-5-13，路晓青采。

分布：陕西（洋县、周至、洛南、佛坪）、吉林、山东、河南、江苏、浙江、湖北、江西、湖南、福建、台湾、广东、广西、贵州；俄罗斯，蒙古国，韩国，日本。

（221）黄腹脊筒天牛 *Nupserha testaceipes* Pic, 1926**

检视标本：1♂，陕西洋县茅坪镇洪溪村（33°25′12″N，107°41′24″E；685m；扫网），2018-7-3，路晓青采。

分布：陕西（洋县、周至、留坝、岚皋、凤县、佛坪）、黑龙江、吉林、山东、甘肃、江苏、安徽、浙江、湖北、江西、湖南、福建、广东、海南、广西、四川、贵州。

（222）黑胫筒天牛 *Oberea* (*Oberea*) *diversipes* Pic, 1919**

检视标本：1♂，陕西洋县茅坪镇洪溪村（33°25′12″N，107°41′24″E；685m；扫网），2018-7-3，路晓青采；1♀，陕西洋县华阳镇红石窑（33°38′24″N，107°30′36″E；1235m；扫网），2018-7-6，路晓青采。

分布：陕西（洋县、周至、佛坪）、河南、湖南、福建、广东、海南、重庆、四川、贵州、云南、西藏；越南，老挝。

（223）黑腹筒天牛 *Oberea* (*Oberea*) *nigriventris* Bates, 1873**

检视标本：1♀，陕西洋县茅坪镇洪溪村（33°25′12″N，107°41′24″E；685m；扫网），2018-7-3，路晓青采。

分布：陕西（洋县、周至、太白、长安）、辽宁、内蒙古、北京、河北、山东、河南、江苏、安徽、浙江、湖北、江西、湖南、福建、台湾、广东、海南、广西、四川、贵州、云南；韩国，日本，印度，尼泊尔，缅甸，越南，老挝。

（224）黑点粉天牛 *Olenecamptus clarus* Pascoe, 1859

分布：陕西（洋县、延安、宜川、凤县）、北京、河北、山东、河南、江苏、安徽、浙江、湖北、江西、湖南、福建、台湾、广西、四川、贵州；朝鲜，韩国，日本。

（225）椭圆双脊天牛 *Paraglenea soluta* (Ganglbauer, 1887)**

检视标本：1♀，陕西洋县华阳镇金丝猴谷（33°39′36″N，107°31′48″E；1226m；扫网），2018-7-7，路晓青采。

分布：陕西（洋县、周至、柞水、武功、太白、宁陕、略阳、留坝、华阴、凤县、长安）、北京、河北、河南、浙江、湖北、四川。

（226）蜡斑齿胫天牛 *Paraleprodera carolina* (Fairmaire, 1899)

分布：陕西（洋县）、江苏、浙江、湖北、江西、湖南、福建、台湾、重庆、四川、贵州、云南；印度，缅甸。

（227）眼斑齿胫天牛 *Paraleprodera diophthalma* (Pascoe, 1856)*

检视标本：1♂，陕西省洋县茅坪镇黄庄村（33°22′11″N，107°41′06″E；644.8m；扫网），2017-5-8，谢广林采；1♂1♀，陕西省洋县龙亭镇张家村（33°17′12″N，107°40′32″E；598.5m；扫网），2017-5-8，谢广林采。

分布：陕西（洋县、周至、柞水、武功、太白、石泉、宁陕、宁西、略阳、留坝、凤县、华阴、长安）、河北、河南、江苏、安徽、浙江、湖北、江西、湖南、福建、广西、四川、贵州、云南。

（228）菊小筒天牛 *Phytoecia (Phytoecia) rufiventris* Gautier, 1870*

检视标本：2♀♀，陕西省洋县金水镇周家台（33°40′32″N，107°20′56″E；923m；扫网），2017-5-9，谢广林采；1♀，陕西省洋县华阳镇红石窑村（33°26′24″N，107°31′10″E；1159m；扫网），2017-5-13，谢广林采；1♀，陕西省洋县金水镇牛角坝（33°25′17″N，107°51′04″E；781m；扫网），2017-5-8，谢广林采；1♀，陕西省洋县关帝镇大西沟村（33°29′19″N，107°24′20″E；1270m；扫网），2017-5-3，谢广林采；1♂，陕西省洋县金水镇稻田沟村（33°23′59″N，107°50′57″E；779m；扫网），2017-5-9，谢广林采；2♂♂3♀♀，陕西省洋县金水镇张家湾（33°17′13″N，107°52′22″E；660m；扫网），2017-5-9，谢广林采；2♂♂，陕西洋县华阳镇窑窝沟（33°35′24″N，107°36′36″E；1451m；扫网），2018-5-11，路晓青采；5♂♂2♀♀，陕西洋县关帝镇铁河街村（33°27′36″N，107°26′24″E；920m；扫网），2018-5-13，路晓青采。

分布：陕西（洋县、周至、柞水、武功、太白、绥德、眉县、留坝、洛南、华阴、凤县、佛坪、丹凤、城固、白河）、黑龙江、吉林、内蒙古、北京、河北、山西、山东、河南、甘肃、江苏、安徽、浙江、湖北、江西、湖南、福建、台湾、广东、海南、广西、四川、贵州、云南；俄罗斯，蒙古国，朝鲜，韩国，日本。

（229）黄星天牛 *Psacothea hilaris* (Pascoe, 1857)

检视标本：1♂，陕西省洋县华阳镇天星村（33°40′32″N，107°20′56″E；923m；扫网），2017-6-26，王平采。

分布：陕西（洋县、周至、镇巴、镇坪、镇安、柞水、石泉、商南、南郑、宁陕、凤县、佛坪、长安）、北京、河北、河南、甘肃、江苏、安徽、浙江、湖北、江西、湖南、福建、台湾、广东、海南、广西、四川、贵州、云南；日本，韩国，越南。

（230）白带白腰天牛 *Pterolophia (Hylobrotus) albanina* Gressitt, 1942**

检视标本：1♂，陕西洋县华阳镇龙吟峡（33°37′48″N，107°33′36″E；1191m；灯诱），2018-8-7，路晓青采。

分布：陕西（洋县、周至、佛坪）、河北、河南、江苏、上海、浙江、湖北、江西、湖南、福建、台湾、广东、海南、香港、澳门、广西、四川、贵州、云南；韩国，日本，缅甸，越南。

（231）环角坡天牛 *Pterolophia (Hylobrotus) annulata* (Chevrolat, 1845)**

检视标本：1♂，陕西洋县茅坪镇（33°26′24″N，107°41′24″E；619m；扫网），2017-5-5，路晓青采。

分布：陕西（洋县）、河北、河南、江苏、上海、浙江、湖北、江西、湖南、福建、台湾、广东、海南、香港、澳门、广西、四川、贵州、云南；韩国，日本，缅甸，越南。

（232）齿角坡天牛 *Pterolophia (Pterolophia) serrata* Gressitt, 1938**

检视标本：2♀，陕西洋县茅坪镇九池村（33°34′48″N，107°41′24″E；1139m；扫网），2018-5-8，路晓青采；1♀，陕西洋县关帝镇铁河街村（33°27′36″N，107°26′24″E；816m；扫网），2018-5-14，路晓青采；1♂，陕西洋县华阳镇龙吟峡（33°37′48″N，107°33′36″E；1191m；灯诱），2018-8-7，路晓青采；1♂，陕西洋县华阳镇红石窑（33°38′24″N，107°30′36″E；1235m；扫网），2018-7-6，路晓青采；1♂，陕西省洋县华阳红石窑村（33°38′24″N，107°29′24″E；1270m；扫网），2018-5-12，路晓青采。

分布：陕西（洋县、周至、柞水、旬阳、宁陕、留坝）、四川。

（233）四川棒角天牛 *Rhodopina tuberculicollis* (Gressitt, 1942)**

检视标本：1♂，陕西洋县华阳镇红石窑（33°38′24″N，107°30′36″E；1235m；扫网），2018-8-3，路晓青采。

分布：陕西（洋县、宁陕、勉县）、四川。

（234）柳角胸天牛 *Rhopaloscelis unifasciatus* Blessig, 1873**

检视标本：2♀♀，陕西省洋县关帝镇大西沟村（33°29′19″N，107°24′20″E；

1270m；扫网），2017-5-6，谢广林采；1♀，陕西省洋县茅坪镇九池村
（33°34′48″N，107°41′24″E；1139m；扫网），2018-5-8，路晓青采；1♂5♀♀，
陕西洋县华阳镇红石窑村（33°38′24″N，107°30′36″E；1235m；扫网），2018-7-6，
路晓青采。

分布：陕西（洋县、周至、佛坪）、吉林、浙江、湖北、福建、广东、香港；蒙古
国，朝鲜，韩国，日本。

（235）双条楔天牛 *Saperda (Compsidia) bilineatocollis* Pic, 1924

分布：陕西（洋县、太白、南郑、宁陕、留坝）、河北、河南、甘肃、青海、江苏、
上海、湖北、四川；俄罗斯。

（236）黑斑修天牛 *Stenostola basisuturalis* Gressitt, 1935

分布：陕西（洋县、紫阳、太白、宁陕、宁强、眉县、略阳、留坝、华阳）、湖北、
四川。

（237）黄荆重突天牛 *Tetraophthalmus episcopalis* (Chevrolat, 1852)**

检视标本：1♀，陕西洋县华阳镇红石窑（33°38′24″N，107°30′36″E；1235m；扫
网），2018-7-7，路晓青采。

分布：陕西（洋县、镇巴、紫阳、柞水、杨凌、武功、山阳、略阳、华县、汉
中、长安）、内蒙古、河北、山西、河南、新疆、江苏、上海、安徽、浙江、
湖北、江西、湖南、福建、台湾、广东、海南、香港、广西、四川、贵州；
韩国，日本。

（238）竖毛天牛 *Thyestilla gebleri* (Faldermann, 1835)

检视标本：2♀♀，陕西洋县华阳镇瓦子沟（33°34′48″N，107°31′48″E；1068m；
扫网），2018-7-5，路晓青采；2♂♂，陕西洋县华阳镇金丝猴谷（33°39′36″N，
107°31′48″E；1226m；扫网），2018-7-7，路晓青采。

分布：陕西（洋县、延安、宜川、武功、太白、山阳、陇县、留坝、洛南、眉县、
华县、黄陵、黄龙、凤县、佛坪、长安、宝鸡）、黑龙江、吉林、辽宁、内蒙古、
北京、河北、山西、山东、河南、宁夏、青海、江苏、安徽、浙江、湖北、湖
南、江西、福建、台湾、广东、广西、四川、贵州；俄罗斯，蒙古国，朝鲜，
韩国，日本。

（239）樟泥色天牛 *Uraecha angusta* (Pascoe, 1856)

检视标本：1♂，陕西省洋县华阳镇（33°35′41″N，107°31′58″E；1110m；扫网），
2017-8-28，王平采；1♂，陕西洋县华阳镇红石窑（33°38′24″N，107°30′36″E；
1235m；扫网），2018-7-7，路晓青采。

分布：陕西（洋县、周至、留坝）、北京、河北、河南、宁夏、江苏、安徽、
浙江、湖北、江西、湖南、福建、台湾、广东、广西、贵州、四川、西藏；
越南。

（240）二斑肖墨天牛 *Xenohammus bimaculatus* Schwarzer, 1931**

检视标本：1♂，陕西省洋县华阳镇清溪村（33°15′24″N，107°58′24″E；579m；扫网），2017-6-26，路晓青采。

分布：陕西（洋县）、安徽、浙江、湖北、江西、福建、台湾、广东、海南、广西、贵州；日本。

（十二）肖叶甲科 Eumolpidae

体小至中型，圆柱形、卵形、长方形等，体色多样，多具金属光泽，体表光滑，个别类群有瘤突。头下口式，大部分嵌入前胸内；复眼圆形或内缘凹；触角 11 节，基部远离，丝状、锯齿状或棒状；复眼完整或内缘凹切，椭圆形或者肾形。鞘翅长过腹部或臀板外露，缘折发达，并在肩胛下鼓出；足一般细长，股节较粗大，胫节细长，在个别类群中短而侧扁，跗节拟 4 节，爪简单或具齿，纵裂。腹部可见腹板 5 节，一些亚科第 2～4 腹板中部缩短。

世界已知 9000 余种，中国已知 550 余种，陕西记录 26 属 63 种，本次洋县记录 5 属 5 种（亚种）。

（241）中华萝藦肖叶甲 *Chrysochus chinensis* Baly, 1859**

检视标本：3 头，陕西省洋县华阳清溪村（33.35777N，107.35972E；790m；扫网），2017-8-26，刘浩宇采；2 头，陕西省洋县关帝镇大西沟（33.48666N，107.40972E；1183m；扫网），2017-8-2，刘浩宇采。

分布：陕西（洋县，广布）、黑龙江、吉林、辽宁、内蒙古、河北、山西、山东、河南、宁夏、甘肃、青海、江苏、浙江、湖北、江西、湖南、福建、广西、四川、贵州、云南、西藏；俄罗斯，朝鲜，日本。

（242）杨柳光叶甲 *Smaragdina aurita hammarstraemi* (Jacobson, 1901)**

检视标本：2 头，陕西省洋县华阳镇杨家沟（33.63916N，107.49555E；1315m；扫网），2017-6-27，王平采；1 头，陕西省洋县关帝镇大西沟（33.48666N，107.40972E；1183m；扫网），2017-8-2，刘浩宇采。

分布：陕西（洋县、宁陕）、黑龙江、吉林、河北、山西、山东、宁夏、甘肃；俄罗斯，朝鲜，日本。

（243）中华钳叶甲 *Labidostomis chinensis* Lefèvre, 1887**

检视标本：6 头，陕西省洋县华阳镇杨家沟（33.63916N，107.49555E；1315m；扫网），2017-6-27，刘浩宇采；2 头，陕西省洋县华阳清溪村（33.35777N，107.35972E；790m；扫网），2017-8-26，刘浩宇采。

分布：陕西（洋县、华县）、黑龙江、吉林、辽宁、内蒙古、河北、山西、山东、宁夏、甘肃；俄罗斯，蒙古国，朝鲜。

（244）甘薯叶甲 *Colasposoma dauricum* Mannerheim, 1849**

检视标本：12 头，陕西省洋县关帝镇大西沟（33.48666N，107.40972E；1183m；

扫网），2017-8-2，刘浩宇采；3 头，陕西省洋县华阳镇杨家沟（33.63916N，107.49555E；1315m；扫网），2017-6-27，王平采。

分布：陕西（洋县、秦岭、佛坪）、黑龙江、吉林、内蒙古、河北、山西、山东、河南、宁夏、甘肃、青海、新疆、江苏、安徽、浙江、湖北、江西、湖南、福建、海南、广东、广西、四川、贵州、云南；俄罗斯，蒙古国，朝鲜，日本，印度，缅甸。

（245）黑盾锯角叶甲亚洲亚种 *Clytra (Clytraria) atraphaxidis asiatica* Chûjô, 1941**

检视标本：2 头，陕西省洋县华阳清溪村（33.35777N，107.35972E；790m；扫网），2017-8-26，刘浩宇采；1 头，陕西省洋县关帝镇大西沟（33.48666N，107.40972E；1183m；扫网），2017-8-2，刘浩宇采。

分布：陕西（洋县、周至、佛坪）、辽宁、河北、山东、甘肃、江西、云南；朝鲜。

（十三）叶甲科 Chrysomelidae

体小至中型，长形或椭圆形，体色鲜艳或有金属光泽。头部外露，亚前口式或下口式；唇基不与额愈合，上颚具臼叶，下颚外颚叶分节；触角常 11 节，少数有 9 或 10 节者、丝状、锯齿状，很少栉状。鞘翅长，伸达腹末端，仅少量高山种类缩短；足较长，前足基节横形或锥形，股节粗长，部分类群内有跳器，跗节拟 4 节，第 4 节极小，在部分类群消失。雄虫末节腹板端缘常三叶状，中央具圆形或三角形凹，前中足第 1 跗节粗壮，而雌虫腹末端部圆凸，跗节正常。腹部背面多可见 7 节，腹板可见 5 节。

世界已知 2 万余种，中国已知 2200 余种，陕西记录 84 属 209 种，本次洋县记录 3 属 4 种（亚种）。

（246）考氏凹翅萤叶甲 *Paleosepharia kolthoffi* Labossière, 1938

分布：陕西（洋县、镇巴、宁强、佛坪、凤县）、江苏、安徽、浙江、湖北、贵州。

（247）杨叶甲 *Chrysomela populi* Linnaeus, 1758**

检视标本：15 头，陕西省洋县大西沟村（33.48861N，107.40555E；1270m；扫网），2017-5-3，刘浩宇采；2 头，陕西省洋县茅坪镇黄庄村（33.36972N，107.685E；644.8m；扫网），2017-5-8，刘浩宇采。

分布：陕西（洋县、周至、华阴、佛坪、长安、宝鸡）、黑龙江、吉林、辽宁、内蒙古、北京、河北、山西、山东、河南、宁夏、甘肃、青海、新疆、江苏、安徽、浙江、湖北、江西、湖南、福建、广西、四川、贵州、云南、西藏；俄罗斯，朝鲜，日本，印度；亚洲，欧洲，非洲北部。

（248）柳二十斑叶甲 *Chrysomela vigintipunctata* (Scopoli, 1763)**

检视标本：2 头，陕西省洋县槐树关陈家坪（33.3125N，107.68861E；987m；扫网），2017-8-9，刘浩宇采。

分布：陕西（洋县、周至、宁陕、留坝、凤县、佛坪）、黑龙江、吉林、辽宁、北京、河北、山西、河南、宁夏、甘肃、江苏、安徽、浙江、湖北、江西、湖南、福建、台湾、四川、贵州、云南；俄罗斯，朝鲜，日本，印度，欧洲。

（249）核桃扁叶甲 *Gastrolina depressa depressa* **Baly, 1859****

检视标本：2 头，陕西省洋县茅坪镇九池村（33.58341N，107.68527E；1182m；扫网），2017-5-7，刘浩宇采。

分布：陕西（洋县、凤县）、甘肃、河南、江苏、安徽、浙江、湖北、湖南、福建、广东、广西、四川、贵州；俄罗斯，朝鲜，日本。

十五、鳞翅目 Lepidoptera

　　鳞翅目昆虫以身体、翅和附肢均密被鳞片而得名，包括蛾类和蝶类。绝大多数幼虫取食显花植物，其中许多是农林重要害虫。同时，许多成虫能传粉，家蚕等还是重要的产丝昆虫。口器虹吸式，上颚退化或消失。翅膜质，翅脉简单，横脉极少。

　　世界已知 16 万余种，是昆虫纲第二大目，中国已知超过 10 000 种，陕西记录 1361 种，本次洋县记录 276 属 368 种。

（一）大蚕蛾科 Saturniidae

　　体大型，色彩艳丽。喙不发达，触角多为双栉状。前后翅特别发达，通常具不同形状的半透明眼斑，部分种类具细长尾带；前翅顶角凸出，后翅无翅缰，肩角发达。

　　世界已知 1500 余种，中国已知 60 余种，陕西记录 9 属 28 种，本次洋县记录 1 属 1 种。

（1）樗蚕 *Samia cynthia* **(Drurvy, 1773)**

分布：陕西（洋县、周至、太白、商南、宁陕、留坝）、吉林、辽宁、河北、山西、山东、河南、甘肃、江苏、安徽、浙江、湖北、江西、湖南、福建、台湾、广东、海南、四川、贵州、云南、西藏；朝鲜，日本。

（二）天蛾科 Sphingidae

　　体大型，粗壮，纺锤形，端部尖。头较大，喙通常发达，明显超出体长；触角中部加粗，端部弯曲成钩状；复眼明显，单眼缺失。前翅狭长，顶角尖锐，外缘倾斜，有些种类有缺刻；后翅较小，三角形，密被厚鳞毛；翅缰发达。

　　世界已知 1300 余种，中国已知 200 余种，陕西记录 34 属 67 种，本次洋县记录 4 属 4 种（亚种）。

（2）大背天蛾 *Meganoton analis analis* **(Felder, 1874)**

分布：陕西（洋县、太白、佛坪）、甘肃、上海、安徽、浙江、湖北、江西、湖南、福建、海南、广东、广西、四川、贵州、云南、西藏；印度，尼泊尔，缅甸，越南，泰国，斯里兰卡，马来西亚。

（3）月天蛾 *Craspedortha porphyria* (Butler, 1876)

分布：陕西（洋县、宁陕、留坝）、甘肃、浙江、湖北、江西、湖南、福建、台湾、广东、海南、广西、四川、云南；印度，尼泊尔，缅甸，越南，泰国。

（4）小星天蛾 *Dolbina exacta* Staudinger, 1892

分布：陕西（洋县、宁陕）、黑龙江、北京、山西、浙江、湖北、湖南、广西、四川；俄罗斯，朝鲜，韩国，日本。

（5）葡萄天蛾 *Ampelophaga rubiginosa rubiginosa* Bremer & Grey, 1853

分布：陕西（洋县、周至、太白、宁陕、留坝、佛坪）、黑龙江、吉林、辽宁、北京、天津、河北、山西、山东、河南、宁夏、江苏、上海、安徽、浙江、湖北、江西、湖南、福建、广东、海南、香港、广西、重庆、四川、云南、西藏；俄罗斯，朝鲜，韩国，日本，印度，尼泊尔，缅甸，越南，老挝，泰国，马来西亚，印度尼西亚。

（三）枯叶蛾科 Lasiocampidae

体中至大型，粗壮，密被鳞片，多为黄褐色。喙退化或者缺失，下唇须粗，常呈鼻状或尖锥状延伸；触角双栉状，雄性分支长；复眼小而强烈突出，无单眼。部分种类静止时后翅的波状边缘伸出前翅两侧，似枯叶状；无翅缰和翅缰钩，后翅肩区扩大成翅抱。胸部大多粗壮而多毛。

世界已知 1500 余种，中国已知 200 余种，陕西记录 23 属 47 种，本次洋县记录 2 属 2 种。

（6）秦岭松毛虫 *Dendrolimus qinlingensis* Tsai & Hou, 1980

分布：陕西（洋县、周至、太白、宁陕、佛坪）。

（7）苹枯叶蛾 *Odonestis pruni* (Linnaeus, 1758)**

检视标本：1 头，陕西汉中洋县华阳镇堰头上（33.38296016N，107.3169348E；1206m；灯诱），2017-6-27，刘浩宇采。

分布：陕西（洋县、宁陕、留坝、华县、佛坪）、黑龙江、辽宁、内蒙古、北京、山西、山东、河南、甘肃、安徽、浙江、湖北、江西、湖南、福建、广西、四川、云南；朝鲜，日本，欧洲。

（四）钩蛾科 Drapanidae

黄国华

（湖南农业大学植物保护学院 湖南长沙 410128）

体中等。触角多双栉状，有时线状、锯齿或单栉状；下唇须 3 节，上翘、伸出或下垂，第 3 节具光滑鳞片；多数无单眼。翅宽阔，前翅顶角常为钩状或角状，大部分种类翅缰发达。中足胫距 1 对，有时缺失；后者胫距 2 对，有时 1 对或缺失。腹部具发达鼓膜听器。

世界已知 650 余种，中国已知 200 余种，陕西记录 29 属 58 种，本次洋县记录 3 属 3 种（亚种）。

（8）洋麻圆钩蛾 *Cyclidia substigmaria* (Hübner, 1825)**

检视标本：1 头，陕西省洋县溢水镇佛爷洞（33.449444N，107.3663888E；963m；网捕），2017-5-10，刘浩宇采。

分布：陕西（洋县、周至、柞水、旬阳、宁陕）、河南、甘肃、江苏、安徽、浙江、湖北、江西、湖南、福建、台湾、广东、海南、香港、广西、四川、贵州、云南；日本，越南。

（9）短铃钩蛾 *Macrocilix mysticata brevinotata* Watson, 1968**

检视标本：1 头，陕西汉中洋县华阳镇堰头上（33.38296016N，107.3169348E；1206m；灯诱），2017-6-27，刘浩宇采。

分布：陕西（洋县、太白、宁陕、佛坪、宝鸡）、河南、甘肃、湖北、四川。

（10）中华大窗钩蛾 *Macrauzata maxima chinensis* Inoue, 1960

分布：陕西（洋县、旬阳、汉中）、浙江、湖北、福建、四川。

（五）尺蛾科 Geometridae

黄国华

（湖南农业大学植物保护学院 湖南长沙 410128）

体多中小型，细弱，鳞毛较少。头部毛隆 1 对，无单眼。翅大而薄，静止时四翅平铺；雌性有时无翅或退化；前翅 M_2 脉基部居中，后翅 $Sc+R_1$ 在基部弯曲。足细长，具毛和鳞。腹部细长，基部具听器。

世界已知 25 000 余种，中国已知 3000 余种，陕西记录 164 属 289 种，本次洋县记录 18 属 20 种（亚种）。

（11）猛拟长翅尺蛾 *Epobeidia tigrata leopardaria* (Oberthür, 1881)**

检视标本：1 头，陕西省洋县华阳镇汉坝（33.529123N，107.59683E；893m；灯诱），2017-6-27，刘浩宇采。

分布：陕西（洋县、周至、柞水、宁陕、留坝、佛坪）、甘肃、浙江、福建、广东、广西、四川、贵州、西藏；朝鲜，日本。

（12）紫白尖尺蛾 *Pseudomiza obliquaria* (Leech, 1897)**

检视标本：1 头，陕西省洋县关帝镇关帝庙（33.30421589N，107.49544172E；723m；灯诱），2017-6-24，刘浩宇采；1 头，陕西省洋县华阳镇汉坝（33.529123N，107.59683E；893m；灯诱），2017-6-27，刘浩宇采。

分布：陕西（洋县、周至、柞水、旬阳、商南、宁陕、佛坪、宝鸡）、甘肃、浙江、湖北、江西、湖南、台湾、海南、广西、四川、云南、西藏；尼泊尔。

（13）黯钩尺蛾 *Hyposidra aquilaria* (Walker, 1862)**

检视标本：1 头，陕西省洋县茅坪镇邵家沟（33.35611N，107.66916E；912m；灯诱），2017-8-8，刘浩宇采；1 头，陕西省洋县华阳镇汉坝村（33.547942N，107.584845E；893m；灯诱），2017-5-7，刘浩宇采。

分布：陕西（洋县、柞水、旬阳、宁陕、留坝、佛坪）、甘肃、浙江、湖北、江西、湖南、福建、台湾、广东、海南、广西、四川、重庆、贵州、云南、西藏；印度，马来西亚，印度尼西亚。

（14）均点尺蛾 *Antipercnia belluaria* (Guenée, 1858)**

检视标本：1 头，陕西省洋县窑坪乡药树坝（33.21944N，107.50056E；600m；灯诱），2017-8-2，魏子迪采。

分布：陕西（洋县、宁陕、留坝、佛坪）、甘肃、湖北、湖南、福建、广西、四川、贵州、云南、西藏；印度，尼泊尔。

（15）白鹰尺蛾 *Biston contectaria* (Walker, 1863)**

检视标本：1 头，陕西省洋县华阳镇堰头上（33.64138N，107.51833E；1206m；灯诱），2017-6-27，刘浩宇采。

分布：陕西（洋县、留坝）、甘肃、湖北、湖南、福建、广西、云南；印度，尼泊尔。

（16）盘鹰尺蛾 *Biston panterinaria panterinaria* (Bremer & Grey, 1853)**

检视标本：1 头，陕西省洋县华阳镇堰头上（33.64138N，107.51833E；1206m；灯诱），2017-6-27，刘浩宇采。

分布：陕西（洋县、柞水、旬阳、宁陕）、辽宁、北京、河北、山西、山东、河南、宁夏、甘肃、安徽、浙江、湖北、江西、湖南、福建、广东、海南、广西、重庆、四川、贵州。

（17）双云鹰尺蛾 *Biston regalis comitata* (Warren, 1899)**

检视标本：1 头，陕西省洋县华阳镇堰头上（33.64138N，107.51833E；1206m；灯诱），2017-6-27，刘浩宇采。

分布：陕西（洋县、柞水、旬阳、宁陕、佛坪）、辽宁、河南、甘肃、浙江、湖北、江西、湖南、福建、台湾、广东、海南、四川、云南；俄罗斯，朝鲜，日本。

（18）萝藦艳青尺蛾 *Agathia carissima* Butler, 1878**

检视标本：1 头，陕西省洋县关帝镇关帝庙（33.30421589N，107.49544172E；723m；灯诱），2017-6-24，刘浩宇采。

分布：陕西（洋县、周至、旬阳、宁陕、佛坪、宝鸡）、黑龙江、吉林、辽宁、内蒙古、北京、山西、河南、甘肃、浙江、湖北、湖南、四川、云南；俄罗斯，朝鲜，日本，印度。

（19）核桃四星尺蛾 *Ophthalmitis albosignaria* (Bremer & Grey, 1853)**

检视标本：1 头，陕西省洋县华阳镇堰头上（33.64138N，107.51833E；1206m；灯诱），2017-8-7，张东晓采。

分布：陕西（洋县、柞水、旬阳、宁陕、留坝、佛坪）、黑龙江、吉林、辽宁、内蒙古、北京、河南、甘肃、江苏、安徽、浙江、湖北、江西、湖南、福建、台湾、广西、四川、云南；俄罗斯，朝鲜，日本。

（20）满月穿孔尺蛾 *Corymica pryeri* (Butler, 1878)**

检视标本：1 头，陕西省洋县关帝镇关帝庙（33.30421589N，107.49544172E；723m；灯诱），2017-6-24，刘浩宇采。

分布：陕西（洋县、旬阳）、湖北、福建、海南、四川、云南；日本，马来西亚，印度尼西亚，巴布亚新几内亚。

（21）中国后星尺蛾 *Metabraxas clerica inconfusa* Warren, 1894**

检视标本：1 头，陕西省洋县华阳镇堰头上（33.64138N，107.51833E；1206m；灯诱），2017-6-27，刘浩宇采。

分布：陕西（洋县、旬阳、宁陕、留坝、宝鸡）、甘肃、浙江、湖北、湖南、福建、广西、四川、云南、西藏。

（22）细枝树尺蛾 *Mesastrape fulguraria* (Walker, 1860)**

检视标本：1 头，陕西省洋县华阳杨家沟（33.639167N，107.49556E；1315m；灯诱），2017-8-5，张东晓采。

分布：陕西（洋县、周至、柞水、宁陕、留坝、佛坪）、河南、甘肃、浙江、湖北、江西、湖南、福建、台湾、广西、四川、云南、西藏；日本，印度，尼泊尔。

（23）巨狭翅尺蛾 *Parobeidia gigantearia* (Leech, 1897)**

检视标本：1 头，陕西省洋县关帝镇关帝庙（33.30421589N，107.49544172E；723m；灯诱），2017-6-24，刘浩宇采。

分布：陕西（洋县、山阳、宁陕、佛坪）、甘肃、浙江、湖北、江西、湖南、福建、台湾、广东、四川、贵州、云南；缅甸。

（24）分紫线尺蛾 *Timandra dichela* (Prout, 1935)**

检视标本：1 头，陕西省洋县关帝镇大西沟（33.48666N，107.40972E；1270m；扫网），2017-6-24，刘浩宇采。

分布：陕西（洋县）、河南、浙江、湖北、江西、湖南、台湾、海南、广东、四川、云南；俄罗斯，朝鲜，日本，印度。

（25）青辐射尺蛾 *Iotaphora admirabilis* (Oberthür, 1884)**

检视标本：1 头，陕西省洋县华阳杨家沟（33.639167N，107.49556E；1315m；灯诱），2017-8-5，张东晓采。

分布：陕西（洋县、宁陕、佛坪、宝鸡）、黑龙江、吉林、辽宁、北京、山西、河南、甘肃、浙江、湖北、江西、湖南、福建、广西、四川、云南；俄罗斯，越南。

（26）紫片尺蛾 *Fascellina chromataria* Walker, 1860**

检视标本：1 头，陕西省洋县华阳杨家沟（33.639167N，107.49556E；1315m；灯诱），2017-8-5，张东晓采。

分布：陕西（洋县、旬阳、太白、商南、宁陕）、吉林、甘肃、江苏、浙江、湖北、江西、湖南、福建、台湾、广东、海南、广西、四川、云南；日本，印度，越南，斯里兰卡。

（27）云青尺蛾 *Geometra symaria* Oberthür, 1916**

检视标本：1 头，陕西省洋县华阳杨家沟（33.639167N，107.49556E；1315m；灯诱），2017-8-5，张东晓采。

分布：陕西（洋县、周至、宁陕）、河南、甘肃、湖北、四川、云南。

（28）中国巨青尺蛾 *Limbatochlamys rosthorni* Rothschild, 1894**

检视标本：1 头，陕西省洋县关帝镇关帝庙（33.30421589N，107.49544172E；723m；灯诱），2017-6-24，刘浩宇采。

分布：陕西（洋县、周至、太白、宁陕、留坝、佛坪）、甘肃、江苏、上海、浙江、湖北、江西、湖南、福建、广西、四川、重庆、云南。

（29）耶尾尺蛾 *Ourapteryx nigrociliaris* (Leech, 1891)**

检视标本：1 头，陕西省洋县华阳镇堰头上（33.64138N，107.51833E；1206m；灯诱），2017-6-27，刘浩宇采。

分布：陕西（洋县、宁陕）、甘肃、江西、湖南、福建、台湾、四川、贵州、西藏。

（30）中国枯叶尺蛾 *Gandaritis sinicaria* (Leech, 1897)**

检视标本：1 头，陕西省洋县华阳镇堰头上（33.64138N，107.51833E；1206m；灯诱），2017-6-27，刘浩宇采。

分布：陕西（洋县、宁陕、宝鸡）、山西、甘肃、安徽、浙江、湖北、江西、湖南、福建、广西、四川、云南；印度。

（六）舟蛾科 Notodontidae

黄国华

（湖南农业大学植物保护学院 湖南长沙 410128）

体多中型，大多褐色或黑褐色。头部具毛簇；雄性触角大多双栉状，雌性多为线状；口器不发达，喙柔弱或退化；下颚须无，下唇须中等大。胸部被浓厚的毛和鳞，鼓膜位于胸腹面的 1 个小凹窝，内膜向下。前后翅脉序分别由 13 支和 9 支脉组成。前足胫节无距，但常具发达的叶突；中足胫节距 1 对，后足 2 对。

世界已知 3500 余种，中国已知 580 余种，陕西记录 72 属 153 种，本次洋县记录 10 属 10 种。

（31）栎纷舟蛾 *Fentonia ocypete* (Bremer, 1861)**

检视标本：1 头，陕西省洋县华阳古镇（33.3541N，107.3158E；1110m；灯诱），2017-8-4，刘浩宇、张东晓采。

分布：陕西（洋县、太白、宁陕、留坝、佛坪）、黑龙江、吉林、北京、山西、甘肃、江苏、浙江、湖北、江西、湖南、福建、广西、四川、重庆、贵州、云南；俄罗斯，朝鲜，日本。

（32）钩翅舟蛾 *Gangarides dharma* Moore, 1865**

检视标本：1 头，陕西省洋县华阳镇沙坝（33.675537N，107.349632E；922m；扫网），2017-5-12，刘浩宇采。

分布：陕西（洋县、柞水、太白、留坝、佛坪）、辽宁、北京、甘肃、浙江、湖北、江西、湖南、福建、海南、香港、广西、四川、云南、西藏；朝鲜，印度，孟加拉国，缅甸，越南，泰国。

（33）伪奇舟蛾 *Allata laticostalis* (Hampson, 1900)**

检视标本：1 头，陕西省洋县磨子桥镇金沙湖（33.175319N，107.484502E；496m；灯诱），2017-5-7，刘浩宇采。

分布：陕西（洋县、宁陕、留坝）、北京、河北、山西、河南、甘肃、浙江、湖北、江西、福建、四川、云南；巴基斯坦，印度，阿富汗。

（34）核桃美舟蛾 *Uropyia meticulodina* (Oberthür, 1884)**

检视标本：1 头，陕西省洋县溢水镇药树坝（33.21944N，107.50055E；600m；灯诱），2017-8-2，魏子迪采。

分布：陕西（洋县、太白、留坝、韩城、佛坪）、吉林、辽宁、北京、山东、甘肃、江苏、浙江、湖北、江西、湖南、福建、广西、四川、贵州、云南；俄罗斯，朝鲜，日本。

（35）黑蕊舟蛾 *Dudusa sphingiformis* Moore, 1872**

检视标本：1 头，陕西省洋县溢水镇木家村（33.39305N，107.475833E；690m；灯诱），2017-8-3，魏子迪采。

分布：陕西（洋县、周至、太白、宁陕、佛坪）、北京、河北、山东、河南、甘肃、浙江、湖北、江西、湖南、福建、广西、四川、贵州、云南；朝鲜，日本，印度，缅甸，越南。

（36）黄二星舟蛾 *Euhampsonia cristata* (Butler, 1877)**

检视标本：1 头，陕西汉中洋县华阳镇邵家沟（杨家沟）（33°38′21″N，107°29′44″E；1315m；灯诱），2017-8-8，刘浩宇采。

分布：陕西（洋县、紫阳、柞水、宁陕、留坝、汉中、佛坪）、黑龙江、吉林、辽宁、内蒙古、北京、河北、山西、山东、河南、甘肃、江苏、安徽、浙江、湖北、江西、湖南、台湾、海南、四川、云南；俄罗斯，朝鲜，日本，缅甸。

（37）幽蚕舟蛾 *Phalerodonta inclusa* (Hampson, 1910)**

检视标本：1 头，陕西汉中洋县华阳镇杨家沟（33°38′21″N，107°29′44″E；1315m；灯诱），2017-8-5，张东晓采。

分布：陕西（洋县、周至）、湖北、台湾；日本，印度，尼泊尔，越南。

（38）壮掌舟蛾 *Phalera hadrian* Schintlmeister, 1989**

检视标本：1 头，陕西省洋县关帝镇关帝庙（33.30421589N，107.49544172E；723m；灯诱），2017-6-24，刘浩宇采。

分布：陕西（洋县、留坝、佛坪）、河南、甘肃、浙江、湖北、四川、贵州。

（39）半齿舟蛾 *Semidonta basalis* (Moore, 1865)

分布：陕西（洋县、周至、镇巴、太白、宁陕、留坝）、河南、甘肃、浙江、湖北、江西、湖南、福建、台湾、广东、海南、广西、四川、云南；印度，尼泊尔，越南，泰国。

（40）后齿舟蛾 *Epodonta lineata* Oberthür, 1880

分布：陕西（洋县、太白、南郑、宁陕、佛坪）、河南、甘肃、湖北、江西、湖南、四川、贵州；俄罗斯，朝鲜，日本。

（七）灯蛾科 Arctiidae

黄国华

（湖南农业大学植物保护学院 湖南长沙 410128）

成虫多色彩鲜艳。头顶及额常被密毛，喙发达或不发达；雄性触角多为栉齿形，雌性多为线形；下颚须 3 节，常被毛或鳞片，向前平伸或向上伸。前翅通常较狭长，后翅较宽；大部分种类后胸前侧片具发声功能的鼓膜。腹部一般较粗钝，大多数物种背面或侧面常具黑色斑点，有警戒作用。

世界已知 6000 余种，中国已知 550 余种，陕西记录 44 属 111 种，本次洋县记录 8 属 8 种，其中陕西省新记录 1 种。

（41）黑须污灯蛾 *Spilarctia casigneta* (Kollar, 1844)**

检视标本：1 头，陕西省洋县华阳镇堰头上（33.64138N，107.51833E；1206m；灯诱），2017-6-27，刘浩宇采。

分布：陕西（洋县、留坝、佛坪）、河南、甘肃、浙江、湖北、湖南、福建、广西、四川、云南、西藏；克什米尔地区，印度。

（42）黄星雪灯蛾 *Spilosoma lubricipedum* (Linnaeus, 1758)**

检视标本：1 头，陕西省洋县华阳杨家沟（33.639167N，107.49556E；1315m；灯诱），2017-8-5，张东晓采。

分布：陕西（洋县、周至、留坝）、黑龙江、吉林、河北、山西、河南、甘肃、江苏、湖北、湖南、广西、四川、贵州、云南；朝鲜，日本，欧洲。

（43）白雪灯蛾 *Chionarctia niveus* (Ménétriès, 1859)**

检视标本：1 头，陕西省洋县华阳镇堰头上（33.64138N，107.51833E；1206m；灯诱），2017-8-7，张东晓采。

分布：陕西（洋县、宁陕、留坝、佛坪）、黑龙江、吉林、内蒙古、河北、山东、河南、甘肃、浙江、湖北、江西、湖南、福建、广西、四川、贵州、云南；朝鲜，日本。

（44）大丽灯蛾 *Aglaomorpha histrio* (Walker, 1855)　陕西省新记录种

检视标本：1 头，陕西省洋县华阳古镇（33.59472N，107.53277E；1110m；灯诱），2017-8-4，刘浩宇、张东晓采。

分布：陕西（洋县）、江苏、浙江、湖北、江西、湖南、福建、台湾、四川、云南。

（45）首丽灯蛾 *Callimorpha principalis* (Kollar, 1844)**

检视标本：1 头，陕西省洋县华阳镇汉坝（33.529123N，107.59683E；893m；灯诱），2017-6-27，刘浩宇采。

分布：陕西（洋县、留坝）、黑龙江、河南、甘肃、浙江、湖北、江西、湖南、福建、四川、云南、西藏；克什米尔地区，印度，尼泊尔，缅甸。

（46）褐带东灯蛾 *Eospilarctia lewisii* (Butler, 1885)**

检视标本：1 头，陕西省洋县华阳镇堰头上（33.64138N，107.51833E；1206m；灯诱），2017-6-27，刘浩宇采。

分布：陕西（洋县、周至、留坝、佛坪）、河南、甘肃、浙江、湖北、湖南、广西、四川、云南；日本。

（47）草雪苔蛾 *Cyana pratti* (Elwes, 1890)**

检视标本：1 头，陕西省洋县溢水镇油灯村（33.441897N，107.361713E；901m；灯诱），2017-5-10，宗乐采。

分布：陕西（洋县、宁陕）、辽宁、河北、山西、河南、江苏、浙江、湖北、江西、湖南。

（48）乌闪网苔蛾 *Macrobrochis staudingeri* (Alphéraky, 1897)**

检视标本：1 头，陕西省洋县关帝镇关帝庙（33.30421589N，107.49544172E；723m；灯诱），2017-6-24，刘浩宇采。

分布：陕西（洋县、周至、宁陕、留坝、佛坪）、吉林、河南、甘肃、湖北、江西、湖南、福建、台湾、四川、云南；朝鲜，日本，尼泊尔。

（八）瘤蛾科 Nolidae

韩辉林

（东北林业大学林学院　黑龙江哈尔滨　150040）

体小型，色暗。头约呈半球形，触角基部有毛簇，雄性多线状，略粗，雌性线状；复眼大而圆；无单眼；下唇须第 2 节最长，第 3 节最短，第 2 节下部具长毛。前翅通常 R_1 脉分离，$R_2 \sim R_5$ 脉共柄；后翅 Sc+R_1 脉由近中室前缘中部出发。前足有前胫突，距数 0-2-4。

世界已知 1700 余种，中国已知 100 余种，陕西记录 1 属 1 种，本次洋县记录 1 属 1 种，为陕西省新记录种。

（49）苹米瘤蛾 *Evonima mandschuriana* (Oberthür, 1880) 陕西省新记录种

检视标本：1 头，陕西省洋县华阳镇堰头上（33.64138N，107.51833E；1206m；灯诱），2017-6-27，刘浩宇采。

分布：陕西（洋县）、吉林、辽宁、北京、河南、江西、四川；俄罗斯（西伯利亚、远东），蒙古国，朝鲜，韩国，日本。

（九）夜蛾科 Noctuidae

韩辉林

（东北林业大学林学院　黑龙江哈尔滨　150040）

体多中至大型，多色暗或艳丽。触角呈线状、锯齿状、双栉状和单栉状；喙通常发达，静止时卷缩；复眼多呈半球形，通常具单眼；下颚须通常发达，向前或向上伸。前翅通常有径副室，M_2 脉基部接近 M_3 脉，或者同 M_3 脉同出自中室下角。胸部被毛或鳞片，中足胫节有 1 对距，后者胫节 2 对距。

世界已知超过 30 000 种，中国已知 3000 余种，陕西记录 181 属 356 种，本次洋县记录 60 属 76 种，其中陕西省新记录 14 属 40 种。

（50）钩白肾夜蛾 *Edessena hamada* (Felder & Rogenhofer, 1874)**

检视标本：1 头，陕西省洋县溢水镇木家村（33.42638N，107.47583E；690m；灯诱），2017-8-3，刘浩宇采；1 头，陕西省洋县茅坪镇邵家沟（33.52277N，107.66916E；912m；灯诱），2017-8-8，刘浩宇采；1 头，陕西省洋县溢水镇药树坝（33.21944N，107.50055E；600m；灯诱），2017-8-2，刘浩宇采；1 头，陕西省洋县华阳镇周家峪（33.601000N，107.474282E；1363m；灯诱），2017-5-6，刘浩宇采。

分布：陕西（洋县、柞水、旬阳、太白、商南、宁陕、佛坪）、黑龙江、吉林、辽宁、河北、江西、湖南、福建、四川、云南；俄罗斯，朝鲜，韩国，日本。

（51）兴光裳夜蛾 *Catocala eminens* Staudinger, 1892**

检视标本：1 头，陕西省洋县溢水镇木家村（33.42638N，107.47583E；690m；灯诱），2017-8-3，刘浩宇采。

分布：陕西（洋县、留坝、佛坪）、黑龙江、辽宁、浙江、湖南；俄罗斯，朝鲜，韩国。

（52）晦刺裳夜蛾 *Catocala abamita* Bremer & Grey, 1853 陕西省新记录种

检视标本：1 头，陕西省洋县关帝镇关帝庙（33.30421589N，107.49544172E；1231m；

灯诱），2017-6-24，刘浩宇采。

分布：陕西（洋县）、吉林、辽宁、北京、河北、山东、江苏、江西、福建；俄罗斯，朝鲜，韩国。

（53）鸽光裳夜蛾 *Catocala columbina* (Leech, 1900)**

检视标本：1 头，陕西省洋县华阳镇堰头上（33.64138N，107.51833E；1206m；灯诱），2017-8-7，刘浩宇采；1 头，陕西省洋县华阳镇杨家沟（33.63916N，107.49555E；1315m；灯诱），2017-8-5，刘浩宇采。

分布：陕西（洋县、周至、柞水、旬阳、宁陕、留坝、佛坪）、北京、河南、浙江、湖北、四川。

（54）绕环夜蛾 *Spirama helicina* (Hübner, 1831)**

检视标本：1 头，陕西省洋县溢水镇木家村（33.42638N，107.47583E；690m；灯诱），2017-8-3，刘浩宇采；1 头，陕西省洋县茅坪镇邵家沟（33.52277N，107.66916E；912m；灯诱），2017-8-8，刘浩宇采。

分布：陕西（洋县、柞水、旬阳、宁陕、留坝、佛坪）、黑龙江、吉林、辽宁、江西、台湾；俄罗斯，朝鲜，韩国，日本，东南亚。

（55）雪耳夜蛾 *Ercheia niveostrigata* Warren, 1913**

检视标本：1 头，陕西省洋县溢水镇木家村（33.42638N，107.47583E；690m；灯诱），2017-8-3，刘浩宇采。

分布：陕西（洋县、柞水、旬阳、留坝）、吉林、辽宁、江苏、浙江、湖南、福建、台湾、四川；朝鲜，韩国，日本。

（56）鸟嘴壶夜蛾 *Oraesia excavata* (Butler, 1878) 陕西省新记录种

检视标本：1 头，陕西省洋县溢水镇木家村（33.42638N，107.47583E；690m；灯诱），2017-8-3，刘浩宇采。

分布：陕西（洋县）、吉林、山东、河南、浙江、江苏、湖南、福建、台湾、广东、海南、广西、云南；朝鲜，韩国，日本，菲律宾。

（57）断线南夜蛾 *Ericeia pertendens* (Walker, 1858)**

检视标本：1 头，陕西省洋县华阳镇堰头上（33.64138N，107.51833E；1206m；灯诱），2017-8-7，刘浩宇采；1 头，陕西省洋县茅坪镇邵家沟（33.52277N，107.66916E；912m；灯诱），2017-8-8，刘浩宇采。

分布：陕西（洋县、柞水、旬阳、留坝）、甘肃、海南、云南；斯里兰卡，印度尼西亚。

（58）隐金夜蛾 *Abrostola triplasia* (Linnaeus, 1758) 陕西省新记录种

检视标本：1 头，陕西省洋县溢水镇木家村（33.42638N，107.47583E；690m；灯诱），2017-8-3，刘浩宇采。

分布：陕西（洋县）、黑龙江、吉林、河北、山东、四川；俄罗斯，朝鲜，韩国，日本，中亚，欧洲，非洲。

（59）艳修虎蛾 *Sarbanissa venusta* (Leech, 1888)**

检视标本：1头，陕西省洋县溢水镇木家村（33.42638N，107.47583E；690m；灯诱），2017-8-3，刘浩宇采；1头，陕西省洋县华阳镇堰头上（33.64138N，107.51833E；1206m；灯诱），2017-8-7，刘浩宇采；1头，陕西省洋县华阳镇杨家沟（33.63916N，107.49555E；1315m；灯诱），2017-8-5，刘浩宇采；1头，陕西省洋县华阳镇堰头上（33.64138N，107.51833E；1206m；灯诱），2017-8-7，刘浩宇采。

分布：陕西（洋县、商南、宁陕、留坝、佛坪）、黑龙江、吉林、河北、江苏、浙江、四川；俄罗斯，朝鲜，韩国，日本。

（60）间纹炫夜蛾 *Actinotia intermediata* (Bremer, 1861)**

检视标本：1头，陕西省洋县溢水镇木家村（33.42638N，107.47583E；690m；灯诱），2017-8-3，刘浩宇采。

分布：陕西（洋县、太白）、黑龙江、吉林、辽宁、河北、浙江、湖北、湖南、福建、海南、四川、云南；俄罗斯，朝鲜，韩国，日本，巴基斯坦，印度，尼泊尔，越南，泰国。

（61）丹日明夜蛾 *Sphragifera sigillata* (Ménétriès, 1859)**

检视标本：1头，陕西省洋县溢水镇木家村（33.42638N，107.47583E；690m；灯诱），2017-8-3，刘浩宇采。

分布：陕西（洋县、柞水、太白、宁陕）、黑龙江、吉林、辽宁、河南、福建、台湾、四川、云南；俄罗斯（远东），朝鲜，韩国，日本。

（62）日月明夜蛾 *Sphragifera biplagiata* (Walker, 1865)**

检视标本：1头，陕西省洋县溢水镇木家村（33.42638N，107.47583E；690m；灯诱），2017-8-3，刘浩宇采。

分布：陕西（洋县、柞水、旬阳、商南、山阳、宁陕、留坝、佛坪）、吉林、辽宁、河南、江苏、浙江、湖北、福建、台湾、贵州；朝鲜，韩国，日本。

（63）分夜蛾 *Trigonodes hyppasia* (Cramer, 1779) 陕西省新记录种

检视标本：1头，陕西省洋县华阳镇杨家沟（33.63916N，107.49555E；1315m；灯诱），2017-8-5，刘浩宇采。

分布：陕西（洋县）、湖北、江西、福建、台湾、广东、海南、广西、四川、云南；日本，印度，缅甸，斯里兰卡，菲律宾，印度尼西亚，大洋洲，非洲。

（64）白点厚角夜蛾 *Hadennia incongruens* (Butler, 1879) 陕西省新记录属 新记录种

检视标本：1头，陕西省洋县华阳镇堰头上（33.64138N，107.51833E；1206m；灯诱），2017-8-7，刘浩宇采。

分布：陕西（洋县）、吉林、湖北；俄罗斯，朝鲜，韩国，日本。

（65）三线奴夜蛾 *Paracolax trilinealis* (Bremer, 1864)**

检视标本：1 头，陕西省洋县华阳镇堰头上（33.64138N，107.51833E；1206m；
灯诱），2017-8-7，刘浩宇采。

分布：陕西（洋县、周至、太白、宁陕）、黑龙江、吉林；俄罗斯，朝鲜，韩国，
日本。

（66）邻奴夜蛾 *Paracolax contigua* (Leech, 1900) 陕西省新记录属 新记录种

检视标本：1 头，陕西省洋县磨子桥镇金沙湖（33.175319N，107.484502E；496m；
灯诱），2017-5-7，刘浩宇采。

分布：陕西（洋县）、吉林、辽宁、湖北、台湾、四川；朝鲜，韩国，日本。

（67）阴卜夜蛾 *Bomolocha (Bomolocha) stygiana* Butler, 1878**

检视标本：1 头，陕西省洋县华阳镇堰头上（33.64138N，107.51833E；1206m；
灯诱），2017-8-7，刘浩宇采。

分布：陕西（洋县、宝鸡）、吉林、辽宁、浙江、江西、西藏；俄罗斯，朝鲜，韩
国，日本。

（68）污卜夜蛾 *Bomolocha (Bomolocha) squalida* Butler, 1878 陕西省新记录种

检视标本：1 头，陕西省洋县华阳镇堰头上（33.64138N，107.51833E；1206m；
灯诱），2017-8-7，刘浩宇采。

分布：陕西（洋县）、辽宁、江西、湖南、福建、四川；俄罗斯，朝鲜，韩国，
日本。

（69）斜线髯须夜蛾 *Hypena amica* (Butler, 1878) 陕西省新记录属 新记录种

检视标本：1 头，陕西省洋县华阳镇堰头上（33.64138N，107.51833E；1206m；
灯诱），2017-8-7，刘浩宇采。

分布：陕西（洋县）、辽宁、浙江、湖北、台湾；俄罗斯，朝鲜，韩国，日本，印度。

（70）双色髯须夜蛾 *Hypena bicoloralis* (Graeser, 1889) 陕西省新记录属 新记录种

检视标本：1 头，陕西省洋县黄安镇王家沟（33.193368N，107.572143E；453m；
灯诱），2017-5-8，刘浩宇采；1 头，陕西省洋县华阳镇周家峪（33.601000N，
107.474282E；1363m；灯诱），2017-5-6，刘浩宇采。

分布：陕西（洋县）、黑龙江、吉林、辽宁、湖北；俄罗斯，朝鲜，韩国，日本。

（71）暗黑髯须夜蛾 *Hypena nigrobasalis* (Herz, 1904) 陕西省新记录属 新记录种

检视标本：1 头，陕西省洋县华阳镇杨家沟（33.63916N，107.49555E；1315m；
灯诱），2017-8-5，刘浩宇采。

分布：陕西（洋县）、吉林；俄罗斯，朝鲜，韩国，日本。

（72）懒毛胫夜蛾 *Mocis annetta* (Butler, 1878)**

检视标本：1 头，陕西省洋县华阳镇堰头上（33.64138N，107.51833E；1206m；

灯诱），2017-8-7，刘浩宇采；1 头，陕西省洋县华阳镇杨家沟（33.63916N，107.49555E；1315m；灯诱），2017-8-5，刘浩宇采；1 头，陕西省洋县黄安镇王家沟（33.193368N，107.572143E；453m；灯诱），2017-5-8，刘浩宇采。

分布：陕西（洋县）、吉林、山东、江苏、浙江、湖北、湖南、福建、台湾、四川；俄罗斯，朝鲜，韩国，日本。

（73）茶色狭翅夜蛾 *Hermonassa cecilia* Butler, 1878**

检视标本：1 头，陕西省洋县磨子桥镇金沙湖（33.175319N，107.484502E；496m；灯诱），2017-5-7，刘浩宇采；1 头，陕西省洋县黄安镇王家沟（33.193368N，107.572143E；453m；灯诱），2017-5-8，刘浩宇采；1 头，陕西省洋县华阳镇周家峪（33.601000N，107.474282E；1363m；灯诱），2017-5-6，刘浩宇采。

分布：陕西（洋县）、吉林、江西、四川、西藏；俄罗斯，朝鲜，韩国，日本，印度。

（74）锉夜蛾 *Blasticorhinus rivulosa* (Walker, 1865) 陕西省新记录属 新记录种

检视标本：1 头，陕西省洋县关帝镇关帝庙（33.30421589N，107.49544172E；1231m；灯诱），2017-6-24，刘浩宇采。

分布：陕西（洋县）、四川；日本，印度，斯里兰卡。

（75）隐眉夜蛾 *Pangrapta suaveola* Staudinger, 1888 陕西省新记录种

检视标本：1 头，陕西省洋县华阳镇堰头上（33.64138N，107.51833E；1206m；灯诱），2017-8-7，刘浩宇采。

分布：陕西（洋县）、黑龙江；俄罗斯（远东），朝鲜，韩国，日本。

（76）苹眉夜蛾 *Pangrapta obscurata* (Butler, 1879)**

检视标本：1 头，陕西省洋县华阳镇堰头上（33.64138N，107.51833E；1206m；灯诱），2017-6-27，刘浩宇采。

分布：陕西（洋县、柞水、太白、宁陕、留坝）、黑龙江、吉林、辽宁、河北、山东、湖南、台湾；俄罗斯，朝鲜，韩国，日本。

（77）滴纹夜蛾 *Erythroplusia pyropia* (Butler, 1879) 陕西省新记录种

检视标本：1 头，陕西省洋县华阳镇堰头上（33.64138N，107.51833E；1206m；灯诱），2017-8-7，刘浩宇采；1 头，陕西省洋县汉坝村（33.521953N，107.596705E；893m；灯诱），2017-5-6，刘浩宇采；1 头，陕西省洋县黄安镇王家沟（33.193368N，107.572143E；453m；灯诱），2017-5-8，刘浩宇采。

分布：陕西（洋县）、吉林、辽宁、台湾、广东、西藏；俄罗斯，朝鲜，韩国，日本，巴基斯坦，印度，尼泊尔。

（78）银纹夜蛾 *Ctenoplusia agnata* (Staudinger, 1892)

检视标本：1 头，陕西省洋县华阳镇堰头上（33.64138N，107.51833E；1206m；灯诱），2017-8-7，刘浩宇采。

分布：陕西（洋县）及中国广布；俄罗斯（远东），朝鲜，韩国，印度，尼泊尔，东南亚。

（79）白条夜蛾 *Ctenoplusia albostriata* (Bremer & Grey, 1853)

检视标本：1头，陕西省洋县关帝镇关帝庙（33.30421589N，107.49544172E；1231m；灯诱），2017-6-24，刘浩宇采。

分布：陕西（洋县）、黑龙江、吉林、辽宁、北京、河北、湖北、台湾、广东；俄罗斯，朝鲜，韩国，日本，东南亚，澳大利亚，新西兰。

（80）绿孔雀夜蛾 *Nacna malachitis* (Oberthür, 1881)**

检视标本：1头，陕西省洋县华阳镇堰头上（33.64138N，107.51833E；1206m；灯诱），2017-8-7，刘浩宇采。

分布：陕西（洋县、宁陕）、黑龙江、吉林、辽宁、山西、河南、福建、台湾、四川、云南、西藏；俄罗斯，朝鲜，韩国，日本，印度，尼泊尔，越南。

（81）黄修虎蛾 *Sarbanissa flavida* (Leech, 1890)**

检视标本：1头，陕西省洋县华阳镇堰头上（33.64138N，107.51833E；1206m；灯诱），2017-8-7，刘浩宇采；1头，陕西省洋县华阳镇杨家沟（33.63916N，107.49555E；1315m；灯诱），2017-8-5，刘浩宇采；1头，陕西省洋县华阳镇堰头上（33.64138N，107.51833E；1206m；灯诱），2017-6-27，刘浩宇采。

分布：陕西（洋县、旬阳、太白、宁陕、留坝、佛坪、宝鸡）、湖北、湖南、四川、云南、西藏。

（82）斗斑禾夜蛾 *Litoligia fodinae* (Oberthür, 1880) 陕西省新记录属　新记录种

检视标本：1头，陕西省洋县华阳镇堰头上（33.64138N，107.51833E；1206m；灯诱），2017-8-7，刘浩宇采。

分布：陕西（洋县）、黑龙江、江西；俄罗斯，朝鲜，韩国，日本。

（83）锦夜蛾 *Euplexia lucipara* (Linnaeus, 1758) 陕西省新记录种

检视标本：1头，陕西省洋县华阳镇堰头上（33.64138N，107.51833E；1206m；灯诱），2017-8-7，刘浩宇采；1头，陕西省洋县汉坝村（33.521953N，107.596705E；893m；灯诱），2017-5-6，刘浩宇采。

分布：陕西（洋县）、黑龙江、吉林、辽宁、河南、湖北、四川、云南；俄罗斯，朝鲜，韩国，日本，哈萨克斯坦，欧洲。

（84）白斑委夜蛾 *Athetis albisignata* (Oberthür, 1879)**

检视标本：1头，陕西省洋县华阳镇堰头上（33.64138N，107.51833E；1206m；灯诱），2017-8-7，刘浩宇采；1头，陕西省洋县黄安镇王家沟（33.193368N，107.572143E；453m；灯诱），2017-5-8，刘浩宇采；1头，陕西省洋县溢水镇药树坝（33.21944N，107.50055E；600m；灯诱），2017-8-2，刘浩宇采。

分布：陕西（洋县、太白）、黑龙江、吉林、辽宁；俄罗斯（远东），朝鲜，韩国，

日本。

（85）乏夜蛾 *Niphonyx segregata* (Butler, 1878) 陕西省新记录种

检视标本：1 头，陕西省洋县华阳镇堰头上（33.64138N，107.51833E；1206m；灯诱），2017-8-7，刘浩宇采。

分布：陕西（洋县）、黑龙江、吉林、辽宁、河北、河南、福建、云南；俄罗斯（远东），朝鲜，韩国，日本。

（86）柿癣皮夜蛾 *Blenina senex* (Butler, 1878)**

检视标本：1 头，陕西省洋县茅坪镇邵家沟（33.52277N，107.66916E；912m；灯诱），2017-8-8，刘浩宇采。

分布：陕西（洋县、旬阳）、辽宁、江苏、浙江、江西、湖南、福建、台湾、海南、广西、四川、云南；朝鲜，韩国，日本，越南。

（87）齿斑畸夜蛾 *Bocula quadrilineata* (Walker, 1858)**

检视标本：1 头，陕西省洋县溢水镇药树坝（33.21944N，107.50055E；600m；灯诱），2017-8-2，刘浩宇采；1 头，陕西省洋县黄安镇王家沟（33.193368N，107.572143E；453m；灯诱），2017-5-8，刘浩宇采。

分布：陕西（洋县、宁陕、佛坪）、甘肃、新疆、浙江、福建、广西、四川；印度；亚洲西部，欧洲。

（88）脉散纹夜蛾 *Callopistria venata* Leech, 1900 陕西省新记录种

检视标本：1 头，陕西省洋县溢水镇药树坝（33.21944N，107.50055E；600m；灯诱），2017-8-2，刘浩宇采。

分布：陕西（洋县）、浙江、湖北、福建；印度。

（89）壶夜蛾 *Calyptra thalictri* (Borkhausen, 1790)**

检视标本：1 头，陕西省洋县华阳镇杨家沟（33.63916N，107.49555E；1315m；灯诱），2017-8-5，刘浩宇采。

分布：陕西（洋县、柞水、宁陕）、黑龙江、吉林、辽宁、山东、河南、新疆、浙江、福建、四川、云南；俄罗斯，蒙古国，朝鲜，韩国，日本，中亚，欧洲。

（90）红尺夜蛾 *Naganoella timandra* (Alphéraky, 1897)

检视标本：1 头，陕西省洋县华阳镇杨家沟（33.63916N，107.49555E；1315m；灯诱），2017-8-5，刘浩宇采。

分布：陕西（洋县、柞水、商南、宁陕、留坝、佛坪）、黑龙江、吉林、辽宁、河北、河南、浙江、湖南；俄罗斯，朝鲜，韩国，日本，泰国。

（91）桑剑纹夜蛾 *Acronicta major* (Bremer, 1861)**

检视标本：1 头，陕西省洋县华阳镇杨家沟（33.63916N，107.49555E；1315m；灯诱），2017-8-5，刘浩宇采。

分布：陕西（洋县、周至、柞水、旬阳、太白、宁陕、佛坪）、黑龙江、吉林、辽

宁、河南、湖北、湖南、四川、云南；俄罗斯，朝鲜，韩国，日本。

（92）光剑纹夜蛾 *Acronicta adaucta* Warren, 1909 陕西省新记录种

检视标本：1头，陕西省洋县华阳镇周家峪（33.601000N，107.474282E；1363m；灯诱），2017-5-6，刘浩宇采。

分布：陕西（洋县）、黑龙江、吉林、辽宁、江西；俄罗斯，朝鲜，韩国，日本。

（93）白夜蛾 *Chasminodes albonitens* (Bremer, 1861)**

检视标本：1头，陕西省洋县华阳镇杨家沟（33.63916N，107.49555E；1315m；灯诱），2017-8-5，刘浩宇采。

分布：陕西（洋县、周至、太白）、黑龙江、吉林、辽宁、河北、山西、江苏、浙江、湖南；俄罗斯，朝鲜，韩国，日本。

（94）桃红瑙夜蛾 *Maliattha rosacea* Leech, 1889 陕西省新记录属 新记录种

检视标本：1头，陕西省洋县关帝镇大西沟（33.488695N，107.405615E；1270m；灯诱），2017-5-3，刘浩宇采；1头，陕西省洋县汉坝村（33.521953N，107.596705E；893m；灯诱），2017-5-6，刘浩宇采。

分布：陕西（洋县）、吉林、辽宁、河北、浙江、台湾；俄罗斯，朝鲜，韩国，日本。

（95）华安夜蛾 *Lacanobia splendens* (Hübner, 1808) 陕西省新记录种

检视标本：1头，陕西省洋县华阳镇板桥（33.615512N，107.507905E；1154m；灯诱），2017-5-4，刘浩宇采。

分布：陕西（洋县）、黑龙江、吉林、辽宁、新疆；俄罗斯，蒙古国，朝鲜，韩国，日本，土耳其，中亚，欧洲。

（96）歹夜蛾 *Diarsia dahlii* (Hübner, 1813) 陕西省新记录种

检视标本：1头，陕西省洋县华阳镇周家峪（33.601000N，107.474282E；1363m；灯诱），2017-5-6，刘浩宇采。

分布：陕西（洋县）、黑龙江、吉林、山东、青海、新疆、四川、云南；俄罗斯，蒙古国，朝鲜，韩国，日本，哈萨克斯坦，乌克兰，白俄罗斯，波罗的海周边国家，欧洲。

（97）赭尾歹夜蛾 *Diarsia ruficauda* (Warren, 1909) 陕西省新记录种

检视标本：1头，陕西省洋县华阳镇板桥（33.615512N，107.507905E；1154m；灯诱），2017-5-4，刘浩宇采；1头，陕西省洋县磨子桥镇金沙湖（33.175319N，107.484502E；496m；灯诱），2017-5-7，刘浩宇采。

分布：陕西（洋县）、黑龙江、江苏、浙江、江西、湖南、福建、云南；俄罗斯，朝鲜，韩国，日本。

（98）栎长须夜蛾 *Herminia grisealis* (Denis & Schiffermüller, 1775) 陕西省新记录种

检视标本：1头，陕西省洋县磨子桥镇金沙湖（33.175319N，107.484502E；496m；

灯诱），2017-5-7，刘浩宇采。

分布：陕西（洋县）、黑龙江、吉林、内蒙古、台湾、四川、云南；俄罗斯，朝鲜，韩国，日本，哈萨克斯坦，欧洲。

（99）暗缘长须夜蛾 *Herminia innocens* Butler, 1879　陕西省新记录种

检视标本：1 头，陕西省洋县磨子桥镇金沙湖（33.175319N，107.484502E；496m；灯诱），2017-5-7，刘浩宇采。

分布：陕西（洋县）、吉林、辽宁、江苏；朝鲜，韩国，日本。

（100）赭黄长须夜蛾 *Herminia arenosa* Butler, 1878　陕西省新记录种

检视标本：1 头，陕西省洋县黄安镇王家沟（33.193368N，107.572143E；453m；灯诱），刘浩宇采；1 头，陕西省洋县华阳镇周家峪（33.601000N，107.474282E；1363m；灯诱），2017-5-6，刘浩宇采。

分布：陕西（洋县）、吉林、辽宁、山西；俄罗斯，朝鲜，韩国，日本。

（101）中影单趾夜蛾 *Hipoepa fractalis* (Guenée, 1854)　陕西省新记录属　新记录种

检视标本：1 头，陕西省洋县磨子桥镇金沙湖（33.175319N，107.484502E；496m；灯诱），2017-5-7，刘浩宇采；1 头，陕西省洋县黄安镇王家沟（33.193368N，107.572143E；453m；灯诱），2017-5-8，刘浩宇采。

分布：陕西（洋县）、西藏；日本，印度，缅甸，斯里兰卡，非洲。

（102）曲纹涓夜蛾 *Rivula curvifera* (Walker, 1862)　陕西省新记录属　新记录种

检视标本：1 头，陕西省洋县磨子桥镇金沙湖（33.175319N，107.484502E；496m；灯诱），2017-5-7，刘浩宇采。

分布：陕西（洋县）、四川；印度，缅甸，斯里兰卡，印度尼西亚（加里曼丹岛）。

（103）稻白臀俚夜蛾 *Protodeltote distinguenda* (Staudinger, 1888)　陕西省新记录属　新记录种

检视标本：1 头，陕西省洋县磨子桥镇金沙湖（33.175319N，107.484502E；496m；灯诱），2017-5-7，刘浩宇采。

分布：陕西（洋县）、黑龙江、吉林、辽宁、江西、福建、台湾、广西；俄罗斯，朝鲜，韩国，日本。

（104）中赫夜蛾 *Acosmetia chinensis* (Wallengren, 1860)　陕西省新记录属　新记录种

检视标本：1 头，陕西省洋县磨子桥镇金沙湖（33.175319N，107.484502E；496m；灯诱），2017-5-7，刘浩宇采。

分布：陕西（洋县）、黑龙江、吉林、辽宁、河北、江西、四川；俄罗斯，朝鲜，韩国，日本，印度。

（105）朽木夜蛾 *Axylia putris* (Linnaeus, 1761)**

检视标本：1 头，陕西省洋县磨子桥镇金沙湖（33.175319N，107.484502E；496m；

灯诱），2017-5-7，刘浩宇采。

分布：陕西（洋县）、黑龙江、吉林、辽宁、北京、河北、山西、山东、新疆、湖南、台湾、云南、西藏；俄罗斯，蒙古国，朝鲜，韩国，日本，巴基斯坦，印度，尼泊尔，印度尼西亚。

（106）八字地老虎 *Xestia c-nigrum* (Linnaeus, 1758)

检视标本：1头，陕西省洋县磨子桥镇金沙湖（33.175319N，107.484502E；496m；灯诱），2017-5-7，张东晓采。

分布：陕西（洋县，广布），中国广布；俄罗斯，蒙古国，朝鲜，韩国，日本，哈萨克斯坦，巴基斯坦，印度，尼泊尔，欧洲，北美洲。

（107）弓须亥夜蛾 *Hydrillodes repugnalis* Walker, 1863 陕西省新记录种

检视标本：1头，陕西省洋县汉坝村（33.521953N，107.596705E；893m；灯诱），2017-5-6，刘浩宇采。

分布：陕西（洋县）、山东、湖南、福建、台湾、广东、广西、西藏；日本，印度，斯里兰卡，东南亚。

（108）铜寅夜蛾 *Dipterygina cupreotincta* Sugi, 1954 陕西省新记录属 新记录种

检视标本：1头，陕西省洋县汉坝村（33.521953N，107.596705E；893m；灯诱），2017-5-6，刘浩宇采。

分布：陕西（洋县）、吉林、辽宁、福建、台湾、海南；韩国，日本。

（109）纹希夜蛾 *Eucarta fasciata* (Butler, 1878) 陕西省新记录种

检视标本：1头，陕西省洋县汉坝村（33.521953N，107.596705E；893m；灯诱），2017-5-6，刘浩宇采。

分布：陕西（洋县）、黑龙江、吉林；俄罗斯，朝鲜，韩国，日本。

（110）华长扇夜蛾 *Sineugraphe oceanica* (Kardakoff, 1928) 陕西省新记录种

检视标本：1头，陕西省洋县汉坝村（33.521953N，107.596705E；893m；灯诱），2017-5-6，刘浩宇采。

分布：陕西（洋县）、黑龙江、吉林、江苏、浙江、江西；俄罗斯，朝鲜，韩国，日本。

（111）紫棕扇夜蛾 *Sineugraphe exusta* (Butler, 1878)**

检视标本：1头，陕西省洋县华阳镇周家峁（33.601000N，107.474282E；1363m；灯诱），2017-5-6，刘浩宇采。

分布：陕西（洋县、周至、太白、宁陕、凤县、佛坪）、黑龙江、吉林、辽宁、湖北、贵州；俄罗斯，蒙古国，朝鲜，韩国，日本。

（112）曲线贫夜蛾 *Simplicia niphona* (Butler, 1878)**

检视标本：1头，陕西省洋县黄安镇王家沟（33.193368N，107.572143E；453m；灯诱），2017-5-8，刘浩宇采。

分布：陕西（洋县、宁陕、佛坪）、吉林、内蒙古、河北、浙江、湖南、福建、台湾、海南、广西、云南、西藏；朝鲜，韩国，日本，巴基斯坦，印度，尼泊尔，斯里兰卡，马来西亚，印度尼西亚。

（113）缘夜蛾 *Chorsia mollicula* (Graeser, 1889) 陕西省新记录属 新记录种

检视标本：1 头，陕西省洋县华阳镇周家峪（33.601000N，107.474282E；1363m；灯诱），2017-5-6，刘浩宇采；1 头，陕西省洋县华阳镇堰头上（33.64138N，107.51833E；1206m；灯诱），2017-6-27，刘浩宇采。

分布：陕西（洋县）、黑龙江、台湾、四川；俄罗斯，朝鲜，韩国，日本，印度，尼泊尔，东南亚。

（114）臂斑缘夜蛾 *Chorsia costimacula* (Oberthür, 1880) 陕西省新记录属 新记录种

检视标本：1 头，陕西省洋县华阳镇堰头上（33.64138N，107.51833E；1206m；灯诱），2017-6-27，刘浩宇采。

分布：陕西（洋县）、黑龙江、吉林、湖北；俄罗斯，朝鲜，韩国，日本。

（115）克夜蛾 *Clavipalpula aurariae* (Oberthür, 1880) 陕西省新记录种

检视标本：1 头，陕西省洋县华阳镇周家峪（33.601000N，107.474282E；1363m；灯诱），2017-5-6，刘浩宇采。

分布：陕西（洋县）、黑龙江、吉林、辽宁、江西；俄罗斯，朝鲜，韩国，日本。

（116）棉铃虫 *Helicoverpa armigera* (Hübner, 1808)**

检视标本：1 头，陕西省洋县华阳镇周家峪（33.601000N，107.474282E；1363m；灯诱），2017-5-6，刘浩宇采。

分布：陕西（洋县、周至、佛坪、柞水、旬阳）及中国各地；俄罗斯，朝鲜，韩国，日本，印度，东南亚，印度尼西亚，中亚，西亚，澳大利亚，新西兰，欧洲。

（117）涂析夜蛾 *Sypnoides picta* (Butler, 1877) 陕西省新记录种

检视标本：1 头，陕西省洋县关帝镇关帝庙（33.30421589N，107.49544172E；1231m；灯诱），2017-6-24，刘浩宇采；1 头，陕西省洋县华阳镇堰头上（33.64138N，107.51833E；1206m；灯诱），2017-6-27，刘浩宇采。

分布：陕西（洋县）、黑龙江、辽宁、浙江、湖南、云南；俄罗斯，朝鲜，韩国，日本。

（118）异纹析夜蛾 *Sypnoides fumosa* (Butler, 1877) 陕西省新记录种

检视标本：1 头，陕西省洋县华阳镇堰头上（33.64138N，107.51833E；1206m；灯诱），2017-6-27，刘浩宇采。

分布：陕西（洋县）、黑龙江、吉林、辽宁、湖南；俄罗斯，朝鲜，韩国，日本。

（119）折纹殿尾夜蛾 _Anuga multiplicans_ (Walker, 1858)**

检视标本：1 头，陕西省洋县关帝镇关帝庙（33.30421589N，107.49544172E；1231m；灯诱），2017-6-24，刘浩宇采；1 头，陕西省洋县华阳镇堰头上（33.64138N，107.51833E；1206m；灯诱），2017-6-27，刘浩宇采。

分布：陕西（洋县、旬阳、商南、宁陕、留坝）、浙江、湖南、福建、广东、海南、四川、贵州、云南；印度，斯里兰卡，马来西亚，新加坡。

（120）逸色夜蛾 _Ipimorpha retusa_ (Linnaeus, 1761) 陕西省新记录属　新记录种

检视标本：1 头，陕西省洋县关帝镇关帝庙（33.30421589N；107.49544172E；1231m；灯诱），2017-6-24，刘浩宇采。

分布：陕西（洋县）、黑龙江、吉林、辽宁、河南、浙江；俄罗斯，蒙古国，朝鲜，韩国，日本，哈萨克斯坦，欧洲。

（121）并线尖须夜蛾 _Bleptina parallela_ Leech, 1900　陕西省新记录属　新记录种

检视标本：1 头，陕西省洋县华阳镇堰头上（33.64138N，107.51833E；1206m；灯诱），2017-6-27，刘浩宇采。

分布：陕西（洋县）、浙江、江西、湖南、福建、台湾、海南、四川。

（122）白点朋闪夜蛾 _Hypersypnoides astrigera_ (Butler, 1885)**

检视标本：1 头，陕西省洋县华阳镇堰头上（33.64138N，107.51833E；1206m；灯诱），2017-6-27，刘浩宇采。

分布：陕西（洋县、宁陕）、黑龙江、吉林、辽宁、浙江、江西、福建、台湾、海南、四川、云南；俄罗斯，朝鲜，韩国，日本。

（123）天目东夜蛾 _Euromoia mixta_ Staudinger, 1892　陕西省新记录种

检视标本：1 头，陕西省洋县华阳镇堰头上（33.64138N，107.51833E；1206m；灯诱），2017-6-27，刘浩宇采。

分布：陕西（洋县）、辽宁、浙江、湖南、福建、四川；俄罗斯，朝鲜，韩国，日本。

（124）寒切夜蛾 _Euxoa sibirica_ (Boisduva, 1837)

分布：陕西（洋县、宁陕）、黑龙江、西藏；朝鲜，日本。

（125）基角狼夜蛾 _Ochropleura triangularis_ Moore, 1867

分布：陕西（洋县、周至、太白、宁陕、佛坪）、甘肃、四川、云南、西藏；克什米尔地区，印度。

（十）谷蛾科 Tineidae

　　体小型，多灰暗色。头部被长鳞毛，或狭窄叶状鳞片；喙短，外颚叶分离；触角多为丝状，鞭节各亚节被 1 轮狭窄鳞片；下颚须多为 5 节，伸展或折叠；下唇须下垂、前伸或上举，第 2 节外侧被硬鬃。前后翅狭长，翅脉多完整，R_5 脉常终止于前缘或顶角。后足胫节外侧被长毛。

世界已知 2500 多种，中国已知约 100 种，陕西记录 12 属 22 种，本次洋县记录 3 属 3 种。

（126）蜂宇谷蛾 *Cephimallota densoni* Robinson, 1986

分布：陕西（洋县）、江西、福建；尼泊尔。

（127）梯斑谷蛾 *Monopis monachella* (Hübner, 1796)

分布：陕西（洋县、杨凌、凤县、澄城、彬县）、黑龙江、天津、河北、山东、河南、甘肃、新疆、安徽、浙江、湖北、湖南、台湾、广东、海南、广西、四川、贵州、云南、西藏；俄罗斯，日本，印度，东南亚，欧洲，美洲，非洲。

（128）鸽谷蛾 *Tinea columbariella* Wocke, 1877

分布：陕西（洋县、澄城）、河北、甘肃、上海、四川、西藏；中亚，澳大利亚，欧洲。

（十一）麦蛾科 Gelechiidae

体小型。头部通常平滑，被朝前方向下弯曲的长鳞片；喙长，卷曲，基部具鳞片；触角线状，雄性常具短纤毛，柄节通常无栉；单眼常存在，较小；下颚须 4 节，折叠于喙基部上方；下唇须 3 节，细长，通常上举或后弯。前翅狭长，端部变尖，无翅痣；R_4 和 R_5 脉常共柄，后者到达顶角前缘；后翅顶角凸出，外缘弯曲内凹。后足相对色浅，胫节背面多密被长鳞毛。

世界已知约 5000 种，中国已知约 400 种，陕西记录 45 属 120 种，本次洋县记录 9 属 11 种。

（129）悬钩子灯麦蛾 *Argolamprotes micella* Denis & Schiffermüller, 1775

分布：陕西（洋县、紫阳、杨凌、西乡、宁陕、丹凤、白河）、甘肃、安徽；日本；欧洲。

（130）斯文苔麦蛾 *Bryotropha svenssoni* Park, 1984

分布：陕西（洋县、周至、宁陕）、甘肃；韩国。

（131）国槐林麦蛾 *Dendrophilia sophora* Li & Zheng, 1998

分布：陕西（洋县、杨凌）、山东、甘肃。

（132）缘刺发麦蛾 *Faristenia jumbongae* Park, 1993

分布：陕西（洋县）、甘肃；朝鲜，韩国，日本。

（133）栎发麦蛾 *Faristenia quercivora* Ponomarenko, 1991

分布：陕西（洋县、杨凌、凤县）、甘肃、江西；俄罗斯（远东），朝鲜，日本。

（134）优蛮麦蛾 *Hypatima excellentella* Ponomarenko, 1991

分布：陕西（洋县、紫阳）、河南、甘肃、安徽、江西、台湾；俄罗斯（远东），朝鲜，日本。

（135）腊麦蛾 *Parastenolechia collucata* (Omelko, 1988)

分布：陕西（洋县、紫阳、西乡、丹凤）、甘肃；俄罗斯（远东），朝鲜。

（136）新齿茎麦蛾 *Xystophora novipsammitella* Li & Zheng, 1998

分布：陕西（洋县、西乡）。

（137）山楂棕麦蛾 *Dichomeris derasella* (Denis & Schiffermüller, 1775)

分布：陕西（洋县、周至、凤县、丹凤、白河）、河南、宁夏、青海、浙江；俄罗斯，朝鲜，土耳其；欧洲。

（138）艾棕麦蛾 *Dichomeris rasilella* (Herrich-Schäffer, 1854)

分布：陕西（洋县、周至、杨凌、旬邑、宁陕、凤县、佛坪、丹凤、澄城、白水）、黑龙江、河南、青海、安徽、浙江、湖北、江西、福建、台湾、四川、贵州；俄罗斯（远东），朝鲜，日本，欧洲。

（139）甘薯阳麦蛾 *Helcystogramma triannulella* (Herrich-Schäffer, 1854)

分布：陕西（洋县、杨凌、西安）、天津、山东、河南、新疆、江苏、江西、四川；俄罗斯，朝鲜，日本，印度，中亚，欧洲中南部。

（十二）巢蛾科 Yponomeutidae

步食满　杜喜翠

（西南大学植物保护学院　重庆　400715）

体小型。喙发达；触角线状，柄节常具栉毛；喙管光裸；无单眼。前翅形状变化大，具 9、11 或 12 条脉；后翅具 7 或 8 条脉，雌性具 2 根翅缰。腹部第 2～7 节背板常具刺，或第 8 腹板为 1 发达的骨片。雄性外生殖器爪形突发达，近方形或叶片状。

世界已知 550 余种，中国已知 80 余种，陕西记录 6 属 18 种，本次洋县记录 2 属 2 种。

（140）东京巢蛾 *Yponomeuta tokyonellus* Matsumura, 1931*

检视标本：1♂2♀♀，陕西洋县华阳镇杨家沟村（33.63916N，107.49555E；1315m；灯诱），2017-8-5，步食满采。

分布：陕西（洋县、杨凌）、黑龙江、辽宁、北京、天津、河北、河南、宁夏、江苏、上海、安徽、江西；日本。

（141）苹异银蛾 *Argyresthia assimilis* Moriuti, 1977

分布：陕西（洋县、周至、杨凌、宁陕）、河南、甘肃、湖北；日本。

（十三）螟蛾科 Pyralidae

步食满 杜喜翠

（西南大学植物保护学院 重庆 400715）

体通常小至中型。额圆，被光滑鳞片；下唇须 3 节，平伸、斜上举或上弯；下颚须 3 节，有时微小或缺失；喙通常发达；复眼大。前翅通常狭长或三角形，斑纹通常简单；R_5 与 R_{3+4} 脉共柄或融合。后翅近三角形或卵圆形，斑纹简单或无斑纹。鼓膜器的鼓膜泡几乎完全闭合；鼓膜与节间膜在同一平面上；无听器间突。雄性爪形突通常发达；通常有颚形突，末端钩状或弯曲。

世界性分布。世界已知 6930 余种，中国已知 510 余种，陕西记录 48 属 82 种，本次洋县记录有 19 属 26 种，其中陕西省新记录 1 种。

（142）长臂彩丛螟 *Lista haraldusalis* (Walker, 1859)**

检视标本：1♂1♀，陕西洋县溢水镇木家村（33.39305N，107.47583E；690m；灯诱），2017-8-3，步食满采；3♂♂4♀♀，陕西洋县华阳镇（33.59472N，107.53277E；1110m；灯诱），2017-8-6，步食满采。

分布：陕西（洋县）、河北、山西、河南、安徽、江苏、浙江、湖北、福建、台湾、广东、海南、广西、四川、贵州、云南；俄罗斯，朝鲜，印度，缅甸，斯里兰卡，印度尼西亚。

（143）红缘纹丛螟 *Stericta asopialis* (Snellen, 1890)**

检视标本：1♂，陕西洋县窑坪乡药树坝村（33.21944N，107.50055E；600m；灯诱），2017-8-2，步食满采；1♀，陕西洋县溢水镇木家村（33.39027N，107.47583E；690m；灯诱），2017-8-3，步食满采；2♂♂4♀♀，陕西洋县华阳镇杨家沟村（33.63916N，107.49555E；1315m；灯诱），2017-8-5，步食满采；7♂♂3♀♀，陕西洋县华阳镇（33.59472N，107.53277E；1110m；灯诱），2017-8-6，步食满采。

分布：陕西（洋县、澄城）、河南、安徽、浙江、湖北、福建、广西、四川、贵州、云南；日本，印度，不丹。

（144）垂斑纹丛螟 *Stericta flavopuncta* Inoue & Sasaki, 1995**

检视标本：1♂3♀♀，陕西洋县溢水镇木家村（33.39027N，107.47583E；690m；灯诱），2017-8-3，步食满采；3♂♂7♀♀，陕西洋县华阳镇杨家沟村（33.63916N，107.49555E；1315m；灯诱），2017-8-5，步食满采。

分布：陕西（洋县）、河北、河南、甘肃、广西、四川、贵州、云南；俄罗斯，日本。

（145）黑基纹丛螟 *Stericta kogii* Inoue & Sasaki, 1995**

检视标本：1♀，陕西洋县华阳镇杨家沟村（33.3916N，107.49555E；1315m；灯诱），2017-8-5，步食满采；1♂3♀♀，陕西洋县华阳镇（33.59472N，107.53277E；1110m；灯诱），2017-8-6，步食满采。

分布：陕西（洋县）、辽宁、天津、河北、河南、甘肃、浙江、湖北、福建、海南、广西、贵州；俄罗斯，日本。

（146）并脉歧角螟 *Endotricha consocia* (Butler, 1879)**

检视标本：1♂1♀，陕西洋县窑坪乡药树坝村（33.21944N，107.50055E；600m；灯诱），2017-8-2，步食满采；1♂1♀，陕西洋县溢水镇木家村（33.39305N，107.47583E；690m；灯诱），2017-8-3，步食满采；1♂1♀，陕西洋县华阳镇杨家沟村（33.63916N，107.49555E；1315m；灯诱），2017-8-5，步食满采；1♂1♀，陕西洋县槐树关镇陈家坪村（33.3125N，107.70527E；724m；灯诱），2017-8-9，步食满采。

分布：陕西（洋县）、北京、天津、甘肃、河南、江苏、浙江、湖北、江西、福建、台湾、海南、广西、四川、贵州；日本。

（147）榄绿歧角螟 *Endotricha olivacealis* (Bremer, 1864)**

检视标本：2♂♂1♀，陕西洋县窑坪乡药树坝村（33.21944N，107.50055E；600m；灯诱），2017-8-2，步食满采；2♂♂1♀，陕西洋县溢水镇木家村（33.39305N，107.47583E；690m；灯诱），2017-8-3，步食满采；2♂♂1♀，陕西洋县华阳镇杨家沟村（33.63916N，107.49555E；1315m；灯诱），2017-8-5，步食满采；2♂♂1♀，陕西洋县华阳镇（33.59472N，107.53277E；1110m；灯诱），2017-8-6，步食满采；2♂♂1♀，陕西洋县华阳镇堰头上村（33.64166N，107.51861E；1206m；灯诱），2017-8-7，步食满采；2♂♂1♀，陕西洋县槐树关镇陈家坪村（33.3125N，107.70527E；724m；灯诱），2017-8-9，步食满采。

分布：陕西（洋县、杨凌、商南、丹凤、白河）、北京、天津、河北、山东、河南、甘肃、安徽、浙江、湖北、江西、湖南、福建、台湾、广东、海南、广西、四川、贵州、云南、西藏；俄罗斯，朝鲜，日本，印度，尼泊尔，缅甸，印度尼西亚。

（148）紫歧角螟 *Endotricha punicea* Whalley, 1963**

检视标本：1♂，陕西洋县溢水镇木家村（33.39027N，107.47583E；690m；灯诱），2017-8-3，步食满采；3♀♀，陕西洋县槐树关镇陈家坪村（33.3125N，107.70527E；724m；灯诱），2017-8-9，步食满采。

分布：陕西（洋县）、甘肃、河南、湖北、海南、西藏。

（149）灰巢螟 *Hypsopygia glaucinalis* (Linneaus, 1758)**

检视标本：1♂，陕西洋县窑坪乡药树坝村（33.21944N，107.50055E；600m；灯诱），2017-8-2，步食满采；2♂♂1♀，陕西洋县华阳镇杨家沟村（33.63916N，107.49555E；1315m；灯诱），2017-8-5，步食满采；1♀，陕西洋县华阳镇（3.59472N，107.53277E；1110m；灯诱），2017-8-6，步食满采。

分布：陕西（洋县、杨凌、商州、商南、丹凤）、黑龙江、吉林、辽宁、内蒙古、北京、天津、河北、山东、河南、甘肃、青海、江苏、浙江、湖北、江西、湖南、福建、台湾、广东、海南、广西、四川、贵州、云南；朝鲜，日本，欧洲。

（150）赤巢螟 *Hypsopygia pelasgalis* (Walker, 1859)**

检视标本：1♂2♀♀，陕西洋县华阳镇（33.59472N，107.53277E；1110m；灯诱），

2017-8-6，步食满采。

分布：陕西（洋县、杨凌、安康）、河北、山东、河南、湖北、湖南、台湾、海南、广西、四川、贵州、西藏；朝鲜，日本，欧洲。

（151）褐巢螟 *Hypsopygia regina* (Butler, 1879)**

检视标本：1♂2♀♀，陕西洋县华阳镇（33.59472N，107.53277E；1110m；灯诱），2017-8-6，步食满采。

分布：陕西（洋县、紫阳、杨凌、宁陕、丹凤、澄城、安康）、内蒙古、河北、河南、甘肃、浙江、湖北、江西、湖南、福建、台湾、广东、海南、广西、四川、贵州、云南；日本，印度，不丹，泰国，斯里兰卡。

（152）缘斑缨须螟 *Stemmatophora valida* (Butler, 1879) 陕西省新记录种

检视标本：1♀，陕西洋县华阳镇（33.59472N，107.53277E；1110m；灯诱），2017-8-6，步食满采；1♀，陕西洋县华阳镇堰头上村（33.64166N，107.51861E；1206m；灯诱），2017-8-7，步食满采；1♀，陕西洋县茅坪镇邵家沟村（33.52277N，107.66916E；912m；灯诱），2017-8-8，步食满采。

分布：陕西（洋县）、河南、江苏、浙江、湖北、湖南、江西、福建、台湾、广东、海南、四川、云南；日本，印度。

（153）红带峰斑螟 *Acrobasis rufizonella* Ragonot, 1887**

检视标本：1♀，陕西洋县槐树关镇陈家坪村（33.3125N，107.70527E；724m；灯诱），2017-8-9，步食满采。

分布：陕西（洋县、澄城）、天津、河北、河南、宁夏、甘肃、江苏、浙江、湖北、福建、广东、贵州、云南；日本，朝鲜。

（154）果梢斑螟 *Dioryctria pryeri* Ragonot, 1893**

检视标本：1♀，陕西洋县茅坪镇邵家沟村（33.52277N，107.66916E；912m；灯诱），2017-8-8，步食满采；1♀，陕西洋县槐树关镇陈家坪村（33.3125N，107.70527E；724m；灯诱），2017-8-9，步食满采。

分布：陕西（洋县、澄城）、黑龙江、吉林、辽宁、北京、天津、河北、山西、山东、河南、甘肃、江苏、安徽、浙江、湖北、江西、湖南、台湾、广东、四川；朝鲜，日本。

（155）豆荚斑螟 *Etiella zinckenella* (Treitschke, 1832)

检视标本：1♀，陕西洋县槐树关镇陈家坪村（33.3125N，107.70527E；724m；灯诱），2017-8-9，步食满采。

分布：陕西（洋县）、天津、河北、山东、河南、宁夏、甘肃、新疆、安徽、湖北、湖南、福建、广东、四川、贵州、云南；世界性分布。

（156）散类荚斑螟 *Etielloides sejunctellus* (Christoph, 1881)*

检视标本：2♀♀，陕西洋县窑坪乡药树坝村（33.21944N，107.50055E；600m；

灯诱），2017-8-2，步食满采；2♀♀，陕西洋县华阳镇杨家沟村（33.63916N，107.49555E；1315m；灯诱），2017-8-5，步食满采；2♀♀，陕西洋县槐树关镇陈家坪村（33.3125N，107.70527E；724m；灯诱），2017-8-9，步食满采；2♀♀，陕西洋县长溪镇蔡河村（33.2675N，107.6675E；538m；灯诱），2017-8-10，步食满采。

分布：陕西（洋县、杨凌）、河南、福建、广西、贵州；俄罗斯，朝鲜，日本。

（157）拟双色叉斑螟 *Furcata paradichromella* (Yamanaka, 1980)

检视标本：1♀，陕西洋县窑坪乡药树坝村（33.21944N，107.50055E；600m；灯诱），2017-8-2，步食满采；2♂♂，陕西洋县溢水镇木家村（33.39027N，107.47583E；690m；灯诱），2017-8-3，步食满采；1♂2♀♀，陕西洋县槐树关镇陈家坪村（33.3125N，107.70527E；724m；灯诱），2017-8-9，步食满采；3♀♀，陕西洋县长溪镇蔡河村（33.2675N，107.6675E；538m；灯诱），2017-8-10，步食满采。

分布：陕西（洋县）、河北、山东、河南、甘肃、浙江、湖北、湖南、广西、贵州；日本。

（158）红云翅斑螟 *Oncocera semirubella* (Scopoli, 1763)

检视标本：1♀，陕西洋县槐树关镇陈家坪村（33.3125N，107.70527E；724m；灯诱），2017-8-9，步食满采；1♀，陕西洋县长溪镇蔡河村（33.2675N，107.6675E；538m；灯诱），2017-8-10，步食满采。

分布：陕西（洋县、杨凌、丹凤、澄城）、黑龙江、吉林、内蒙古、北京、天津、河北、山东、河南、宁夏、甘肃、青海、江苏、安徽、浙江、湖北、江西、湖南、福建、台湾、广东、广西、四川、贵州、云南；苏联，日本，印度，英国，保加利亚，匈牙利。

（159）紫斑谷螟 *Pyralis farinalis* (Linnaeus, 1758)

分布：陕西（洋县、杨凌、西安、宁陕）、黑龙江、天津、河北、山东、河南、宁夏、新疆、江苏、浙江、湖北、江西、湖南、台湾、广东、广西、四川、云南、西藏；俄罗斯，朝鲜，日本，印度，缅甸，伊朗，欧洲。

（160）双裂类荚斑螟 *Etielloides bipartitellus* (Leech, 1889)

分布：陕西（洋县、紫阳、杨凌）、河南；朝鲜，日本。

（161）中国软斑螟 *Asclerobia sinensis* (Caradja, 1937)

分布：陕西（洋县、西乡、澄城）、黑龙江、北京、天津、河北、山东、河南、甘肃、安徽、四川、云南。

（162）小脊斑螟 *Salebria ellenella* Roesler, 1975

分布：陕西（洋县、紫阳、杨凌、澄城、白河）、北京、天津、河北、山东、河南、宁夏、新疆、江苏、安徽、浙江、湖北、江西、福建、台湾、广东、广西、四川、贵州；朝鲜。

（163）眼斑蝶斑螟 *Morosaphycita maculata* (Staudinger, 1876)

分布：陕西（洋县、商州、丹凤、白河）、天津、河北、甘肃、山东、河南、江苏、安徽、浙江、湖南、台湾、四川；朝鲜，日本。

（164）银翅亮斑螟 *Selagia argyrella* Denis & Schiffermüller, 1775

分布：陕西（洋县、杨凌、西乡、丹凤、澄城）、内蒙古、天津、河北、山东、河南、宁夏、青海、新疆、江苏、台湾、四川、西藏；中欧，亚洲。

（165）巴塘暗斑螟 *Euzophera (Euzophera) batangensis* Caradja, 1939

分布：陕西（洋县、杨凌）、天津、河北、山东、江苏、浙江、湖北、湖南、福建、广东、四川、云南、西藏；韩国，日本。

（166）印度谷斑螟 *Plodia interpunctella* (Hübner, 1813)

分布：陕西（洋县、杨凌）、甘肃；世界性分布。

（167）干果斑螟 *Cadra cautella* (Walker, 1863)

分布：陕西（洋县、杨凌）；世界性分布。

（十四）草螟科 Crambidae

步食满 杜喜翠

（西南大学植物保护学院 重庆 400715）

体通常小至中型。额圆或有尖突，或平斜，被光滑鳞片；头顶有直立的鳞片；下唇须 3 节，前伸、斜上举或向上弯；下颚须通常短于下唇须，3～4 节。喙通常发达；复眼大，球形。足细长。前翅狭长或三角形，斑纹和颜色变化大；R₅ 脉通常与 R₃₊₄ 脉分离。后翅近三角形，斑纹变化大或无斑纹。鼓膜器的鼓膜泡几乎完全闭合；鼓膜与节间膜不在同一平面上；听器间突简单或二裂叶。雄性爪形突通常由基至末端变窄，形状多变；颚形突常后中部发达，有的退化或缺失。

世界性分布。世界已知 8100 余种，中国已知 1177 种，陕西记录 77 属 124 种，本次洋县记录 46 属 66 种，其中陕西省新记录 11 种。

（168）岷山目草螟 *Catoptria mienshani* Bleszynski, 1965**

检视标本：6♀♀，陕西洋县华阳镇杨家沟村（33.63916N，107.49555E；1315m；灯诱），2017-8-5，步食满采。

分布：陕西（洋县、澄城）、吉林、内蒙古、天津、河北、山西、河南、宁夏、甘肃、浙江、贵州、西藏。

（169）海斑水螟 *Eoophyla halialis* (Walker, 1859)**

检视标本：6♂♂6♀♀，陕西洋县窑坪乡药树坝村（33.21944N，107.50055E；600m；灯诱），2017-8-2，步食满采；2♂♂，陕西洋县华阳镇（33.59472N，107.53277E；

1110m；灯诱），2017-8-6，步食满采；1♀，陕西洋县茅坪镇邵家沟村（33.52277N，107.66916E；912m；灯诱），2017-8-8，步食满采。

分布：陕西（洋县）、河南、浙江、湖北、江西、湖南、福建、广东、海南、广西、四川、贵州；印度，尼泊尔，孟加拉国，越南，阿富汗，埃塞俄比亚。

（170）丽斑水螟 *Eoophyla peribocalis* Walker, 1859**

检视标本：5♂♂6♀♀，陕西洋县窑坪乡药树坝村（33.21944N，107.50055E；600m；灯诱），2017-8-2，步食满采；1♂1♀，陕西洋县茅坪镇邵家沟村（33.52277N，107.66916E；912m；灯诱），2017-8-8，步食满采。

分布：陕西（洋县）、河南、浙江、四川、云南；印度，越南，斯里兰卡，也门。

（171）华斑水螟 *Eoophyla sinensis* (Hampson, 1897)**

检视标本：10♂♂10♀♀，陕西洋县华阳镇堰头上村（33.64166N，107.51861E；1206m；灯诱），2017-8-7，步食满采；6♂♂6♀♀，陕西洋县茅坪镇邵家沟村（33.52277N，107.66916E；912m；灯诱），2017-8-8，步食满采；3♂♂3♀♀，陕西洋县槐树关镇陈家坪村（33.3125N，107.70527E；724m；灯诱），2017-8-9，步食满采。

分布：陕西（洋县、丹凤）、河北、河南、湖北、四川；尼泊尔，泰国。

（172）断纹波水螟 *Paracymoriza distinctalis* (Leech, 1889)**

检视标本：1♂，陕西洋县窑坪乡药树坝村（33.21944N，107.50055E；600m；灯诱），2017-8-2，步食满采；1♀，陕西洋县溢水镇木家村（33.39027N，107.47583E；690m；灯诱），2017-8-3，步食满采；3♂♂3♀♀，陕西洋县华阳镇堰头上村（33.64166N，107.51861E；1206m；灯诱），2017-8-7，步食满采；3♂♂3♀♀，陕西洋县茅坪镇邵家沟村（33.52277N，107.66916E；912m；灯诱），2017-8-8，步食满采。

分布：陕西（洋县）、河南、浙江、湖北、湖南、台湾、广东、广西、四川、贵州。

（173）洁波水螟 *Paracymoriza prodigalis* (Leech, 1889)**

检视标本：1♀，陕西洋县窑坪乡药树坝村（33.21944N，107.50055E；600m；灯诱），2017-8-2，步食满采；1♀，陕西洋县华阳镇杨家沟村（33.63916N，107.49555E；1315m；灯诱），2017-8-5，步食满采；1♀，陕西洋县华阳镇堰头上村（33.64166N，107.51861E；1206m；灯诱），2017-8-7，步食满采。

分布：陕西（洋县、太白山）、河北、河南、浙江、湖北、福建、台湾、广东、贵州；朝鲜，日本。

（174）褐翅棘趾野螟 *Anaia egentalis* (Christoph, 1881)*

检视标本：4♀♀，陕西洋县窑坪乡药树坝村（33.21944N，107.50055E；600m；灯诱），2017-8-2，步食满采；2♀♀，陕西洋县溢水镇木家村（33.39027N，107.47583E；690m；灯诱），2017-8-3，步食满采；1♀，陕西洋县华阳镇（33.59472N，107.53277E；1110m；灯诱），2017-8-6，步食满采。

分布：陕西（洋县）、河北、河南、湖北、四川、贵州；俄罗斯（远东），日本。

（175）元参棘趾野螟 *Anaia verbascalis* (Denis & Schiffermüller, 1775)

检视标本：1♂，陕西洋县长溪镇蔡河村（33.2675N，107.6675E；538m；灯诱），2017-8-10，步食满采。

分布：陕西（洋县、杨凌、商州、宁陕）、天津、河北、山西、河南、青海、湖南、福建、广东、四川、贵州、云南；俄罗斯，朝鲜，日本，印度，斯里兰卡，西亚，欧洲。

（176）横线镰翅野螟 *Circobotys heterogenalis* (Bremer, 1864)

检视标本：1♀，陕西洋县窑坪乡药树坝村（33.21944N，107.50055E；600m；灯诱），2017-8-2，步食满采。

分布：陕西（洋县）、河北、山西、山东、河南、江苏、江西、湖南、福建、贵州；俄罗斯（远东），朝鲜，日本。

（177）条纹野螟 *Mimetebulea arctialis* Munroe & Mutuura, 1968　陕西省新记录种

检视标本：2♂♂2♀♀，陕西洋县窑坪乡药树坝村（33.21944N，107.50055E；600m；灯诱），2017-8-2，步食满采；2♂♂2♀♀，陕西洋县溢水镇木家村（33.39027N，107.47583E；690m；灯诱），2017-8-3，步食满采。

分布：陕西（洋县）、河南、江苏、浙江、湖北、湖南、福建、四川、贵州。

（178）芬氏羚野螟 *Pseudebulea fentoni* Butler, 1881**

检视标本：5♂♂2♀♀，陕西洋县窑坪乡药树坝村（33.21944N，107.50055E；600m；灯诱），2017-8-2，步食满采；2♂♂9♀♀，陕西洋县溢水镇木家村（33.39027N，107.47583E；690m；灯诱），2017-8-3，步食满采。

分布：陕西（洋县）、河北、河南、浙江、湖北、湖南、福建、广西、四川、贵州；俄罗斯，朝鲜，日本，印度，印度尼西亚。

（179）四纹尖须野螟 *Pagyda quadrilineata* Butler, 1881**

检视标本：1♂，陕西洋县溢水镇木家村（33.39027N，107.47583E；690m；灯诱），2017-8-3，步食满采；2♂♂，陕西洋县华阳镇杨家沟村（33.63916N，107.49555E；1315m；灯诱），2017-8-5，步食满采。

分布：陕西（洋县）、台湾；日本。

（180）郑氏宽突野螟 *Paranomis zhengi* Zhang, Li & Wang, 2002**

检视标本：1♀，陕西洋县溢水镇木家村（33.39027N，107.47583E；690m；灯诱），2017-8-3，步食满采。

分布：陕西（洋县）、河南。

（181）尖双突野螟 *Sitochroa verticalis* (Linnaeus, 1758)*

检视标本：1♀，陕西洋县长溪镇蔡河村（33.2675N，107.6675E；538m；灯诱），2017-8-10，步食满采。

分布：陕西（洋县、彬县）、黑龙江、辽宁、内蒙古、天津、河北、山西、山东、宁夏、青海、新疆、甘肃、江苏、四川、云南、西藏；俄罗斯，朝鲜，日本，印度；欧洲。

（182）褐斑翅野螟 *Bocahoris aptalis* (Walker, 1865) 陕西省新记录种

检视标本：1♀，陕西洋县槐树关镇陈家坪村（33.3125N，107.70527E；724m；灯诱），2017-8-9，步食满采。

分布：陕西（洋县）、河北、甘肃、浙江、湖北、福建、台湾、海南、广西、重庆、四川、贵州、云南；日本，印度。

（183）黄翅缀叶野螟 *Botyodes diniasalis* (Walker, 1859)**

检视标本：1♂1♀，陕西洋县溢水镇木家村（33.39027N，107.47583E；690m；灯诱），2017-8-3，步食满采；1♂，陕西洋县华阳镇（33.59472N，107.53277E；1110m；灯诱），2017-8-6，步食满采。

分布：陕西（洋县、周至、杨凌、太白山、宁陕、留坝、佛坪、彬县）、辽宁、内蒙古、北京、河北、山东、河南、宁夏、甘肃、江苏、安徽、浙江、湖北、湖南、福建、台湾、广东、海南、广西、重庆、四川、贵州、云南；朝鲜，日本，印度，缅甸。

（184）大黄缀叶野螟 *Botyodes principalis* Leech, 1889**

检视标本：2♂♂，陕西洋县窑坪乡药树坝村（33.21944N，107.50055E；600m；灯诱），2017-8-2，步食满采；1♀，陕西洋县华阳镇杨家沟村（33.63916N，107.49555E；1315m；灯诱），2017-8-5，步食满采。

分布：陕西（洋县、杨凌）、安徽、浙江、湖北、江西、湖南、福建、台湾、广东、重庆、四川、贵州、云南、西藏；朝鲜，日本，印度。

（185）狭瓣暗野螟 *Bradina angustalis* Yamanaka, 1984*

检视标本：6♀♀，陕西洋县华阳镇（33.59472N，107.53277E；1110m；灯诱），2017-8-6，步食满采。

分布：陕西（洋县）、山西、河南、甘肃、江苏、湖北、重庆、贵州；日本。

（186）白点暗野螟 *Bradina atopalis* (Walker, 1858)*

检视标本：1♀，陕西洋县溢水镇木家村（33.39027N，107.47583E；690m；灯诱），2017-8-3，步食满采；5♀♀，陕西洋县华阳镇（33.59472N，107.53277E；1110m；灯诱），2017-8-6，步食满采；1♀，陕西洋县华阳镇堰头上村（33.64166N，107.51861E；1206m；灯诱），2017-8-7，步食满采。

分布：陕西（洋县、杨凌）、辽宁、北京、天津、河北、山东、河南、上海、浙江、湖北、福建、台湾、广东、广西、重庆、四川、云南；日本。

（187）长须曲角野螟 *Camptomastix hisbonalis* (Walker, 1859)

检视标本：1♂，陕西洋县华阳镇杨家沟村（33.63916N，107.49555E；1315m；灯

诱），2017-8-5，步食满采；3♀♀，陕西洋县华阳镇（33.59472N，107.53277E；1110m；灯诱），2017-8-6，步食满采；1♀，陕西洋县华阳镇堰头上村（33.64166N，107.51861E；1206m；灯诱），2017-8-7，步食满采；1♀，陕西洋县槐树关镇陈家坪村（33.3125N，107.70527E；724m；灯诱），2017-8-9，步食满采。

分布：陕西（洋县）、天津、河南、山东、湖北、江西、湖南、福建、台湾、广东、香港、四川、云南、西藏；日本，印度，马来西亚，印度尼西亚（加里曼丹岛）。

（188）稻纵卷叶螟 *Cnaphalocrocis medinalis* (Guenée, 1854)**

检视标本：1♀，陕西洋县华阳镇（33.59472N，107.53277E；1110m；灯诱），2017-8-6，步食满采；1♀，陕西洋县茅坪镇邵家沟村（33.52277N，107.66916E；912m；灯诱），2017-8-8，步食满采。

分布：陕西（洋县、佛坪、耀州、宁陕、杨凌）、黑龙江、吉林、辽宁、内蒙古、北京、天津、河北、山西、山东、河南、青海、江苏、上海、浙江、湖北、江西、湖南、福建、台湾、广东、海南、广西、重庆、四川、贵州、云南、西藏；朝鲜，日本，印度，缅甸，越南，泰国，菲律宾，马来西亚，印度尼西亚，澳大利亚，巴布亚新几内亚，非洲。

（189）桃多斑野螟 *Conogethes punctiferalis* (Guenée, 1854)

检视标本：1♂，陕西洋县窑坪乡药树坝村（33.21944N，107.50055E；600m；灯诱），2017-8-2，步食满采；1♂1♀，陕西洋县溢水镇木家村（33.39027N，107.47583E；690m；灯诱），2017-8-3，步食满采；1♂，陕西洋县华阳镇（33.59472N，107.53277E；1110m；灯诱），2017-8-6，步食满采；1♂，陕西洋县华阳镇堰头上村（33.64166N，107.51861E；1206m；灯诱），2017-8-7，步食满采；1♂，陕西洋县槐树关镇陈家坪村（33.3125N，107.70527E；724m；灯诱），2017-8-9，步食满采；1♂，陕西洋县长溪镇蔡河村（33.2675N，107.6675E；538m；灯诱），2017-8-10，步食满采。

分布：陕西（洋县、杨凌、楼观台）、辽宁、天津、河北、山西、山东、河南、甘肃、江苏、上海、安徽、浙江、湖北、江西、湖南、福建、台湾、广东、广西、重庆、四川、贵州、云南、西藏；朝鲜，韩国，日本，印度，缅甸，越南，斯里兰卡，菲律宾，新加坡，印度尼西亚，澳大利亚，新几内亚，所罗门群岛。

（190）伊锥野螟 *Cotachena histricalis* (Walker, 1859)*

检视标本：1♂，陕西洋县华阳镇杨家沟村（33.63916N，107.49555E；1315m；灯诱），2017-8-5，步食满采；1♂，陕西洋县华阳镇堰头上村（33.64166N，107.51861E；1206m；灯诱），2017-8-7，步食满采；1♂，陕西洋县茅坪镇邵家沟村（33.52277N，107.66916E；912m；灯诱），2017-8-8，步食满采。

分布：陕西（洋县、宁陕、佛坪）、甘肃、江苏、浙江、湖北、江西、湖南、福建、台湾、广东、海南、重庆、四川、云南、西藏；日本，印度，缅甸，斯里兰卡，菲律宾，马来西亚，印度尼西亚，澳大利亚，新几内亚，所罗门群岛，俾斯麦群岛，火山岛，路易西亚德群岛。

（191）叶展须野螟 *Eurrhyparodes braccteolalis* (Zeller, 1852)**

检视标本：1♂，陕西洋县窑坪乡药树坝村（33.21944N，107.50055E；600m；灯诱），2017-8-2，步食满采；1♂，陕西洋县溢水镇木家村（33.39027N，107.47583E；690m；灯诱），2017-8-3，步食满采；1♀，陕西洋县华阳镇堰头上村（33.64166N，107.51861E；1206m；灯诱），2017-8-7，步食满采；1♀，陕西洋县槐树关镇陈家坪村（33.3125N，107.70527E；724m；灯诱），2017-8-9，步食满采；1♀，陕西洋县长溪镇蔡河村（33.2675N，107.6675E；538m；灯诱），2017-8-10，步食满采。

分布：陕西（洋县、佛坪、白河）、山西、河南、江苏、上海、安徽、浙江、湖北、湖南、福建、台湾、广东、广西、重庆、四川、贵州、云南；日本，印度，缅甸，泰国，斯里兰卡，印度尼西亚，澳大利亚。

（192）丛毛展须野螟 *Eurrhyparodes contortalis* Hampson, 1900 陕西省新记录种

检视标本：1♂，陕西洋县溢水镇木家村（33.39027N，107.47583E；690m；灯诱），2017-8-3，步食满采；1♂，陕西洋县华阳镇（33.59472N，107.53277E；1110m；灯诱），2017-8-6，步食满采；1♂，陕西洋县长溪镇蔡河村（33.2675N，107.6675E；538m；灯诱），2017-8-10，步食满采。

分布：陕西（洋县）、福建、台湾、广东、重庆、四川；俄罗斯，朝鲜，韩国，日本。

（193）台湾绢丝野螟 *Glyphodes formosanus* (Shibuya, 1928)**

检视标本：2♂♂，陕西洋县华阳镇杨家沟村（33.63916N，107.49555E；1315m；灯诱），2017-8-5，步食满采；2♂♂，陕西洋县茅坪镇邵家沟村（33.52277N，107.66916E；912m；灯诱），2017-8-8，步食满采；2♂♂，陕西洋县槐树关镇陈家坪村（33.3125N，107.70527E；724m；灯诱），2017-8-9，步食满采。

分布：陕西（洋县、安康）、河南、甘肃、浙江、湖北、福建、台湾、四川；日本。

（194）齿斑绢丝野螟 *Glyphodes onychinalis* (Guenée, 1854) 陕西省新记录种

检视标本：1♂，陕西洋县溢水镇木家村（33.39027N，107.47583E；690m；灯诱），2017-8-3，步食满采。

分布：陕西（洋县）、河南、安徽、浙江、湖北、湖南、福建、台湾、广东、海南、重庆、四川、贵州、云南、西藏；朝鲜，日本，印度，缅甸，越南，斯里兰卡，印度尼西亚，澳大利亚，非洲（西部，南非，埃塞俄比亚）。

（195）黄犁角野螟 *Goniorhynchus marginalis* Warren, 1896 陕西省新记录种

检视标本：2♂♂1♀，陕西洋县华阳镇堰头上村（33.64166N，107.51861E；1206m；灯诱），2017-8-7，步食满采；1♂，陕西洋县茅坪镇邵家沟村（33.52277N，107.66916E；912m；灯诱），2017-8-8，步食满采。

分布：陕西（洋县）、河南、甘肃、浙江、福建、重庆、四川、贵州、云南、西藏；日本，印度。

（196）棉褐环野螟 *Haritalodes derogata* (Fabricius, 1775)**

检视标本：3♂♂，陕西洋县华阳镇（33.59472N，107.53277E；1110m；灯诱），2017-8-6，步食满采；1♀，陕西洋县华阳镇堰头上村（33.64166N，107.51861E；1206m；灯诱），2017-8-7，步食满采；1♂，陕西洋县长溪镇蔡河村（33.2675N，107.6675E；538m；灯诱），2017-8-10，步食满采。

分布：陕西（洋县、耀州、杨凌、宁陕、留坝、佛坪、安康）、内蒙古、北京、天津、河北、山西、山东、河南、甘肃、江苏、上海、安徽、浙江、湖北、江西、湖南、福建、台湾、广东、广西、重庆、四川、贵州、云南、西藏；朝鲜，日本，印度，缅甸，越南，泰国，菲律宾，新加坡，印度尼西亚，澳大利亚，美国（夏威夷），南美洲，非洲（塞拉利昂）。

（197）褐翅切叶野螟 *Herpetogramma rudis* (Warren,1892)**

检视标本：2♂♂3♀♀，陕西洋县窑坪乡药树坝村（33.21944N，107.50055E；600m；灯诱），2017-8-2，步食满采；1♂1♀，陕西洋县华阳镇杨家沟村（33.63916N，107.49555E；1315m；灯诱），2017-8-5，步食满采。

分布：陕西（洋县、杨凌）、河南、安徽、浙江、湖北、湖南、福建、广西、重庆、四川、贵州、云南、西藏；日本，印度。

（198）饰纹切叶野螟 *Herpetogramma stultalis* (Walker, 1859)**

检视标本：12♂♂，陕西洋县茅坪镇邵家沟村（33.52277N，107.66916E；912m；灯诱），2017-8-8，步食满采。

分布：陕西（洋县）、河南、青海、福建、广东、海南、云南；韩国，日本，巴基斯坦，印度，缅甸，斯里兰卡，马来西亚，印度尼西亚，留尼汪岛，澳大利亚，巴布亚新几内亚，刚果。

（199）黑点蚀叶野螟 *Lamprosema commixta* (Butler, 1879)**

检视标本：1♀，陕西洋县窑坪乡药树坝村（33.21944N，107.50055E；600m；灯诱），2017-8-2，步食满采；1♂5♀♀，陕西洋县溢水镇木家村（33.39027N，107.47583E；690m；灯诱），2017-8-3，步食满采；3♂♂3♀♀，陕西洋县华阳镇（33.59472N，107.53277E；1110m；灯诱），2017-8-6，步食满采；3♂♂3♀♀，陕西洋县华阳镇堰头上村（33.64166N，107.51861E；1206m；灯诱），2017-8-7，步食满采。

分布：陕西（洋县、杨凌、丹凤、白河）、北京、天津、山西、河南、甘肃、安徽、浙江、湖北、湖南、福建、台湾、广东、海南、广西、重庆、四川、贵州、云南、西藏；日本，印度，越南，斯里兰卡，马来西亚，印度尼西亚（加里曼丹岛）。

（200）黑斑蚀叶野螟 *Lamprosema sibirialis* (Millière, 1879)**

检视标本：1♂，陕西洋县窑坪乡药树坝村（33.21944N，107.50055E；600m；灯诱），2017-8-2，步食满采；1♀，陕西洋县溢水镇木家村（33.39027N，107.47583E；

690m；灯诱），2017-8-3，步食满采；1♀，陕西洋县华阳镇堰头上村（33.64166N，107.51861E；1206m；灯诱），2017-8-7，步食满采；1♀，陕西洋县槐树关镇陈家坪村（33.3125N，107.70527E；724m；灯诱），2017-8-9，步食满采；1♀，陕西洋县长溪镇蔡河村（33.2675N，107.6675E；538m；灯诱），2017-8-10，步食满采。

分布：陕西（洋县、紫阳、商南、丹凤、安康）、黑龙江、北京、天津、河北、山西、河南、甘肃、安徽、浙江、湖北、江西、福建、广东、重庆、四川、贵州；朝鲜，日本。

（201）黄环蚀叶野螟 *Lamprosema tampiusalis* (Walker, 1859) 陕西省新记录种

检视标本：1♂4♀♀，陕西洋县窑坪乡药树坝村（33.21944N，107.50055E；600m；灯诱），2017-8-2，步食满采；3♀♀，陕西洋县槐树关镇陈家坪村（33.3125N，107.70527E；724m；灯诱），2017-8-9，步食满采。

分布：陕西（洋县）、河南、安徽、浙江、湖北、江西、福建、广东、重庆、贵州；日本，印度，印度尼西亚（加里曼丹岛）。

（202）豆荚野螟 *Maruca vitrata* (Fabricius, 1787)**

检视标本：1♂，陕西洋县溢水镇木家村（33.39027N，107.47583E；690m；灯诱），2017-8-3，步食满采；4♀♀，陕西洋县华阳镇（33.59472N，107.53277E；1110m；灯诱），2017-8-6，步食满采。

分布：陕西（洋县、杨凌、宁陕、留坝、彬县）、内蒙古、北京、天津、河北、山西、山东、河南、甘肃、江苏、上海、安徽、浙江、湖北、江西、湖南、福建、台湾、广东、海南、广西、重庆、四川、贵州、云南、西藏；朝鲜，日本，印度，斯里兰卡，澳大利亚，美国（夏威夷），欧洲，非洲（尼日利亚，坦桑尼亚，北部）。

（203）双斑伸喙野螟 *Mecyna dissipatalis* (Lederer, 1863)**

检视标本：3♂♂，陕西洋县溢水镇木家村（33.39027N，107.47583E；690m；灯诱），2017-8-3，步食满采；1♂，陕西洋县华阳镇杨家沟村（33.63916N，107.49555E；1315m；灯诱），2017-8-5，步食满采；1♀，陕西洋县华阳镇（33.59472N，107.53277E；1110m；灯诱），2017-8-6，步食满采；1♀，陕西洋县茅坪镇邵家沟村（33.52277N，107.66916E；912m；灯诱），2017-8-8，步食满采。

分布：陕西（洋县）、河南、甘肃、安徽、浙江、湖北、江西、福建、台湾、广东、海南、广西、重庆、四川；日本，印度，斯里兰卡。

（204）贯众伸喙野螟 *Mecyna gracilis* (Butler, 1879)**

检视标本：4♂♂2♀♀，陕西洋县长溪镇蔡河村（33.2675N，107.6675E；538m；灯诱），2017-8-10，步食满采；1♀，陕西洋县槐树关镇陈家坪村（33.3125N，107.70527E；724m；灯诱），2017-8-9，步食满采。

分布：陕西（洋县、杨凌、丹凤、彬县）、黑龙江、北京、天津、河北、山东、河

南、安徽、浙江、湖北、江西、福建、台湾、广东、重庆；俄罗斯（远东），朝鲜，日本。

（205）杨芦伸喙野螟 *Mecyna tricolor* (Butler, 1879)**

检视标本：1♂，陕西洋县溢水镇木家村（33.39027N，107.47583E；690m；灯诱），2017-8-3，步食满采；1♀，陕西洋县华阳镇杨家沟村（33.63916N，107.49555E；1315m；灯诱），2017-8-5，步食满采；1♂，陕西洋县华阳镇堰头上村（33.64166N，107.51861E；1206m；灯诱），2017-8-7，步食满采；1♂，陕西洋县茅坪镇邵家沟村（33.52277N，107.66916E；912m；灯诱），2017-8-8，步食满采。

分布：陕西（洋县、宁陕、留坝）、黑龙江、北京、河北、山西、山东、河南、甘肃、浙江、湖北、湖南、福建、台湾、广东、重庆、四川、贵州、云南；朝鲜，日本。

（206）缘斑须野螟 *Nosophora insignis* (Butler, 1881) 陕西省新记录种

检视标本：1♂，陕西洋县窑坪乡药树坝村（33.21944N，107.50055E；600m；灯诱），2017-8-2，步食满采；2♂♂，陕西洋县溢水镇木家村（33.39027N，107.47583E；690m；灯诱），2017-8-3，步食满采。

分布：陕西（洋县）、江苏、浙江、江西、湖南、福建、台湾、海南、广西、重庆、四川、贵州、西藏；日本。

（207）宁波须野螟 *Nosophora ningpoalis* Leech, 1889 陕西省新记录种

检视标本：1♂，陕西洋县窑坪乡药树坝村（33.21944N，107.50055E；600m；灯诱），2017-8-2，步食满采；1♂，陕西洋县长溪镇蔡河村（33.2675N，107.6675E；538m；灯诱），2017-8-10，步食满采。

分布：陕西（洋县）、江苏、安徽、浙江、湖北、江西、福建、广东、重庆、四川；印度。

（208）三纹啮叶野螟 *Omiodes tristrialis* (Bremer, 1864)**

检视标本：1♂，陕西洋县华阳镇堰头上村（33.64166N，107.51861E；1206m；灯诱），2017-8-7，步食满采；1♀，陕西洋县长溪镇蔡河村（33.2675N，107.6675E；538m；灯诱），2017-8-10，步食满采。

分布：陕西（洋县）、河北、山东、河南、甘肃、江苏、上海、安徽、浙江、湖北、江西、湖南、福建、台湾、广东、海南、广西、重庆、四川、贵州、云南；俄罗斯（远东），朝鲜，日本，印度，缅甸，印度尼西亚。

（209）弯囊绢须野螟 *Palpita hypohomaila* Inoue, 1996 陕西省新记录种

检视标本：1♂，陕西洋县溢水镇木家村（33.39027N，107.47583E；690m；灯诱），2017-8-3，步食满采；1♂，陕西洋县长溪镇蔡河村（33.2675N，107.6675E；538m；灯诱），2017-8-10，步食满采。

分布：陕西（洋县）、河南、台湾、广东、海南、广西、重庆、四川、贵州、云南。

（210）黄褐阔野螟 *Patania obfuscalis* Yamanaka, 1998**

检视标本：1♀，陕西洋县华阳镇杨家沟村（33.63916N，107.49555E；1315m；灯诱），2017-8-5，步食满采。

分布：陕西（洋县）、甘肃、安徽、湖北、海南、香港、重庆、四川；尼泊尔。

（211）枇杷扇野螟 *Pleuroptya balteata* (Fabricius, 1798)

检视标本：1♂，陕西洋县窑坪乡药树坝村（33.21944N，107.50055E；600m；灯诱），2017-8-2，步食满采；1♂，陕西洋县槐树关镇陈家坪村（33.3125N，107.70527E；724m；灯诱），2017-8-9，步食满采；4♂♂，陕西洋县长溪镇蔡河村（33.2675N，107.6675E；538m；灯诱），2017-8-10，步食满采。

分布：陕西（洋县、商州、佛坪、丹凤）、河南、甘肃、浙江、湖北、江西、湖南、福建、台湾、广东、海南、广西、重庆、四川、贵州、云南、西藏；朝鲜，日本，印度，缅甸，越南，斯里兰卡，印度尼西亚，欧洲（克罗地亚），非洲。

（212）三条扇野螟 *Pleuroptya chlorophanta* (Butler, 1878)*

检视标本：1♂3♀♀，陕西洋县窑坪乡药树坝村（33.21944N，107.50055E；600m；灯诱），2017-8-2，步食满采；6♂♂1♀，陕西洋县溢水镇木家村（33.39027N，107.47583E；690m；灯诱），2017-8-3，步食满采；1♀，陕西洋县华阳镇（33.59472N，107.53277E；1110m；灯诱），2017-8-6，步食满采；3♂♂，陕西洋县长溪镇蔡河村（33.2675N，107.6675E；538m；灯诱），2017-8-10，步食满采。

分布：陕西（洋县、丹凤）、内蒙古、天津、河北、山西、山东、河南、宁夏、甘肃、江苏、安徽、浙江、湖北、江西、湖南、福建、台湾、广东、海南、广西、重庆、四川、贵州；朝鲜，日本。

（213）四目扇野螟 *Pleuroptya inferior* (Hampson, 1898)*

检视标本：1♂，陕西洋县华阳镇杨家沟村（33.63916N，107.49555E；1315m；灯诱），2017-8-5，步食满采。

分布：陕西（洋县、白河）、河南、甘肃、江苏、浙江、湖北、福建、台湾、广西、重庆、四川、贵州、云南；朝鲜，日本，印度。

（214）窗斑扇野螟 *Pleuroptya mundalis* (South, 1901)*

检视标本：2♂♂，陕西洋县溢水镇木家村（33.39027N，107.47583E；690m；灯诱），2017-8-3，步食满采；1♀，陕西洋县华阳镇杨家沟村（33.63916N，107.49555E；1315m；灯诱），2017-8-5，步食满采；2♀♀，陕西洋县华阳镇（33.59472N，107.53277E；1110m；灯诱），2017-8-6，步食满采；1♀，陕西洋县华阳镇堰头上村（33.64166N，107.51861E；1206m；灯诱），2017-8-7，步食满采；2♀♀陕西洋县茅坪镇邵家沟村（33.52277N，107.66916E；912m；灯诱），2017-8-8，步食满采。

分布：陕西（洋县、安康）、河南、湖北、福建、台湾、重庆、四川、云南。

（215）四斑扇野螟 Pleuroptya quadrimaculalis (Kollar & Redtenbacher, 1844)*

检视标本：3♂♂4♀♀，陕西洋县华阳镇杨家沟村（33.63916N，107.49555E；1315m；灯诱），2017-8-5，步食满采；2♂♂3♀♀，陕西洋县华阳镇堰头上村（33.64166N，107.51861E；1206m；灯诱），2017-8-7，步食满采；1♂，陕西洋县茅坪镇邵家沟村（33.52277N，107.66916E；912m；灯诱），2017-8-8，步食满采；1♂，陕西洋县槐树关镇陈家坪村（33.3125N，107.70527E；724m；灯诱），2017-8-9，步食满采。

分布：陕西（洋县）、黑龙江、辽宁、河北、山西、山东、河南、甘肃、浙江、湖北、江西、湖南、福建、台湾、广东、海南、重庆、四川、贵州、云南、西藏；俄罗斯，朝鲜，日本，印度，印度尼西亚。

（216）豆扇野螟 Pleuroptya ruralis (Scopoli, 1763)*

检视标本：1♂，陕西洋县窑坪乡药树坝村（33.21944N，107.50055E；600m；灯诱），2017-8-2，步食满采；2♂♂4♀♀，陕西洋县华阳镇（33.59472N，107.53277E；1110m；灯诱），2017-8-6，步食满采；1♀，陕西洋县槐树关镇陈家坪村（33.3125N，107.70527E；724m；灯诱），2017-8-9，步食满采。

分布：陕西（洋县、杨凌）、吉林、河北、山西、甘肃、新疆、浙江、台湾、海南、重庆、四川、贵州、云南、西藏；朝鲜，韩国，日本，印度，印度尼西亚，欧洲（德国，英国）。

（217）豹纹卷野螟 Pycnarmon pantherata (Butler, 1878)

检视标本：1♀，陕西洋县华阳镇杨家沟村（33.63916N，107.49555E；1315m；灯诱），2017-8-5，步食满采；2♀♀，陕西洋县华阳镇（33.59472N，107.53277E；1110m；灯诱），2017-8-6，步食满采；1♀，陕西洋县华阳镇堰头上村（33.64166N，107.51861E；1206m；灯诱），2017-8-7，步食满采。

分布：陕西（洋县、宁陕、留坝、佛坪）、河南、甘肃、江苏、安徽、浙江、湖北、江西、湖南、台湾、重庆、四川；朝鲜，日本。

（218）角翅野螟 Pyradena mirifica (Caradja, 1931)**

检视标本：2♀♀，陕西洋县华阳镇杨家沟村（33.63916N，107.49555E；1315m；灯诱），2017-8-5，步食满采。

分布：陕西（洋县、宁陕）、北京、山东、河南、湖北、福建、广东、广西、重庆、四川、贵州、云南、华北。

（219）楸蠹野螟 Sinomphisa plagialis (Wileman, 1911)**

检视标本：1♂，陕西洋县长溪镇蔡河村（33.2675N，107.6675E；538m；灯诱），2017-8-10，步食满采。

分布：陕西（洋县、杨凌、丹凤）、辽宁、北京、天津、河北、山东、河南、江苏、上海、安徽、浙江、湖北、福建、重庆、四川、贵州、云南；朝鲜，日本。

（220）甜菜青野螟 *Spoladea recurvalis* (Fabricius, 1775)**

检视标本：1♂1♀，陕西洋县华阳镇（33.59472N，107.53277E；1110m；灯诱），2017-8-6，步食满采；1♂，陕西洋县槐树关镇陈家坪村（33.3125N，107.70527E；724m；灯诱），2017-8-9，步食满采；1♂，陕西洋县长溪镇蔡河村（33.2675N，107.6675E；538m；灯诱），2017-8-10，步食满采。

分布：陕西（洋县、杨凌、佛坪、澄城、彬县）、黑龙江、吉林、辽宁、内蒙古、北京、天津、河北、山西、山东、河南、甘肃、青海、安徽、浙江、湖北、江西、湖南、福建、台湾、广东、海南、广西、重庆、四川、贵州、云南、西藏；朝鲜，日本，印度，不丹，尼泊尔，缅甸，越南，泰国，斯里兰卡，菲律宾，印度尼西亚，欧洲（法国），北美洲，南美洲（巴西），美国（夏威夷），澳大利亚，非洲（东部和南部，马达加斯加岛）；所有热带亚热带地区。

（221）三环狭野螟 *Stenia charonialis* (Walker, 1859)　陕西省新记录种

检视标本：2♀♀，陕西洋县华阳镇（33.59472N，107.53277E；1110m；灯诱），2017-8-6，步食满采。

分布：陕西（洋县）、黑龙江、天津、河北、山东、河南、甘肃、江苏、上海、安徽、浙江、湖北、湖南、福建、台湾、广东、海南、广西、重庆、四川、贵州、云南、西藏；俄罗斯（西伯利亚），朝鲜，韩国，日本。

（222）台湾卷叶野螟 *Syllepte taiwanalis* Shibuya, 1928**

检视标本：1♂，陕西洋县华阳镇堰头上村（33.64166N，107.51861E；1206m；灯诱），2017-8-7，步食满采；1♀，陕西洋县槐树关镇陈家坪村（33.3125N，107.70527E；724m；灯诱），2017-8-9，步食满采；1♂，陕西洋县长溪镇蔡河村（33.2675N，107.6675E；538m；灯诱），2017-8-10，步食满采。

分布：陕西（洋县）、河南、甘肃、安徽、浙江、湖北、江西、湖南、福建、台湾、广东、海南、重庆、四川、贵州、云南；日本。

（223）细条纹野螟 *Tabidia strigiferalis* Hampson, 1900**

检视标本：8♂♂8♀♀，陕西洋县窑坪乡药树坝村（33.21944N，107.50055E；600m；灯诱），2017-8-2，步食满采；2♀♀，陕西洋县溢水镇木家村（33.39027N，107.47583E；690m；灯诱），2017-8-3，步食满采；1♂，陕西洋县华阳镇杨家沟村（33.63916N，107.49555E；1315m；灯诱），2017-8-5，步食满采；2♂♂3♀♀，陕西洋县长溪镇蔡河村（33.2675N，107.6675E；538m；灯诱），2017-8-10，步食满采。

分布：陕西（洋县、留坝）、黑龙江、辽宁、天津、河北、山西、河南、甘肃、安徽、浙江、湖北、福建、广东、海南、重庆、四川、贵州；俄罗斯（哈巴罗夫斯克），韩国。

（224）显条纹野螟 *Tabidia obvia* Du & Li, 2014　陕西省新记录种

检视标本：1♂，陕西洋县窑坪乡药树坝村（33.21944N，107.50055E；600m；灯诱），2017-8-2，步食满采；1♀，陕西洋县华阳镇杨家沟村（33.63916N，107.49555E；1315m；灯诱），2017-8-5，步食满采。

分布：陕西（洋县）、甘肃、湖北。

（225）淡黄栉野螟 *Tylostega tylostegalis* (Hampson, 1900)**

检视标本：1♀，陕西洋县溢水镇木家村（33.39027N，107.47583E；690m；灯诱），2017-8-3，步食满采；1♀，陕西洋县华阳镇杨家沟村（33.63916N，107.49555E；1315m；灯诱），2017-8-5，步食满采；1♀，陕西洋县茅坪镇邵家沟村（33.52277N，107.66916E；912m；灯诱），2017-8-8，步食满采。

分布：陕西（洋县、宁陕、留坝、佛坪）、河北、山西、河南、甘肃、江苏、上海、浙江、湖北、江西、湖南、福建、台湾、广东、重庆、四川、贵州；俄罗斯，韩国，日本。

（226）黄黑纹野螟 *Tyspanodes hypsalis* Warren, 1891**

检视标本：6♂♂1♀，陕西洋县华阳镇杨家沟村（33.63916N，107.49555E；1315m；灯诱），2017-8-5，步食满采；1♂1♀，陕西洋县溢水镇木家村（33.39027N，107.47583E；690m；灯诱），2017-8-3，步食满采；1♂1♀，陕西洋县华阳镇堰头上村（33.64166N，107.51861E；1206m；灯诱），2017-8-7，步食满采。

分布：陕西（洋县）、河北、河南、甘肃、江苏、上海、安徽、浙江、湖北、江西、湖南、福建、台湾、广东、海南、广西、重庆、四川、贵州、云南；朝鲜，日本，印度。

（227）二化螟 *Chilo suppressalis* (Walker, 1863)

分布：陕西（洋县、杨凌）、黑龙江、辽宁、天津、河北、山东、河南、江苏、安徽、浙江、湖北、江西、湖南、福建、台湾、广东、广西、四川、贵州、云南；朝鲜，日本，印度，菲律宾，马来西亚，西班牙，埃及。

（228）黑斑金草螟 *Chrysoteuchia atrosignata* (Zeller, 1877)

分布：陕西（洋县、西乡）、河北、河南、甘肃、江苏、安徽、浙江、湖北、江西、湖南、福建、广西、四川、贵州、云南；朝鲜，日本。

（229）黄纹银草螟 *Pseudargyria interruptella* (Walker, 1866)

分布：陕西（洋县、紫阳、商南、宁陕、丹凤、白河、安康）、天津、河北、山东、河南、甘肃、江苏、安徽、浙江、湖北、江西、湖南、福建、台湾、广东、广西、四川、贵州、云南；朝鲜，日本。

（230）棉塘水螟 *Elophila interruptalis* (Pryer, 1877)

分布：陕西（洋县）、黑龙江、吉林、天津、河北、山东、河南、江苏、上海、安徽、浙江、江西、福建、湖南、广东、四川、云南；俄罗斯，朝鲜，日本。

（231）三化螟 *Scirpophaga incertulas* (Walker, 1863)

分布：陕西（洋县、紫阳、杨凌、宁强、汉中）、河北、山东、河南、江苏、上海、安徽、浙江、湖北、江西、湖南、福建、台湾、广东、海南、香港、广西、四川、贵州、云南；日本，印度，尼泊尔，孟加拉国，缅甸，越南，泰国，斯里兰卡，菲律宾，马来西亚，新加坡，印度尼西亚，阿富汗。

（232）艾锥额野螟 *Loxostege aeruginalis* (Hübner, 1796)

分布：陕西（洋县、杨凌、丹凤、澄城）、北京、天津、河北、山西、河南、青海、湖北；欧美。

（233）锈黄缨野螟 *Udea ferrugalis* (Hübner, 1796)

分布：陕西（洋县、杨凌、楼观台、彬县）、天津、河北、山东、河南、甘肃、青海、江苏、浙江、湖北、湖南、福建、台湾、广东、广西、四川、贵州、云南；日本，印度，斯里兰卡。

（十五）羽蛾科 Pterophoridae

步食满　杜喜翠

（西南大学植物保护学院　重庆　400715）

体小，细弱。头通常宽阔，鳞片紧贴，颈部具数量不等的直立鳞毛；前额常形成锥状突起或在触角基部形成很小的鳞毛突；喙很长，光滑。胸部简单，圆柱形，常拱起。前翅通常裂成羽状，前翅纵裂为 2 片，后翅纵裂为 3 片。足细长，脆弱。

世界已知 1340 余种，中国已知 160 余种，陕西记录 13 属 27 种，本次洋县记录 1 属 1 种。

（234）褐秀羽蛾 *Stenoptilodes taprobanes* (Felder & Rogenhofer, 1875)**

检视标本：1♂，陕西洋县溢水镇木家村（33.39027N，107.47583E；690m；灯诱），2017-8-3，步食满采。

分布：陕西（洋县、西安、安康）、内蒙古、天津、山东、河南、安徽、浙江、湖北、江西、湖南、福建、台湾、广东、海南、四川、贵州、云南；俄罗斯，日本，印度，缅甸，泰国，斯里兰卡，叙利亚，芬兰，法国，意大利，马耳他，希腊，利比亚，尼日利亚，苏丹，肯尼亚，坦桑尼亚，塞舌尔，马达加斯加，澳大利亚，巴布亚新几内亚，所罗门群岛，美国，巴拉圭，玻利维亚。

（十六）刺蛾科 Limacodidae

黄国华

（湖南农业大学植物保护学院　湖南长沙　410128）

体常中型，较粗壮，被密绒毛和后鳞，大多数呈黄褐或暗灰色，间有绿色或红色等明显斑纹。口器通常退化，下唇须通常短小；雄性触角一般为双栉状，至少基部部分如此，雌性线状。翅通常短、阔、圆，翅脉完全或接近完全，中脉主干在中室内存在，并常分叉；后翅 Sc+R$_1$ 与 Rs 从基部分开，或沿中室基半部短距离愈合。

世界已知 1000 余种，中国已知 230 余种，陕西记录 26 属 47 种，本次洋县记录 4 属 4 种。

（235）梨娜刺蛾 *Narosoideus flavidorsalis* (Staudinger, 1887)

检视标本：1 头，陕西省洋县关帝镇关帝庙（33.30421589N，107.49544172E；723m；灯诱），2017-6-24，刘浩宇采。

分布：陕西（洋县）、黑龙江、吉林、北京、山东、河南、浙江、湖北、江西、湖南、福建、广西、四川、贵州、云南；俄罗斯，朝鲜，日本。

（236）锯齿刺蛾 *Rhamnosa dentifera* Hering & Hopp, 1927**

检视标本：1 头，陕西汉中洋县关帝镇木家村（33.2335N，107.2833E；690m；灯诱），2017-8-3，魏子迪采。

分布：陕西（洋县、太白、宁陕、留坝、佛坪）、山东、河南、甘肃、浙江、湖北。

（237）肖媚绿刺蛾 *Parasa pseudorepanda* (Hering, 1933)**

检视标本：1 头，陕西省洋县华阳镇堰头上（33.64138N，107.51833E；1206m；灯诱），2017-8-7，刘浩宇采。

分布：陕西（洋县、太白、留坝、佛坪）、河南、甘肃、湖北、广西、四川。

（238）贝绒刺蛾 *Phocoderma betis* Druce, 1896

分布：陕西（洋县、佛坪）、黑龙江、甘肃、河南、湖北、湖南、海南、广西、四川、贵州、云南；泰国，越南。

（十七）卷蛾科 Tortricidae

体小至中型。头顶具粗糙鳞片；喙发达，基部无鳞片；触角线状，鞭节各亚节具 2 排或 1 排鳞片；下唇须第 2 节被厚鳞。前翅宽阔，近三角形至方形，休息时呈屋脊状覆盖于虫体之上，有些雄性种类具前缘褶，内有特殊香鳞；中室具索脉和 M 脉主干，M 脉主干一般无分支。

世界已知 9000 余种，中国已知 700 余种，陕西记录 84 属 230 种，本次洋县记录 13 属 16 种。

（239）白钩小卷蛾 *Epiblema foenella* (Linnaeus, 1758)

检视标本：2♀♀，陕西洋县华阳镇杨家沟村（33.63916N，107.49555E；1315m；灯诱），2017-8-5，步食满采。

分布：陕西（洋县、周至、杨凌、商州、宁陕、佛坪、丹凤、澄城、白河、安康）、黑龙江、吉林、内蒙古、天津、河北、山东、河南、宁夏、甘肃、青海、新疆、江苏、安徽、浙江、湖北、江西、湖南、福建、台湾、广西、四川、贵州、云南；俄罗斯，蒙古国，韩国，日本，印度，泰国，中亚。

（240）细纹长翅卷蛾 *Acleris conchyloides* (Walsingham, 1900)

分布：陕西（洋县、西乡、凤县、杨凌）、河南、甘肃、湖北；日本。

（241）双色长翅卷蛾 *Acleris kuznetzovi* Razowski, 1989

分布：陕西（洋县、杨凌、西乡）；俄罗斯。

（242）针卷蛾 *Tortrix sinapina* (Butler, 1879)

分布：陕西（洋县、杨凌、西乡、凤县）、河北、山西、河南、湖北；俄罗斯，韩国，日本。

（243）棉褐带卷蛾 *Adoxophyes honmai* Yasuda, 1998

分布：陕西（洋县、凤县、丹凤）、河北、山东、河南、江苏、安徽、浙江、湖北、湖南、福建、台湾、广东、海南、广西、四川、贵州；日本。

（244）后黄卷蛾 *Archips asiaticus* Walsingham, 1900

分布：陕西（洋县、宁陕、丹凤）、吉林、北京、天津、山东、河南、宁夏、甘肃、江苏、安徽、浙江、江西、湖南、福建、广东、四川；韩国，日本。

（245）胡桃楸黄卷蛾 *Archips dichotoma* Falkovitsh, 1965

分布：陕西（洋县）、四川、云南；俄罗斯，韩国。

（246）广小卷蛾 *Olethreutes examinatus* Falkovitsh, 1966

分布：陕西（洋县、周至、杨凌、宁陕、丹凤、澄城）、黑龙江、吉林、河北、宁夏、甘肃、青海、湖北；俄罗斯，日本。

（247）苦楝卷蛾 *Loboschiza koenigiana* (Fabricius, 1775)

分布：陕西（洋县）、黑龙江、河南、安徽、浙江、湖北、江西、湖南、福建、台湾、广东、广西、四川、云南；韩国，日本，巴基斯坦，印度，斯里兰卡，印度尼西亚，巴布亚新几内亚，澳大利亚。

（248）樟小卷蛾 *Neoanathamna cerinus* Kawabe, 1978

分布：陕西（洋县、宁陕）、湖北、四川、贵州；韩国，日本。

（249）栎叶小卷蛾 *Epinotia bicolor* (Walsingham, 1900)

分布：陕西（洋县、紫阳）、天津、河北、河南、甘肃、湖北、湖南、福建、台湾、四川、贵州；韩国，日本，印度，越南。

（250）蔷薇叶小卷蛾 *Epinotia signatana* (Douglas, 1845)

分布：陕西（洋县）、吉林；俄罗斯，韩国，日本，缅甸，欧洲。

（251）杨柳小卷蛾 *Gypsonoma minutana* (Hübner, 1796)

分布：陕西（洋县、杨凌、宁陕）、黑龙江、北京、河北、山西、山东、河南、宁夏、甘肃、青海、新疆；俄罗斯，蒙古国，韩国，日本，伊朗，以色列，阿富汗；欧洲，北非。

（252）玫双小卷蛾 *Notocelia rosaecolana* (Doubleday, 1850)

分布：陕西（洋县、周至、杨凌、安康）、黑龙江、吉林、辽宁、北京、河北、河南、甘肃、湖北、江西、福建、四川、贵州；俄罗斯，蒙古国，韩国，日本，伊朗，中亚，欧洲。

（253）粗刺筒小卷蛾 *Rhopalovalva catharotorna* (Meyrick, 1935)

分布：陕西（洋县）、天津、上海、浙江、湖南、台湾；日本。

（254）豆小卷蛾 *Matsumuraeses phaseoli* (Matsumura, 1900)

分布：陕西（洋县、紫阳、杨凌、宁陕、凤县、澄城、安康）、黑龙江、吉林、辽宁、内蒙古、天津、河北、山西、山东、河南、甘肃、江苏、湖北、江西、四川、贵州、西藏；俄罗斯，朝鲜，日本，尼泊尔，印度尼西亚。

（十八）凤蝶科 Papilionidae

体多大型，中型较少。色彩鲜艳，底色多黑、黄或白，有蓝、绿、红等颜色的斑纹。少数性二型或多型。复眼光滑，下颚须小；触角和喙管发达。前后翅多三角形，中室闭式。前翅 R 脉 4～5 条，R_4 与 R_5 脉共柄，A 脉 2 条。后翅只有 1 条 A 脉。多数种类 M_3 脉常延伸成尾突。前者正常，胫节具 1 小而下垂的距。

世界已知 600 余种，中国已知 130 余种，陕西记录 13 属 42 种，本次洋县记录 7 属 13 种。

（255）麝凤蝶 *Byasa alcinous* (Klug, 1836)

分布：陕西（洋县、周至、镇安、太白、石泉、商州、商南、山阳、宁陕、眉县、留坝、华阴、佛坪、丹凤、长安）、黑龙江、吉林、辽宁、河北、山西、山东、河南、江苏、江西、福建、台湾、海南、广东、广西、四川、云南；韩国，日本，越南。

（256）突缘麝凤蝶 *Byasa plutonius* (Oberthür, 1876)*

检视标本：1 头，陕西省洋县华阳镇红石窑（33.639166N，107.49555E；1306m；网捕），2017-5-6，刘浩宇采；1 头，陕西省洋县金水镇牛角坝（33.4327777N，107.8591666E；668m；网捕），2017-5-9，刘浩宇采；1 头，陕西省洋县华阳沙坝（33.6752777N，107.349444E；958.1m；网捕），2017-5-12，刘浩宇、王平采。

分布：陕西（洋县、周至、镇安、太白、山阳、宁陕、留坝）、四川、云南、西藏；印度，不丹，缅甸。

（257）褐斑凤蝶 *Chilasa agestor* Gray, 1831

分布：陕西（洋县、镇安、留坝、长安）、浙江、江西、福建、台湾、广东、广西、四川、云南；印度，尼泊尔，缅甸，泰国，马来西亚。

（258）小黑斑凤蝶 *Chilasa epycides* Hewitson, 1864

分布：陕西（洋县、宁陕）、辽宁、甘肃、浙江、江西、福建、台湾、四川、贵州、云南；印度，不丹，缅甸，越南，泰国，马来西亚，印度尼西亚。

（259）褐钩凤蝶 *Meandrusa sciron* (Leech, 1890)

分布：陕西（洋县、留坝、城固）、甘肃、江西、福建、四川、西藏；印度，不丹，缅甸，马来西亚。

（260）黑美凤蝶 *Papilio (Menelaides) bootes* Westwood, 1842

分布：陕西（洋县、周至、柞水、太白、留坝、户县、华县、长安）、河南、四川、云南；缅甸。

（261）蓝美凤蝶 *Papilio (Menelaides) protenor* Cramer, 1775

检视标本：3 头，陕西省洋县溢水镇窑坪村（33.441666N，107.361666E；901m；网捕），2017-8-2，刘浩宇采；1 头，陕西省洋县华阳岩丰村（33.619722N，107.379444E；985.3m；网捕），2017-8-4，刘浩宇、张东晓采。

分布：陕西（洋县、周至、镇安、柞水、太白、商州、山阳、商南、宁陕、蓝田、户县、佛坪、丹凤、长安、宝鸡）、辽宁、山东、河南、甘肃、浙江、江西、福建、台湾、海南、广西、四川、云南、西藏；朝鲜，韩国，日本，印度，不丹，尼泊尔，缅甸，越南。

（262）碧翠凤蝶 *Papilio (Princeps) bianor* Cramer, 1777

检视标本：1 头，陕西省洋县窑坪乡药树坝（33.2194N，107.355E；600m；网捕），2017-8-12，刘浩宇采；7 头，陕西洋县关帝镇千柏糟（33.3761N，107.5002E；625m；网捕），2017-8-3，刘浩宇采；3 头，陕西洋县茅坪镇朝阳村（33.5227N，107.669E；911m；网捕），2017-8-8，刘浩宇采；3 头，陕西洋县溢水镇窑坪村（33.4416N，107.3616E；901m；网捕），2017-8-2，刘浩宇采；1 头，陕西洋县华阳红军林（33.6152N，107.5080E；1162m；网捕），2017-8-5，刘浩宇、张东晓采；2 头，陕西洋县华阳岩丰村（33.6107N，107.3794E；983.5m；网捕），2017-8-4，刘浩宇、张东晓采；2 头，陕西华阳天星村（33.6755N，107.2056E；923m；网捕），2017-8-6，刘浩宇、张东晓采。

分布：陕西（洋县、周至、镇安、柞水、太白、石泉、商州、商南、山阳、宁陕、眉县、蓝田、佛坪、户县、华阴、华县、汉阴、凤县、丹凤、长安），除新疆外全国广大地区都有分布；朝鲜，韩国，日本，印度，缅甸，越南。

（263）金凤蝶 *Papilio (Papilio) machaon* Linnaeus, 1758*

检视标本：1 头，陕西洋县关帝镇千柏糟（33.3761N，107.5002E；625m；网捕），2017-8-3，刘浩宇采。

分布：陕西（洋县、周至、太白、商州、商南、山阳、宁陕、佛坪、丹凤、长安），中国广布；亚洲，欧洲，北美洲。

（264）升天剑凤蝶 *Pazala eurous* Leech, 1893

分布：陕西（洋县、南郑、留坝）、甘肃、浙江、湖北、江西、福建、台湾、广东、广西、四川、云南、西藏；巴基斯坦，不丹，尼泊尔，缅甸。

（265）乌克兰剑凤蝶 *Pazala tamerlana* Oberthür, 1876

分布：陕西（洋县、长安、周至、华阴、宁陕、柞水）、河南、湖北、江西、四川。

（266）太白虎凤蝶 *Luehdorfia taibai* Chou, 1994

分布：陕西（洋县、周至、宁陕、户县、华阴、长安）、湖北、四川。

（267）冰清绢蝶 *Parnassius glacialis* Bremer, 1866

检视标本：2头，陕西省洋县稻田沟（33.4000194N，107.83369E；823.7m；网捕），2017-5-9，刘浩宇采；1头，陕西省洋县金水镇牛角坝（33.4327N，107.8591666E；668m；网捕），2017-5-9，刘浩宇采。

分布：陕西（洋县、周至、镇安、柞水、太白、商南、山阳、宁陕、眉县、蓝田、留坝、户县、华县、长安、城固）、黑龙江、吉林、辽宁、山西、山东、河南、甘肃、安徽、浙江、四川、贵州、云南；韩国，日本。

（十九）粉蝶科 Pieridae

　　体多为中型，色彩素淡，多数呈白、黄色，少数红或橙色。有些种类有性二型，或季节型。头小，触角端部膨大成锤状；下唇须发达。前翅通常为三角形，顶角尖形或圆形，R脉3～4条，极少5条，基部多合并；A脉仅1条；后翅卵圆形，外缘光滑；无肩室；A脉2条；臀区发达；前后翅中室为闭式。雌雄蝶前足均发达，可步行；分叉的爪1对。

　　世界已知1200余种，中国已知150余种，陕西记录11属44种，本次洋县记录8属17种。

（268）橙黄豆粉蝶 *Colias fieldii* Ménétriés, 1855

检视标本：2头，陕西省洋县华阳沙坝（33.67527N，107.34944E；958.1m；扫网），2017-5-12，刘浩宇、王平采。

分布：陕西（洋县、长安、周至、太白、潼关、山阳、宁陕、蓝田、留坝、户县、汉阴、凤县、丹凤）、黑龙江、北京、山西、山东、河南、甘肃、青海、湖北、湖南、广西、四川、贵州、云南、西藏；巴基斯坦，印度，不丹，尼泊尔，缅甸，泰国。

（269）宽边黄粉蝶 *Eurema hecabe* (Linnaeus, 1785)

分布：陕西（洋县、周至、镇安、柞水、太白、石泉、商南、山阳、宁强、宁陕、眉县、勉县、留坝、凤县、佛坪、华阴、汉阴、丹凤、长安、宝鸡）、北京、河北、山西、山东、河南、甘肃、江苏、安徽、浙江、湖北、江西、福建、台湾、广东、海南、香港、广西、四川、贵州、云南、西藏；朝鲜，韩国，日本，印度，尼泊尔，孟加拉国，缅甸，越南，泰国，柬埔寨，斯里兰卡，菲律宾，马来西亚，印度尼西亚，阿富汗，澳大利亚，非洲。

（270）圆翅钩粉蝶 *Gonepteryx amintha* Blanchard, 1871

分布：陕西（洋县、佛坪）、河南、甘肃、浙江、湖北、福建、台湾、海南、四川、贵州、云南、西藏；俄罗斯，朝鲜。

（271）尖钩粉蝶 *Gonepteryx mahaguru* Gistel, 1857

分布：陕西（洋县、周至、太白、石泉、商州、山阳、宁陕、蓝田、留坝、户县、凤县、佛坪、丹凤、长安、宝鸡）、黑龙江、吉林、辽宁、北京、内蒙古、天津、河北、山西、浙江、湖北、云南、西藏；朝鲜，日本，印度，尼泊尔，缅甸。

（272）红襟粉蝶 *Anthocharis cardamines* (Linnaeus, 1758)

检视标本：1 头，陕西省洋县金水镇稻田沟（33.400277N，107.833611E；824m；网捕），2017-5-9，刘浩宇采。

分布：陕西（洋县、周至、镇安、太白、宁陕、凤县、户县、华县、长安）、黑龙江、吉林、山西、河南、宁夏、甘肃、青海、新疆、江苏、浙江、湖北、福建、四川、西藏；俄罗斯，朝鲜，日本，伊朗，叙利亚，欧洲。

（273）黄尖襟粉蝶 *Anthocharis scolymus* (Butler, 1866)

检视标本：1 头，陕西省洋县稻田沟（33.40019444N，107.8336944E；823.7m；网捕），2017-5-9，刘浩宇采。

分布：陕西（洋县、周至、镇安、太白、宁陕、户县、华县、凤县、长安）、黑龙江、吉林、辽宁、北京、河北、山西、河南、青海、上海、安徽、浙江、湖北、福建；俄罗斯，朝鲜，日本。

（274）绢粉蝶 *Aporia crataegi* Linnaeus, 1758

分布：陕西（洋县、周至、柞水、太白、石泉、商南、留坝、佛坪、户县、丹凤、长安）、黑龙江、吉林、辽宁、内蒙古、北京、河北、山西、河南、宁夏、甘肃、青海、新疆、江苏、安徽、浙江、湖北、四川、西藏；俄罗斯，日本，欧洲西部，非洲北部。

（275）丫纹绢粉蝶 *Aporia delavayi* (Oberthür, 1890)

分布：陕西（洋县）、甘肃、湖北、四川、云南、西藏。

（276）小檗绢粉蝶 *Aporia hippie* (Bremer, 1861)

分布：陕西（洋县、周至、镇安、柞水、太白、石泉、商州、山阳、蓝田、留坝、宁陕、眉县、户县、华县、汉阴、凤县、佛坪、丹凤、长安）、黑龙江、吉林、辽宁、内蒙古、河北、山西、河南、宁夏、甘肃、青海、江苏、上海、台湾、四川、西藏；俄罗斯，朝鲜，日本。

（277）灰姑娘绢粉蝶 *Aporia intercostata* Bang-Haas, 1927

分布：陕西（洋县、周至、镇安、太白、商州、山阳、眉县、户县、凤县、长安）、河南、甘肃。

（278）大翅绢粉蝶 *Aporia largeteaui* (Oberthür, 1881)

分布：陕西（洋县、周至、柞水、太白、山阳、凤县、佛坪、户县、汉阴、丹凤、长安）、河南、甘肃、浙江、湖北、江西、湖南、福建、广东、广西、四川、贵州、云南。

（279）东方菜粉蝶 *Pieris canidia* (Linnaeus, 1768)

检视标本：2 头，陕西省洋县窑坪乡药树坝（33.219444N，107.500555E；600m；网捕），2017-8-2，刘浩宇采；2 头，陕西省洋县溢水镇窑坪村（33.441666N，107.36166E；901m；网捕），2017-8-2，刘浩宇采；1 头，陕西省洋县华阳镇沙坝（33.675277N，107.349444E；922m；网捕），2017-5-12，刘浩宇采；1 头，陕西省洋县关帝镇毛家沟（33.486666N，107.4097222E；1183m；网捕），2017-8-3，张东晓采。

分布：陕西（洋县、周至、紫阳、镇安、柞水、太白、石泉、商南、商州、山阳、宁强、宁陕、眉县、勉县、蓝田、留坝、岚皋、户县、华县、汉阴、凤县、佛坪、丹凤、长安）、中国广布；韩国，缅甸，越南，老挝，泰国，柬埔寨，欧洲。

（280）黑纹粉蝶 *Pieris melete* Ménétriés, 1857

检视标本：2 头，陕西省洋县华阳镇红石窑（33.639166N，107.49555E；1306m；网捕），2017-6-27，刘浩宇采；1 头，陕西省洋县窑坪乡药树坝（33.219444N，107.500555E；600m；网捕），2017-8-3，刘浩宇采；1 头，陕西省洋县溢水镇窑坪村（33.441666N，107.361666E；901m；网捕），2017-8-2，刘浩宇采；1 头，陕西省洋县茅坪镇朝阳村（33.522777N，107.669166E；911m；网捕），2017-8-8，刘浩宇采。

分布：陕西（洋县、周至、紫阳、镇安、柞水、太白、石泉、商南、山阳、户县、宁强、宁陕、眉县、留坝、凤县、佛坪、汉阴、丹凤、长安）、河北、河南、甘肃、上海、安徽、浙江、湖北、江西、湖南、福建、广西、四川、贵州、云南、西藏；俄罗斯，韩国，日本。

（281）暗脉菜粉蝶 *Pieris napi* (Linnaeus, 1758)

分布：陕西（洋县、周至、紫阳、镇安、柞水、太白、石泉、商州、山阳、眉县、宁强、宁陕、蓝田、留坝、户县、汉阴、佛坪、丹凤、长安、宝鸡）、黑龙江、吉林、辽宁、河北、河南、青海、新疆、湖北、西藏；俄罗斯，韩国，日本，巴基斯坦，印度，欧洲，北美洲，非洲。

（282）菜粉蝶 *Pieris rapae* (Linnaeus, 1758)

检视标本：1 头，陕西省洋县古墓坪（33.59333N，107.4758333E；1454m；网捕），2017-5-12，刘浩宇采；1 头，陕西省洋县华阳镇岩丰村（33.619722N，107.379444E；985m；网捕），2017-5-12，魏子迪采。

分布：陕西（洋县、周至、镇安、柞水、太白、潼关、石泉、商州、商南、山阳、宁强、宁陕、眉县、勉县、蓝田、留坝、洛南、户县、华阴、华县、凤县、佛坪、丹凤、长安、宝鸡）、黑龙江、吉林、辽宁、内蒙古、北京、河北、山西、山东、河南、宁夏、甘肃、青海、新疆、江苏、上海、安徽、浙江、湖北、江西、湖南、福建、台湾、广东、海南、香港、广西、四川、贵州、云南、西藏；全北界。

（283）突角小粉蝶 *Leptidea amurensis* (Ménétriés, 1859)

分布：陕西（洋县、周至、镇安、柞水、太白、商州、宁陕、留坝、户县、华阴、华县、佛坪、丹凤、长安、宝鸡）、黑龙江、吉林、辽宁、内蒙古、北京、河北、山西、山东、河南、宁夏、甘肃、青海、新疆、江苏、上海、安徽、浙江、湖北、江西、湖南、福建、台湾、广东、海南、香港、广西、四川；俄罗斯，蒙古国，朝鲜，日本。

（284）黑角方粉蝶 *Dercas lycorias* (Doubleday, 1842)*

检视标本：2 头，陕西省洋县华阳天星村（33.67555N，107.34888E；923m；网捕），2017-8-6，刘浩宇、张东晓采。

分布：陕西（洋县、镇安、太白、留坝、佛坪、汉阴）、浙江、湖北、江西、福建、广西、四川、贵州、云南、西藏；印度，尼泊尔，缅甸。

（二十）蛱蝶科 Nymphalidae

体多中及大型，少数为小型种类。色彩鲜艳，翅型和色斑相对变化较大，少数种类有性二型，或呈季节型。触角长，多节，被鳞片，端部锤状；复眼裸出或有毛。前翅 R 脉 4～5 条，A 脉 1～2 条；后翅 A 脉 2 条。前足退化，没有步行作用，无爪；中后足正常；胫节和跗节具刺，胫节端部具 1 对距；雌性跗节多 4～5 节，雄性 1 节。

世界已知 6500 余种，中国已知近 700 种，陕西记录 84 属 229 种，本次洋县记录 31 属 53 种。

（285）二尾蛱蝶 *Polyura narcaea* (Hewitson, 1854)**

检视标本：2 头，陕西省洋县溢水镇窑坪村（33.44166N，107.36166E；901m；网捕），2017-8-2，刘浩宇采。

分布：陕西（洋县、周至、镇安、太白、石泉、商南、宁陕、眉县、蓝田、户县、华阴、汉阴、佛坪、长安）、辽宁、内蒙古、北京、河北、山西、山东、河南、甘肃、湖北、湖南、福建、台湾、广东、广西、四川、贵州、云南；印度，缅甸，越南，老挝，泰国。

（286）老豹蛱蝶 *Argyronome laodice* Pallas, 1771**

检视标本：1 头，陕西省洋县华阳红军林（33.6152777N，107.508055E；1162m；网捕），2017-8-5，刘浩宇、张东晓采。

分布：陕西（洋县、周至、镇安、太白、商州、商南、宁陕、眉县、蓝田、户县、佛坪、丹凤、长安、宝鸡）、黑龙江、辽宁、河北、山西、河南、甘肃、青海、新疆、江苏、浙江、湖北、江西、湖南、福建、台湾、四川、云南、西藏；朝鲜，日本，印度，中亚，欧洲。

（287）明窗蛱蝶 *Dilipa fenestra* Leech, 1891

分布：陕西（洋县、长安、周至、华县、留坝、宁陕）、辽宁、北京、河北、山西、河南、甘肃、浙江、湖北、四川、云南；朝鲜。

（288）黑脉蛱蝶 *Hestina assimilis* (Linnaeus, 1758)

分布：陕西（洋县、周至、太白、商州、商南、眉县、蓝田、凤县、佛坪、长安、宝鸡）、黑龙江、辽宁、北京、河北、山西、山东、河南、甘肃、江苏、上海、浙江、湖北、江西、湖南、福建、台湾、广东、海南、香港、广西、四川、贵州、云南、西藏；朝鲜，日本。

（289）黑紫蛱蝶 *Sasakia funebris* Leech, 1891

分布：陕西（洋县、山阳）、浙江、江西、福建、台湾、广东、海南、广西、四川、贵州、云南。

（290）苎麻珍蝶 *Acraea issoria* (Hübner, 1819)

分布：陕西（洋县、留坝、汉中）、吉林、河南、甘肃、浙江、湖北、江西、湖南、福建、台湾、广东、海南、广西、四川、云南、西藏；印度，缅甸，越南，泰国，菲律宾，马来西亚，印度尼西亚。

（291）绿豹蛱蝶 *Argynnis paphia* (Linnaeus, 1758)

分布：陕西（洋县、周至、镇安、柞水、太白、石泉、商州、商南、山阳、宁强、宁陕、眉县、蓝田、略阳、户县、华阴、凤县、佛坪、丹凤、长安、宝鸡）、黑龙江、吉林、辽宁、北京、河北、山西、山东、河南、宁夏、甘肃、新疆、安徽、浙江、湖北、江西、湖南、福建、台湾、广东、广西、四川、贵州、云南、西藏；亚洲，欧洲，非洲。

（292）裴豹蛱蝶 *Argyeus hyperbius* (Linnaeus, 1763)

分布：陕西（洋县、镇安、太白、山阳、宁陕、留坝、佛坪、丹凤、长安）、黑龙江、吉林、辽宁、北京、河北、山西、山东、河南、宁夏、甘肃、青海、新疆、江苏、上海、安徽、浙江、湖北、江西、湖南、福建、台湾、广东、海南、香港、广西、四川、贵州、云南、西藏；朝鲜，日本，巴基斯坦，印度，尼泊尔、孟加拉国，缅甸，泰国，斯里兰卡，菲律宾，印度尼西亚，阿富汗。

（293）灿福蛱蝶 *Fabriciana adippe* (Denis & Schiffermüller, 1776)

检视标本：1 头，陕西省洋县金水镇周家台（33.37111N，107.861666E；662m；网捕），2017-5-9，刘浩宇采。

分布：陕西（洋县、周至、太白、石泉、商州、商南、宁强、宁陕、眉县、蓝田、留坝、户县、华阴、佛坪、长安、宝鸡）、黑龙江、吉林、辽宁、北京、河北、山西、山东、河南、宁夏、甘肃、新疆、江苏、浙江、湖北、江西、四川、贵州、云南、西藏；俄罗斯，朝鲜，日本。

（294）云豹蛱蝶 *Nephargynnis anadyomene* (C. Felder & R. Felder, 1862)

分布：陕西（洋县、周至、镇安、太白、石泉、山阳、宁陕、留坝、丹凤、长安）、黑龙江、吉林、辽宁、河北、山西、山东、河南、宁夏、甘肃、浙江、湖北、江西、湖南、福建、四川、云南；俄罗斯，朝鲜，日本。

（295）嘉翠蛱蝶 *Euthalia kardama* (Moore, 1859)**

检视标本：1头，陕西省洋县华阳镇杨家沟村（33.639167N，107.49555E；1315m；网捕），2017-8-5，刘浩宇、张东晓采；1头，陕西省洋县溢水镇窑坪村（33.44166N，107.36166E；901m；网捕），2017-8-2，刘浩宇采。

分布：陕西（洋县、镇安、山阳、宁陕、佛坪）、甘肃、浙江、湖北、福建、重庆、四川、贵州、云南。

（296）幸福带蛱蝶 *Athyma fortuna* Leech, 1889

分布：陕西（洋县、周至、镇安、太白、石泉、商南、眉县、蓝田、略阳、佛坪）、黑龙江、河南、浙江、湖北、江西、福建、台湾、广东、广西、四川；日本。

（297）玉杵带蛱蝶 *Athyma jina* Moore, 1857

分布：陕西（洋县、周至、镇安、柞水、石泉、勉县、略阳、留坝、户县、佛坪、长安）、辽宁、新疆、浙江、湖北、江西、福建、台湾、广东、四川、云南；印度，缅甸。

（298）倒钩带蛱蝶 *Athyma recurve* Leech, 1893

　分布：陕西（洋县、宁强）、河南、湖北、四川。

（299）重眉线蛱蝶 *Limenitis amphyssa* Ménétriés, 1859

分布：陕西（洋县、周至、太白、石泉、山阳、眉县、略阳、留坝、汉阴、凤县、长安）、黑龙江、吉林、辽宁、河北、山西、河南、甘肃、湖北、江西、四川；俄罗斯，朝鲜。

（300）扬眉线蛱蝶 *Limenitis helmanni* Lederer, 1853

分布：陕西（洋县、周至、镇安、柞水、太白、石泉、商州、商南、山阳、宁陕、眉县、蓝田、留坝、户县、华阴、汉阴、凤县、佛坪、丹凤、长安、宝鸡）、黑龙江、吉林、河北、山西、河南、甘肃、新疆、浙江、湖北、江西、四川；俄罗斯，朝鲜。

（301）残锷线蛱蝶 *Limenitis sulpitia* (Cramer, 1779)

分布：陕西（洋县、镇安、商州、商南、山阳、略阳、留坝、汉阴、丹凤）、黑龙江、河南、浙江、湖北、江西、湖南、福建、台湾、广东、海南、香港、广西、四川、云南；印度，缅甸，越南。

（302）折线蛱蝶 *Limenitis sydyi* Kindermann, 1853

检视标本：1头，陕西省洋县溢水镇窑坪村（33.44166N，107.36166E；901m；网捕），2017-8-2，刘浩宇采。

分布：陕西（洋县、周至、柞水、商州、商南、山阳、眉县、汉阴、丹凤、长安）、黑龙江、吉林、辽宁、河北、山西、山东、河南、宁夏、甘肃、新疆、浙江、湖北、江西、福建、广东、四川、贵州、云南；俄罗斯，蒙古国，朝鲜，日本。

（303）朝鲜环蛱蝶 *Neptis philyroides* Staudinger, 1887

分布：陕西（洋县、周至、镇安、太白、石泉、商南、山阳、眉县、宁陕、户县、华县、汉阴、凤县、佛坪、长安）、黑龙江、吉林、河南、浙江、江西、台湾、四川；俄罗斯，朝鲜。

（304）链环蛱蝶 *Neptis pryeri* Butler, 1871

分布：陕西（洋县、周至、柞水、太白、商州、山阳、宁陕、眉县、蓝田、略阳、留坝、户县、华阴、凤县、长安、宝鸡）、吉林、辽宁、河南、江苏、江西、福建、台湾、四川；朝鲜，日本。

（305）司环蛱蝶 *Neptis speyeri* Staudinger, 1887

分布：陕西（洋县、周至、户县、佛坪）、黑龙江、浙江、云南；俄罗斯。

（306）黄环蛱蝶 *Neptis themis* Leech, 1890

分布：陕西（洋县、周至、太白、石泉、商南、宁陕、眉县、蓝田、凤县、佛坪、户县、长安、宝鸡）、河北、河南、甘肃、湖北、江西、四川、云南。

（307）娑环蛱蝶 *Neptis soma* Moore, 1857*

检视标本：2 头，陕西省洋县溢水镇佛爷洞（33.449444N，107.3663888E；963m；网捕），2017-5-10，刘浩宇采；1 头，陕西省洋县窑坪乡药树坝（33.219444N，107.500555E；600m；网捕），2017-8-3，刘浩宇采；1 头，陕西省洋县关帝乡大西沟（33.4702777N，107.43E；983m；网捕），2017-5-1，刘浩宇采；1 头，陕西省华阳岩丰村（33.619722N，107.379444E；985.3m；网捕），2017-5-12，刘浩宇、王平采；1 头，陕西省洋县龙亭镇张家村（33.28666N，107.67555E；598m；网捕），2017-5-8，刘浩宇采；1 头，陕西省洋县华阳镇红石窑（33.639166N，107.495555E；1306m；网捕），2017-5-6，刘浩宇采；3 头，陕西省洋县金水镇牛角坝（33.432777N，107.8591666E；668m；网捕），2017-5-9，刘浩宇采。

分布：陕西（洋县、周至、太白、山阳、宁陕、佛坪、长安、宝鸡）、浙江、福建、广东、海南、香港、广西、重庆、四川、贵州、云南、西藏；印度，缅甸，越南，老挝，泰国，菲律宾，马来西亚，印度尼西亚。

（308）锦瑟蛱蝶 *Seokia pratti* (Leech, 1890)

分布：陕西（洋县、周至、太白、商州、山阳、宁陕、留坝、户县、佛坪、长安）、黑龙江、吉林、河南、甘肃、浙江、湖北、江西、福建、四川、贵州。

（309）曲纹蜘蛱蝶 *Araschnia doris* **Leech, 1892***

检视标本：3 头，陕西省洋县溢水镇窑坪村（33.441666N，107.361666E；901m；网捕），2017-8-2，刘浩宇采；1 头，陕西省洋县华阳红军林（33.615277N，107.6080555E；1162m；网捕），2017-8-5，刘浩宇、张东晓采。

分布：陕西（洋县、周至、镇安、太白、石泉、商南、山阳、宁陕、留坝、汉阴、佛坪、丹凤、长安）、河南、江苏、安徽、浙江、湖北、江西、湖南、福建、重庆、四川、云南。

（310）金斑蛱蝶 *Hypolimnas misippus* **(Linnaeus, 1764)**

分布：陕西（洋县、西乡、留坝）、浙江、江西、福建、台湾、广东、海南、云南；日本，印度，缅甸，澳大利亚。

（311）美眼蛱蝶 *Junonia almana* **(Linnaeus, 1758)**

分布：陕西（洋县、汉阴）、河北、河南、江苏、浙江、湖北、江西、湖南、福建、台湾、广东、海南、香港、广西、四川、云南、西藏；日本，巴基斯坦，印度，不丹，尼泊尔，孟加拉国，缅甸，越南，老挝，泰国，柬埔寨，斯里兰卡，新加坡，印度尼西亚。

（312）琉璃蛱蝶 *Kaniska canace* **(Linnaeus, 1763)**

分布：陕西（洋县、周至、镇安、柞水、太白、商南、宁陕、眉县、蓝田、户县、佛坪、丹凤、长安、宝鸡），中国广布。

（313）黄钩蛱蝶 *Polygonia caureum* **(Linnaeus, 1758)**

检视标本：1 头，陕西省洋县溢水镇窑坪村（33.44166N，107.361666E；901m；网捕），2017-8-2，刘浩宇采。

分布：陕西（洋县、周至、镇安、柞水、太白、潼关、商州、商南、山阳、宁陕、眉县、勉县、蓝田、略阳、留坝、洛南、户县、华阴、汉阴、凤县、佛坪、丹凤、长安、宝鸡），中国广布；俄罗斯，蒙古国，朝鲜，日本，越南。

（314）散纹盛蛱蝶 *Symbrenthia lilaea* **Hewitson, 1864**

分布：陕西（洋县、宁陕、勉县、丹凤）、江西、湖南、福建、台湾、广西、四川、云南；印度，越南，菲律宾，印度尼西亚。

（315）大红蛱蝶 *Vanessa indica* **Herbst, 1794**

检视标本：1 头，陕西省洋县华阳岩丰村（33.6197222N，107.379444E；985.3m；网捕），2017-8-4，刘浩宇、张东晓采。

分布：陕西（洋县、周至、镇安、太白、石泉、商州、山阳、宁陕、眉县、汉阴、佛坪、丹凤、长安、宝鸡），中国广布；亚洲东部，欧洲，非洲西北部。

（316）双星箭环蝶 *Stichophthalma neumogeni* **Leech, 1892**

分布：陕西（洋县、镇安、太白、山阳、宁陕、留坝、户县、佛坪、宝鸡）、浙江、福建、海南、四川、云南；越南。

（317）朴喙蝶 *Libythea celtis* (Laicharting, 1782)

分布：陕西（洋县、周至、柞水、太白、石泉、宁强、宁陕、蓝田、略阳、留坝、户县、凤县、佛坪、丹凤、长安、宝鸡）、辽宁、北京、河北、山西、河南、甘肃、浙江、湖北、福建、台湾、广西、四川；朝鲜，日本，印度，缅甸，泰国，斯里兰卡；欧洲。

（318）圆翅黛眼蝶 *Lethe butleri* Leech, 1889

分布：陕西（洋县）、北京、河南、浙江、江西、台湾、四川。

（319）苔娜黛眼蝶 *Lethe diana* (Butler, 1866)

分布：陕西（洋县、镇安、柞水、太白、商南、宁陕、蓝田、留坝、户县、汉阴、凤县、佛坪、丹凤、长安、宝鸡）、河北、河南、浙江、江西、福建、广西、贵州、云南；朝鲜，日本。

（320）黛眼蝶 *Lethe dura* (Marshall, 1882)

分布：陕西（洋县、周至、太白、石泉、山阳、宁陕、汉阴、长安）、甘肃、浙江、湖北、江西、台湾、四川、云南；印度，不丹，缅甸，越南，老挝，泰国，柬埔寨。

（321）直带黛眼蝶 *Lethe lanaris* Butler, 1877

分布：陕西（洋县、周至、太白、宁陕、蓝田、户县、凤县、佛坪）、河南、甘肃、浙江、江西、福建、海南、四川。

（322）连纹黛眼蝶 *Lethe syrcis* (Hewitson, 1863)

分布：陕西（洋县、镇安、山阳、丹凤）、黑龙江、河南、浙江、江西、福建、广西、四川。

（323）曼丽白眼蝶 *Melanargia meridionalis* C. Felder & R. Felder, 1862

分布：陕西（洋县、周至、太白、宁陕、留坝、户县、华阴、佛坪、长安、宝鸡）、河南、甘肃、浙江。

（324）白眼蝶 *Melanargia halimede* (Ménétriés, 1859)*

检视标本：1 头，陕西省洋县华阳红军林（33.61527N，107.50805E；1162m；网捕），2017-8-5，刘浩宇、张东晓采；1 头，陕西省洋县溢水镇窑坪村（33.44166N，107.36166E；901m；网捕），2017-8-2，刘浩宇采。

分布：陕西（洋县、周至、太白、宁陕、蓝田、长安）、黑龙江、吉林、辽宁、山西、河南、宁夏、甘肃、青海、湖北、四川；俄罗斯，蒙古国，朝鲜。

（325）拟稻眉眼蝶 *Mycalesis francisca* (Stoll, 1780)

分布：陕西（洋县、周至、镇安、太白、石泉、商南、宁陕、蓝田、留坝、略阳、户县、华县、汉阴、长安）、河南、浙江、江西、福建、台湾、广东、海南、广西、四川、云南；朝鲜，日本。

（326）稻眉眼蝶 *Mycalesis gotama* Moore, 1857

分布：陕西（洋县、周至、山阳、宁陕、略阳、汉阴、佛坪、丹凤、长安、宝鸡）、辽宁、河南、甘肃、江苏、安徽、浙江、江西、福建、海南、广西、四川、贵州、云南、西藏；朝鲜，日本，越南。

（327）阿芒荫眼蝶 *Neope armandii* (Oberthür, 1876)

分布：陕西（洋县、太白、柞水）、浙江、福建、四川、云南；印度，泰国。

（328）蒙链荫眼蝶 *Neope muirheadii* (C. Felder & R. Felder, 1862)

分布：陕西（洋县、周至、太白、商南）、河南、安徽、浙江、湖北、江西、湖南、福建、台湾、广东、海南、四川、云南。

（329）丝链荫眼蝶 *Neope yama* (Moore, 1858)

分布：陕西（洋县、周至、太白、眉县、留坝、佛坪、长安）、甘肃、河南、浙江、湖北、福建、四川、云南；印度，缅甸。

（330）白斑眼蝶 *Penthema adelma* (C. Felder & R. Felder, 1862)

检视标本：1头，陕西省洋县华阳镇红石窑（33.639166N，107.49555E；1306m；网捕），2017-6-27，刘浩宇采。

分布：陕西（洋县、商南、山阳、宁陕、留坝、华阴）、甘肃、安徽、浙江、湖北、江西、湖南、福建、台湾、广西、四川。

（331）矍眼蝶 *Ypthima baldus* (Fabricius, 1775)

分布：陕西（洋县、周至、紫阳、石泉、商州、山阳、太白、宁陕、眉县、蓝田、留坝、户县、华阴、汉阴、凤县、佛坪、丹凤、长安、宝鸡、安康），中国广布。

（332）中华矍眼蝶 *Ypthima chinensis* Leech, 1892

分布：陕西（洋县、周至、商南、山阳、宁陕、眉县、略阳、户县、佛坪、长安）、河南、山东、浙江、湖北、福建、广西。

（333）幽矍眼蝶 *Ypthima conjuncta* Leech, 1891

分布：陕西（洋县、周至、镇安、柞水、山阳、太白、佛坪、丹凤）、河南、浙江、湖北、江西、湖南、福建、广东、海南、广西、四川、贵州、云南。

（334）东亚矍眼蝶 *Ypthima motschulskyi* (Bremer & Grey, 1853)

分布：陕西（洋县、周至、镇安、太白、石泉、商州、商南、山阳、眉县、宁陕、留坝、略阳、户县、华阴、丹凤、长安）、黑龙江、吉林、辽宁、浙江、湖北、江西、湖南、广东、海南、贵州；朝鲜，澳大利亚。

（335）完璧矍眼蝶 *Ypthima perfecta* Leech, 1892

分布：陕西（洋县）、湖北、江西、湖南、福建、台湾、云南。

（336）卓矍眼蝶 *Ypthima zodia* Butler, 1871

检视标本：1 头，陕西省洋县华阳沙坝（33.6752777N，107.349444E；958.1m；网捕），2017-5-12，刘浩宇、王平采。

分布：陕西（洋县、太白、商州、凤县、佛坪、长安）、甘肃、河南、浙江、江西、台湾、广西、四川、云南。

（337）箭环蝶 *Stichophthalma howqua* (Westwood, 1851)*

检视标本：1 头，陕西省洋县华阳杨家沟（33.6391N，107.49555E；1315m；网捕），2017-8-5，刘浩宇、张东晓采；1 头，陕西省洋县华阳镇红石窑（33.6391N，107.49555E；1306m；网捕），2017-6-27，刘浩宇采。

分布：陕西（洋县、商州、山阳、商南、留坝、佛坪）、浙江、湖北、江西、湖南、福建、台湾、广东、海南、广西、四川、贵州、云南；印度，缅甸，越南，老挝，泰国。

（二十一）灰蝶科 Lycaenidae

体小至中型。触角短，锤状，多有白色环；复眼基部相距近，周围有 1 圈白毛。翅正面颜色较反面鲜艳，雌雄异型，正面不同，反面多相同。前翅脉纹 10～11 条，R 脉多 3～4 条，A 脉 1 条；后翅 A 脉 2 条，有时有 1～3 条尾突；前后翅中室多为闭式。雌蝶前足正常，雄蝶前足退化，爪发达。

世界已知近 6000 种，中国已知 500 余种，陕西记录 60 属 129 种，本次洋县记录 12 属 15 种。

（338）蚜灰蝶 *Taraka hamada* (Druce, 1875)

分布：陕西（洋县、周至、商南、户县、华县、佛坪）、辽宁、山东、河南、江苏、浙江、江西、福建、台湾、广东、海南、广西、四川；朝鲜，日本，印度，不丹，缅甸，越南，泰国，马来西亚，印度尼西亚。

（339）萨艳灰蝶 *Favonius saphirinus* (Staudinger, 1887)

分布：陕西（洋县）、黑龙江、辽宁、河南、甘肃、四川、云南；俄罗斯，朝鲜，日本。

（340）高沙子燕灰蝶 *Rapala takasagonis* Matsumura, 1929

分布：陕西（洋县、商南）、江西、福建、台湾。

（341）幽洒灰蝶 *Satyrium iyonis* (Oxta & Kusunoki, 1957)

分布：陕西（洋县、周至、太白、商州、留坝、户县、华阴、汉阴、长安）、吉林、山西、河南、甘肃、青海、四川；日本。

（342）塔洒灰蝶 *Satyrium thalia* (Leech, 1893)

分布：陕西（洋县、太白、凤县、佛坪）、河南、湖北。

（343）银线灰蝶 *Spindasis lohita* (Horsfield, 1829)

分布：陕西（洋县、勉县、留坝）、辽宁、河南、江西、福建、台湾、广东、广西、
云南；印度，缅甸，越南，斯里兰卡。

（344）豆粒银线灰蝶 *Spindasis syama* (Horsfield, 1829)

分布：陕西（洋县、南郑、留坝）、河南、湖北、江西、台湾、广东、海南、广西、
四川；印度，缅甸，菲律宾，马来西亚，印度尼西亚。

（345）璃灰蝶 *Celastrina argiola* (Linnaeus, 1758)

分布：陕西（洋县、周至、渭滨、石泉、山阳、太白、宁陕、户县、佛坪、长安）、
黑龙江、辽宁、河北、山西、山东、河南、甘肃、青海、浙江、江西、湖南、
福建、台湾、广东、海南、广西、四川、云南、西藏。

（346）大紫璃灰蝶 *Celastrina oreas* (Leech, 1893)

分布：陕西（洋县、周至、渭滨、太白、石泉、山阳、宁陕、眉县、蓝田、户
县、佛坪、长安、宝鸡）、黑龙江、辽宁、河北、山西、山东、河南、甘肃、
青海、浙江、江西、湖南、福建、台湾、广东、海南、广西、四川、云南、
西藏。

（347）蓝灰蝶 *Everes argiades* (Pallas, 1771)

分布：陕西（洋县、周至、镇安、柞水、太白、石泉、商州、商南、山阳、宁陕、
眉县、蓝田、留坝、洛南、户县、华阴、汉阴、佛坪、丹凤、长安、宝鸡）、黑
龙江、吉林、辽宁、内蒙古、北京、河北、山东、河南、浙江、江西、福建、
台湾、海南、四川、云南、西藏；朝鲜，日本，欧洲，北美洲。

（348）黑灰蝶 *Niphanda fusea* (Bemer & Grey, 1853)

分布：陕西（洋县、周至、太白、商南、山阳、佛坪、长安）、黑龙江、吉林、辽
宁、河北、山西、山东、河南、甘肃、青海、浙江、湖北、江西、湖南、福建、
四川；朝鲜，日本。

（349）锯灰蝶 *Orthomiella pontis* (Elwes, 1887)

分布：陕西（洋县、周至、镇安、太白、石泉、商州、山阳、宁陕、户县、华县、
汉阴、佛坪、长安）、河南、江苏、浙江、湖北、福建；印度（锡金）。

（350）酢浆灰蝶 *Pseudozizeeria maha* Kollar, 1844

分布：陕西（洋县、周至、镇安、柞水、太白、潼关、石泉、商南、山阳、宁强、
宁陕、勉县、留坝、佛坪、华县、丹凤、长安）、河南、浙江、江西、福建、台
湾、广东、海南、广西、四川；朝鲜，日本，巴基斯坦，印度，尼泊尔，缅甸，
泰国，马来西亚。

（351）靛灰蝶 *Caerulea coeligena* (Oberthür, 1876)**

检视标本：2 头，陕西省洋县华阳镇红石窑（33.639166N，107.49555E；1306m；网捕），2017-5-13，刘浩宇采。

分布：陕西（洋县、镇安、柞水、宁陕、户县、华县、长安）、河南、湖北、重庆、四川、云南。

（352）银纹尾蚬蝶 *Dodona eugenes* Bates, 1868

分布：陕西（洋县、镇安、商南、汉阴、佛坪）、河南、浙江、江西、福建、台湾、广东、海南、云南、西藏；印度，不丹，尼泊尔，缅甸，越南，泰国，马来西亚。

（二十二）弄蝶科 Hesperiidae

体粗壮，小至中型，颜色多暗。头大，常宽于胸部；触角基部相互远离，并常有黑色毛块，端部略粗，末端弯而尖；下唇须 3 节，第 2 节粗壮，第 3 节短。前翅三角形，R 脉 5 条，A 脉 2 条，中后部合并；后翅多浑圆，A 脉 2 条。前足发达，胫节腹面具 1 对距；中足胫节常具 1 对端距；后者有 2 对距。

世界已知近 3800 种，中国已知 370 余种，陕西记录 75 种，本次洋县记录 14 属 16 种。

（353）斑星弄蝶 *Celaenorrhinus maculosus* (C. Felder & R. Felder, 1867)

分布：陕西（洋县、南郑）、内蒙古、河南、甘肃、江苏、上海、浙江、湖北、江西、福建、台湾、四川。

（354）幽窗弄蝶 *Coladenia sheila* Evans, 1939

分布：陕西（洋县、山阳）、河南、浙江、江西、福建。

（355）花窗弄蝶 *Coladenia hoenei* Evans, 1939*

检视标本：1 头，陕西省洋县华阳沙坝（33.6752777N，107.349444E；958.1m；网捕），2017-5-12，刘浩宇、王平采。

分布：陕西（洋县、周至、镇安、柞水、太白、眉县、户县、凤县、长安）、河南、浙江、江西、福建。

（356）黑弄蝶 *Daimio tethys* (Ménétriés, 1857)

检视标本：1 头，陕西省洋县茅坪镇九池村（33.96666N，107.68527E；1181m；扫网），2017-8-8，张东晓、魏子迪采。

分布：陕西（洋县、周至、柞水、镇安、太白、石泉、商南、山阳、眉县、宁陕、蓝田、户县、汉阴、佛坪、丹凤、长安）、黑龙江、吉林、辽宁、北京、河北、山西、山东、河南、甘肃、江苏、上海、浙江、湖北、江西、湖南、福建、台湾、海南、香港、四川、云南、西藏；蒙古国，朝鲜，日本，缅甸。

（357）匪夷捷弄蝶 *Gerosis phisara* (Moore, 1884)

分布：陕西（洋县、佛坪）、浙江、湖北、江西、湖南、福建、广东、海南、广西、四川、云南、西藏；印度，缅甸。

（358）双带弄蝶 *Lobocla bifasciatus* (Bremer & Grey, 1853)

分布：陕西（洋县、周至、镇安、柞水、太白、石泉、商州、山阳、宁陕、眉县、蓝田、留坝、户县、华阴、凤县、佛坪、丹凤、长安、宝鸡）、黑龙江、吉林、辽宁、北京、河北、山西、山东、河南、甘肃、浙江、湖北、江西、福建、台湾、广东、四川、云南、西藏；俄罗斯，朝鲜。

（359）嵌带弄蝶 *Lobocla proxima* (Leech, 1891)

分布：陕西（洋县、南郑）、四川、云南。

（360）黄襟弄蝶 *Pseudocoladenia dea* (Leech, 1892)

分布：陕西（洋县、山阳）、甘肃、安徽、浙江、湖北、福建、海南、广西、四川；印度，尼泊尔，缅甸，越南，泰国，马来西亚，印度尼西亚。

（361）双色舟弄蝶 *Barca bicolor* (Oberthür, 1896)

检视标本：4头，陕西省洋县溢水镇佛爷洞（33.44944N，107.3663888E；963m；网捕），2017-5-10，宗乐采。

分布：陕西（洋县、周至、太白、户县、佛坪、长安）、河南、江西、福建、广东、四川、云南；越南。

（362）小黄斑弄蝶 *Ampittia nana* (Leech, 1890)

分布：陕西（洋县、镇安、太白、山阳、户县、汉阴、佛坪）、河南、江苏、安徽、浙江、湖北、江西、湖南、福建、广西、四川。

（363）籼弄蝶 *Borbo cinnara* (Wallace, 1866)

分布：陕西（洋县）、浙江、湖北、江西、福建、台湾、广东、海南、香港、广西、四川、云南；印度，孟加拉国，缅甸，越南，泰国，斯里兰卡，菲律宾，马来西亚，印度尼西亚，巴布亚新几内亚，所罗门群岛，澳大利亚。

（364）黄赭弄蝶 *Ochlodes crataeis* (Leech, 1892)

分布：陕西（洋县、南郑）、黑龙江、河南、浙江、江西、四川。

（365）隐纹谷弄蝶 *Pelopidas mathias* (Fabricius, 1798)

分布：陕西（洋县、周至、镇安、太白、潼关、商南、山阳、宁陕、蓝田、洛南、佛坪、丹凤、长安）、辽宁、内蒙古、北京、甘肃、山西、山东、河南、浙江、湖北、江西、湖南、福建、台湾、海南、广西、四川、贵州、云南；朝鲜，日本，斯里兰卡，印度尼西亚。

（366）刺纹孔弄蝶 *Polytremis zina* (Evans, 1932)

分布：陕西（洋县、西乡、留坝）、黑龙江、吉林、辽宁、浙江、江西、湖南、福建、台湾、广东、广西、四川。

（367）琵弄蝶 *Pithauria murdava* (Moore, 1865)**

检视标本：1 头，陕西省洋县华阳镇汉坝（33.529123N，107.59683E；893m；灯诱），2017-6-27，刘浩宇采。

分布：陕西（洋县、佛坪）、浙江、福建、海南、广西；印度，缅甸，越南，泰国。

（368）绿弄蝶 *Choaspes benjaminii* (Guérin-Méneville, 1843)**

检视标本：1 头，陕西省洋县茅坪镇朝阳村（33.52277N，107.66916E；911m；扫网），2017-8-8，刘浩宇采。

分布：陕西（洋县、周至、镇安、长安）、河南、甘肃、浙江、湖北、江西、福建、台湾、广东、海南、香港、广西、四川、云南；日本，印度，尼泊尔，缅甸，越南，泰国，斯里兰卡，菲律宾，马来西亚，印度尼西亚。

十六、双翅目 Diptera

　　双翅目昆虫的前翅通常为膜质，后翅退化为平衡棒，包括蚊、蝇、虻、蠓和蚋等，是昆虫纲物种多样性最丰富的四目类群之一。其食性复杂，有腐蚀性、植食性、寄生性和捕食性等，与人类生产生活密切相关，危害方面表现为农林害虫、畜牧害虫、卫生害虫等，有益方面表现为传粉昆虫和天敌昆虫等。

　　世界已知 153 000 余种，中国已知超过 15 000 种，陕西记录 551 属 1548 种，本次洋县记录 15 科 68 属 112 种。

（一）大蚊科 Tipulidae

任金龙 杨 定

（中国农业大学植物保护学院 北京 100193）

　　成虫体小至大型。体细长，通常黄褐色或黄色有黑斑，少数种类为全黑色，大部分有鼻突。唇瓣位于喙的末端，下颚须一般为 4 节。复眼明显分开，无单眼。触角通常 13 节，鞭节圆筒形，基部多膨大，各节有时有各种突起。中胸背板发达；中胸盾片有"V"形横沟。足细长，基节发达，转节较短，胫节有或无端距。翅狭长（个别属雌虫部分或完全退化），基部较窄，有 9～12 条纵脉，臀脉 2 条，均伸达翅缘。除尖头大蚊属外均无 Sc_1，Sc_2 终止于前缘脉。腹部长，雄性端部一般明显膨大，生殖刺突通常分为生殖叶和抱握器两部分，雌性末端钝或尖。

　　世界性分布。世界已知 38 属 4500 余种，中国已知 18 属近 500 种，陕西记录 6 属 25 种，本次洋县记录 2 属 2 种，均为陕西省新记录种。

（1）孔氏偶栉大蚊 *Dictenidia knutsoni* Yang & Yang, 1989 陕西省新记录种

检视标本：1♂，陕西省洋县窑坪镇药树坝（33.21944N，107.50055E；600m；马氏网），2017-8-2，刘浩宇采；1♀，陕西省洋县槐树关镇仇渠村（33.47027N，107.43E；983m；马氏网），2017-8-29，刘浩宇采。

分布：陕西（洋县）、湖北。

（2）尖喙盘斑大蚊 *Discobola acurostris* (Alexander, 1943) 陕西省新记录种

检视标本：1♂，陕西省洋县关帝镇小西沟村（33.488695N，107.405615E；1270m；马氏网），2017-8-2，刘浩宇采。

分布：陕西（洋县）、四川。

（二）鹬虻科 Rhagioniae

体小至中型，细长，被毛无明显的鬃。雄性复眼一般相接，雌性宽的分开；侧颜较窄，唇基发达，强烈隆起；触角通常仅较短的 1 节锥状、近方形或肾形，具不分节的长芒；喙发达，须 1～2 节。翅前缘脉完整环绕，Rs 柄较长；盘室多位于中央。爪间突垫状。雄性生殖基节具背桥，前突细长，有阳茎鞘。

世界已知 26 属 750 余种，中国已知 8 属 122 种，陕西记录 3 属 12 种，本次洋县记录 1 属 1 种。

（3）陕西鹬虻 *Rhagio shaanxiensis* Yang & Yang, 1997

分布：陕西（洋县）、宁夏、甘肃。

（三）虻科 Tabanidae

体通常中至大型，粗壮。头部大，触角 3 节，鞭节形状变异大，端部有 2～7 个环节；雄虫接眼式，雌虫离眼式；雌虫口器刮舔式，下唇端部具 2 个明显的唇瓣。胸部发达，多绒毛。翅宽阔，透明或者具色斑；中央具长六边形中室，R_4 与 R_5 端部分开伸到翅缘。足粗壮，中足胫节具 2 距，爪间突垫状。

世界已知 140 余属 4400 余种，中国已知 14 属 450 余种，陕西记录 6 属 63 种，本次洋县记录 3 属 6 种。

（4）浙江麻虻 *Haematopota chekiangensis* Ôuchi, 1940**

分布：陕西（洋县、佛坪）、浙江、福建。

（5）峨眉山瘤虻 *Hybomitra omeishanensis* Xu & Li, 1982**

分布：陕西（洋县、宁陕、留坝、佛坪）、甘肃、福建、四川、贵州。

（6）岷山虻 *Tabanus minshanensis* Xu & Liu, 1982**

分布：陕西（洋县、宁陕、留坝、佛坪）、甘肃、贵州、云南。

（7）庐山虻 *Tabanus lushanensis* Liu, 1962**

分布：陕西（洋县、宁陕、留坝、佛坪）、河南、甘肃、湖北、江西、四川。

（8）秦岭虻 *Tabanus qinlingensis* Wang, 1985**

分布：陕西（洋县、周至、宁陕、留坝、凤县、佛坪）、河南、甘肃。

（9）宝鸡虻 *Tabanus baojiensis* Xu & Liu, 1980**

分布：陕西（洋县、周至、柞水、留坝、佛坪、宝鸡）、甘肃、湖北、四川、贵州、云南。

（四）木虻科 Xylomyidae

杨 定

（中国农业大学植物保护学院　北京　100193）

体大多黑色。头中等大小，半圆球形，宽稍大于长。前后胸较小，中胸构成胸部主要部分。翅多发达，但有部分种类为短翅，并存在雌雄异型现象。雄性外生殖器不向下前方扭曲；第 9 背板分为左右二半背片，基部窄的相连；尾须位于左右背片之间；下生殖板与第 9 背板分开，形态各异。

世界已知 5 属 140 余种，中国已知 3 属 37 种，陕西记录 2 属 2 种，本次洋县记录 1 属 2 种，均为陕西省新记录种。

（10）中斑粗腿木虻 *Solva mediomacula* Yang & Nagatomi, 1993 陕西省新记录种

检视标本：2♀♀，陕西省洋县关帝镇毛家沟（33.4866N，107.40972E；1183m；马氏网），2017-8-3，刘浩宇采；1♀，陕西省洋县杨家沟（33.63916N，107.49555E；1315m；马氏网），2017-8-5，刘浩宇采。

分布：陕西（洋县）、四川。

（11）条斑粗腿木虻 *Solva striata* Yang & Nagatomi, 1993 陕西省新记录种

检视标本：3♀♀，陕西省洋县关帝镇毛家沟（33.4866N，107.40972E；1183m；马氏网），2017-8-3，刘浩宇采。

分布：陕西（洋县）、广西。

（五）水虻科 Stratiomyidae

张婷婷

（山东农业大学植物保护学院　山东泰安　271018）

体小至大型（2.0～25.0mm），通常背腹扁平，被短小的软毛，无鬃。体底色为黄色或黑色，带有黑色、黄色、白色或绿色斑，有时身体具有蓝色、绿色、紫色或褐色的金属光泽。头部球形或半球形，复眼大，通常雄虫接眼式，雌虫离眼式，复眼裸或被毛；触角鞭节最多 8 节，线状或短缩成盘状，端部具 1 根细长的鬃状触角芒，有时鞭节纺锤形，最末两节形成顶尖的粗芒。小盾片具 2～8 根刺，也有的后缘光滑无刺或仅具一系列小齿突。翅盘室较小，五边形，相比短角亚目其他科，水虻科的翅脉明显前移。CuA_1 脉从盘室发出或与盘室之间由 m-cu 横脉相连，通常具 2～3 条 M 脉。足通常无距。腹部瘦长或近圆形，扁平或强烈隆突。

世界性分布。世界已知 12 亚科 380 余属 3000 余种，中国已知 55 属 346 种，陕西记录 15 属 30 种，本次洋县记录 7 属 8 种，其中陕西省新记录 3 属 3 种。

（12）金黄指突水虻 *Ptecticus aurifer* (Walker, 1854)**

检视标本：1♀，陕西省关帝镇毛家沟（33.4866N，107.40972E；1183m），2017-8-3，

张婷婷采；1♂，陕西省洋县长青自然保护区白杨坪（扫网），2017-7-26，张
婷婷采。

分布：陕西（洋县、华阴）、辽宁、北京、河北、河南、江苏、安徽、浙江、湖北、
江西、湖南、福建、台湾、广东、海南、广西、四川、贵州、云南；俄罗斯，
日本，越南，马来西亚，印度尼西亚。

（13）日本小丽水虻 Microchrysa japonica Nagatomi, 1975**

检视标本：1♂1♀，陕西省关帝镇毛家沟（33.4866N，107.40972E；1183m；扫网），
2017-8-3，张婷婷采。

分布：陕西（洋县）、北京；日本。

（14）甘肃柱角水虻 Beris gansuensis Yang & Nagatomi, 1992*

检视标本：1♂，陕西省洋县长青自然保护区白杨坪（扫网），2017-7-26，张婷
婷采。

分布：陕西（洋县）、甘肃。

（15）洋县柱角水虻 Beris yangxiana Cui, Li & Yang, 2010

检视标本：1♂，洋县长青保护区杉树坪（扫网），2006-7-29，朱雅君采（CAU）。

分布：陕西（洋县）。

（16）宽额瘦腹水虻 Sargus latifrons Yang, Zhang & Li, 2014**

检视标本：1♀，陕西省洋县华阳镇（扫网），2017-7-12，郑昱辰采。

分布：陕西（洋县、宁陕）、甘肃、新疆、福建、广西、四川、云南、西藏。

（17）亮斑扁角水虻 Hermetia illucens (Linnaeus, 1758) 陕西省新记录属 新记录种

检视标本：1♀，陕西省洋县关帝镇毛家沟（33.4866N，107.40972E；1183m；扫
网），2017-8-3，张婷婷采。

分布：陕西（洋县）、北京、内蒙古、河南、安徽、浙江、福建、云南、广西、海
南、台湾；东亚，东南亚，南亚，澳大利亚，欧洲，非洲等广布。

（18）黄缘寡毛水虻 Evaza flavimarginata Zhang & Yang, 2010 陕西省新记录属 新记录种

检视标本：1♀，陕西省洋县关帝镇毛家沟（33.4866N，107.40972E；1183m；扫
网），2017-8-3，张婷婷采。

分布：陕西（洋县）、海南。

（19）冰霜革水虻 Pegadomyia pruinosa Kertész, 1916 陕西省新记录属 新记录种

检视标本：1♀，陕西省洋县关帝镇毛家沟（33.4866N，107.40972E；1183m；扫
网），2017-8-3，张婷婷采。

分布：陕西（洋县）、台湾；泰国，马来西亚。

（六）蜂虻科 Bombyliidae

姚 刚

（金华职业技术学院 浙江金华 321007）

体小至大型，通常体长 2～20mm，少数种类超过 40mm。其体色变化多样，通常被各种颜色的毛和鳞片，少数种类体光裸无毛，喙通常很长，翅透明或者有各种形状的斑。蜂虻科昆虫大多数种类体为短宽型，部分种类蜂虻体形似姬蜂、食蚜蝇、剑虻或舞虻。

世界已知 221 属 5000 余种，中国已知 28 属 233 种，陕西记录 6 属 14 种，本次洋县记录 2 属 4 种，其中陕西省新记录 1 属 1 种。

（20）钩突姬蜂虻 *Systropus ancistrus* Yang & Yang, 1997**

检视标本：2♂♂3♀♀，陕西省洋县华阳镇（杨家沟）（33.639167N，107.495556E；1315m；扫网），2017-8-5，张婷婷采；1♀，陕西省洋县窑坪镇窑坪村（33.44166N，107.36166E；902m；马氏网），2017-8-2，刘浩宇采。

分布：陕西（洋县）、北京、河南、湖北。

（21）金刺姬蜂虻 *Systropus aurantispinus* Evenhuis, 1982**

检视标本：1♂，陕西省洋县窑坪镇窑坪村（33.44166N，107.36166E；902m；马氏网），2017-8-27，刘浩宇采；1♂，陕西省洋县关帝镇大西沟（33.488695N，107.405615E；1270m；马氏网），2017-8-27，刘浩宇采。

分布：陕西（洋县、南五台）、河南、浙江、湖北、福建、广东、广西、云南。

（22）双齿姬蜂虻 *Systropus brochus* Cui & Yang, 2010**

检视标本：3♂♂，陕西省洋县华阳镇天星村（33.67555N，107.34888E；923m；马氏网），2017-8-6，刘浩宇采。

分布：陕西（洋县、周至）、北京、河南、云南。

（23）开室岩蜂虻 *Anthrax pervius* Yang, Yao & Cui, 2012 陕西省新记录属 新记录种

检视标本：2♂♂，陕西省洋县关帝镇毛家沟（33.486667N，107.409722E；1183m；扫网），2017-8-3，张婷婷采；1♀，陕西洋县关帝镇毛家沟（33.486667N，107.409722E；1183m；扫网），2017-8-13，刘浩宇采。

分布：陕西（洋县）、浙江。

（七）长足虻科 Dolichopodidae

琪勒莫格 杨 定

（中国农业大学植物保护学院 北京 100193）

体金绿色；头部大，背视比胸部窄，半圆球形，高明显大于长；后头弱或不

明显，近截形；胸部背面弱拱突；复眼在触角附近无角形凹缺；第 1 鞭节形状各异，触角芒位于触角第 3 节的亚背至亚端位置。翅有前缘缺刻；第 2 基室与盘室愈合。雄性外生殖器向下前方扭曲；第 9 背板囊状，侧有生殖接口，中后凹缺浅；尾须位于第 9 背板端部；下生殖板退化，基部与第 9 背板愈合。

　　世界已知 17 亚科 226 属 6870 种，中国已知 10 亚科 66 属 1026 种，陕西记录 25 属 129 种，本次洋县记录 4 属 11 种，其中陕西省新记录 3 种。

（24）河南巨口长足虻 *Diostracus henanus* Yang, 1999*

检视标本：1♂，陕西省洋县关帝镇毛家沟（33.4866N，107.40972E；1183m；马氏网），2017-8-3，刘浩宇采。

分布：陕西（洋县、佛坪）、河南。

（25）薄叶巨口长足虻 *Diostracus lamellatus* Wei & Liu, 1996

分布：陕西（洋县、佛坪）、海南、四川、贵州。

（26）长尾巨口长足虻 *Diostracus longicercus* Zhu, Yang & Masunaga, 2007

分布：陕西（洋县）、河南。

（27）棒状巨口长足虻 *Diostracus clavatus* Zhu, Yang & Masunaga, 2007

分布：陕西（洋县）。

（28）细凹脉长足虻 *Neurigona concaviuscula* Yang, 1999**

检视标本：10♂♂1♀，陕西省洋县仇渠村（33.47027N，107.43E；983m；马氏网），2017-8-10，刘浩宇、张东晓采；1♂，陕西省洋县天星村（33.67555N，107.34888E；923m；马氏网），2017-8-28，刘浩宇采。

分布：陕西（洋县、佛坪）、江苏、四川。

（29）神农架脉长足虻 *Neurigona shennongjiana* Yang, 1999**

检视标本：3♂♂6♀♀，陕西省洋县关帝镇毛家沟（33.4866N，107.40972E；1183m；马氏网），2017-8-3，刘浩宇采。

分布：陕西（洋县、周至）、湖北。

（30）香山脉长足虻 *Neurigona xiangshana* Yang, 1999**

检视标本：4♂♂2♀♀，陕西省洋县大西沟（33.488695N，107.405615E；1270m；马氏网），2017-8-27，刘浩宇采；1♂1♀，陕西省洋县关帝镇毛家沟（33.4866N，107.40972E；1183m；马氏网），2017-8-3，刘浩宇采；1♂2♀♀，陕西省洋县窑坪镇窑坪村（33.44166N，107.36166E；902m；马氏网），2017-8-20，刘浩宇采；1♂1♀，陕西省洋县大西沟（33.488695N，107.405615E；1270m；马氏网），2017-8-27，刘浩宇采；4♂♂3♀♀，陕西省洋县关帝镇毛家沟（33.4866N，107.40972E；1183m；马氏网），2017-8-6，刘浩宇采。

分布：陕西（洋县、周至）、北京。

（31）云南脉长足虻 *Neurigona yunnana* Wang, Yang & Grootaert, 2007 陕西省新记录种

检视标本：2♂♂1♀，陕西省洋县关帝镇毛家沟（33.4866N，107.40972E；1183m；马氏网），2017-7-25，刘浩宇采；2♂♂，陕西省关帝镇毛家沟（33.4866N，107.40972E；1183m；马氏网），2017-8-3，刘浩宇采；1♂1♀，陕西省洋县天星村（33.67555N，107.34888E；923m；马氏网），2017-8-28，刘浩宇采；1♂1♀，陕西省洋县大西沟（33.488695N，107.405615E；1270m；马氏网），2017-8-27，刘浩宇采。

分布：陕西（洋县）、云南。

（32）福建毛瘤长足虻 *Condylostylus fujianensis* Yang & Yang, 2003 陕西省新记录种

检视标本：1♂，陕西省洋县华阳镇天星村（33.67555N，107.34888E；923m；马氏网），2017-8-6，刘浩宇采。

分布：陕西（洋县）、浙江、福建、广东。

（33）黄基毛瘤长足虻 *Condylostylus luteicoxa* Parent, 1929**

检视标本：1♂12♀♀，陕西省洋县仇渠村（33.47027N，107.43E；983m；马氏网），2017-8-10，刘浩宇采；1♀，陕西省洋县天星村（33.67555N，107.34888E；923m；马氏网），2017-8-6，刘浩宇采。

分布：陕西（洋县、周至）、河南、浙江、湖北、江西、湖南、福建、台湾、广东、广西、四川、贵州、云南；日本，印度。

（34）福建行脉长足虻 *Gymnopternus fujianensis* (Yang & Yang, 2003) 陕西省新记录种

检视标本：3♂♂5♀♀，陕西省洋县杨家沟（33.63916N，107.49555E；1315m；马氏网），2017-8-28，刘浩宇采；2♂♂5♀♀，陕西省洋县窑坪镇窑坪村（33.44166N，107.36166E；902m；马氏网），2017-8-2，刘浩宇采；1♂2♀♀，陕西省洋县九池村（33.58341N，107.6852E；1181m；马氏网），2017-8-28，刘浩宇采。

分布：陕西（洋县）、福建。

（八）舞虻科 Empididae

杨 定

（中国农业大学植物保护学院 北京 100193）

体大多黑色。头中等大小，半圆球形，宽稍大于长。前后胸较小，中胸构成胸部的主要部分。翅多发达，但有部分种类为短翅，并存在雌雄异型现象。雄性外生殖器不向下前方扭曲；第 9 背板分为左右二半背片，基部窄的相连；尾须位于左右背片之间；下生殖板与第 9 背板分开，形态各异。

世界已知 180 余属 5000 余种，中国已知 400 余种，陕西记录 13 属 47 种，本次洋县记录 2 属 3 种。

（35）齿突驼舞虻 *Hybos serratus* Yang & Yang, 1992**

检视标本：3♂♂1♀，陕西省洋县华阳镇天星村（33.67555N，107.34888E；923m；马氏网），2017-8-6，刘浩宇采。

分布：陕西（洋县、周至、柞水、佛坪）、河南、广西、四川、贵州。

（36）剑突驼舞虻 *Hybos ensatus* Yang & Yang, 1986**

检视标本：1♂，陕西省洋县杨家沟（33.63916N，107.49555E；1315m；马氏网），2017-8-5，刘浩宇采。

分布：陕西（洋县、周至、佛坪）、河南、广西、四川、贵州。

（37）端黑黄隐肩舞虻 *Elaphropeza apiciniger* (Yang, An & Gao, 2002)**

检视标本：1♂，陕西省洋县杨家沟（33.63916N，107.49555E；1315m；马氏网），2017-8-5，刘浩宇采。

分布：陕西（洋县、周至）、河南。

（九）尖翅蝇科 Lonchopteridae

体小型，通常淡黄色至黑色，具发达鬃。头部不窄于胸部，复眼宽而分离。翅通常长于体，狭长，翅端尖锐或略钝。雄性 A_1+CuA_2 和 CuA_2 分别伸至翅后缘，仅基部具小翅室；中胸背板通常颜色单一，偶见斑纹。雄性腹部一般可见 5 节，外生殖器外露；雌性一般可见 6 节。

世界已知 3 属 63 种，中国已知 3 属 26 种，陕西记录 2 属 4 种，本次洋县记录 1 属 3 种。

（38）纤毛尖翅蝇 *Lonchoptera ciliosa* Dong & Yang, 2011

分布：陕西（洋县）。

（39）指形尖翅蝇 *Lonchoptera digitate* Dong, Pang & Yang, 2008

分布：陕西（洋县）。

（40）陕西尖翅蝇 *Lonchoptera shaanxiensis* Dong, Pang & Yang, 2008

分布：陕西（洋县）。

（十）蚤蝇科 Phoridae

刘广纯　王剑峰

（沈阳大学生命科学与工程学院　辽宁沈阳　110044）

小型昆虫，体长为 0.5～6mm。体形比较特殊，其胸部背板隆起，侧面观身体呈驼背状。头部通常具额鬃和触角上鬃，触角梗节隐于第 1 鞭节内。翅发达，少数种类雌性翅为短翅型、翅芽状或完全无翅。翅膜质透明，无色至褐色，除翅基部外，几乎无横脉；前部 3 条纵脉（不包括 C 和 Sc 脉）明显增粗，颜色较深，一般称粗脉；而后部 4 条纵脉则非常细弱，颜色较浅，一般称细脉。足发达，股节宽大，有时中足股节后表面具感觉器官，后足胫节有鬃、栅毛列或栉毛列。腹部由 11 节组成，其中末节特化成尾须和肛管。第 1～5 节腹面均为膜质区，无腹板。雌性产卵器变化大，从膜质到高度骨化。

世界性分布。世界已知 290 属 4000 余种，中国已知 34 属 226 种，陕西记录 11 属 28 种，本次洋县记录 6 属 10 种，其中陕西省新记录 2 种。研究标本保存在沈阳大学自然博物馆。

（41）卢氏扁蚤蝇 *Aenigmatias lubbocki* (Verrall, 1877) 陕西省新记录种

检视标本：1♂1♀，陕西省洋县华阳镇天星村（33.67555N，107.34888E；923m；马氏网），2017-8-6，刘浩宇采；1♂，陕西省洋县华阳镇天星村（33.67555N，107.34888E；923m；马氏网），2017-8-28，刘浩宇采。

分布：陕西（洋县）、宁夏。

（42）二鬃栅蚤蝇 *Diplonevra bisetifera* Liu, 1995 陕西省新记录种

检视标本：1♀，陕西省洋县华阳镇天星村（33.67555N，107.34888E；923m；马氏网），2017-8-6，刘浩宇采。

分布：陕西（洋县）、辽宁、江西、贵州、云南。

（43）秦川栓蚤蝇 *Dohrniphora qinnica* Liu, 2001*

检视标本：1♂，陕西省洋县华阳镇天星村（33.67555N，107.34888E；923m；马氏网），2017-8-6，刘浩宇采。

分布：陕西（洋县、杨凌）。

（44）角喙栓蚤蝇 *Dohrniphora cornuta* (Bigot, 1857)*

检视标本：1♂，陕西省洋县茅坪镇九池村（33.583427N，107.685533E；1182m；马氏网），2017-8-28，刘浩宇采。

分布：陕西（洋县、杨凌、西安）、辽宁、北京、河北、浙江、台湾、广东、广西；世界各区。

（45）道氏锥蚤蝇 *Conicera dauci* (Meigen, 1830)

检视标本：1♂，陕西省洋县华阳镇天星村（33.67555N，107.34888E；923m；马氏网），2017-8-6，刘浩宇采。

分布：陕西（洋县、柞水）、黑龙江、辽宁；俄罗斯，日本，美国，欧洲。

（46）双凹乌蚤蝇 *Woodiphora dilacuna* Liu, 2001

检视标本：1♂，陕西省洋县华阳镇天星村（33.67555N，107.34888E；923m；马氏网），2017-8-6，刘浩宇采。

分布：陕西（洋县、柞水）。

（47）东亚异蚤蝇 *Megaselia spiracularis* Schmitz, 1938*

检视标本：2♂，陕西省洋县华阳清溪村（33.4725N，107.4955E；790m；马氏网），

2017-8-26，刘浩宇采。

分布：陕西（洋县、杨凌、商南）、辽宁、北京、河南、江苏、浙江、湖北、江西、湖南、福建、台湾、海南；日本，斯里兰卡，马来西亚。

（48）裂鬃异蚤蝇 *Megaselia pleuralis* (Wood, 1909)*

检视标本：1♂，陕西省洋县茅坪镇九池村（33.583427N，107.685533E；1182m；马氏网），2017-8-28，刘浩宇采。

分布：陕西（洋县、佛坪）、吉林、辽宁、内蒙古、北京、宁夏；日本，澳大利亚，加拿大，美国，欧洲。

（49）黑角异蚤蝇 *Megaselia atrita* (Brues, 1915)*

检视标本：2♂，陕西省洋县槐树关镇仇渠村（33.47027N，107.43E；983m；马氏网），2017-8-10，刘浩宇采；1♂，陕西省洋县华阳镇天星村（33.67555N，107.34888E；923m；马氏网），2017-8-6，刘浩宇采。

分布：陕西（洋县、佛坪）、吉林、辽宁、内蒙古、浙江、台湾、广东、海南、广西；斯里兰卡，印度尼西亚。

（50）蛆症异蚤蝇 *Megaselia scalaris* (Loew, 1866)

检视标本：2♂，陕西省洋县华阳清溪村（33.4725N，107.4955E；790m；马氏网），2017-8-8，刘浩宇采。

分布：陕西（洋县、佛坪）；世界性分布。

（十一）食蚜蝇科 Syrphidae

霍科科

（陕西理工大学生物科学与工程学院　陕西汉中　723000）

体小至大型，纤细至宽阔，通常为黑色，具色斑，有些种类具金属光泽。头半球形，多与胸部等宽；触角 3 节，第 3 节多圆形、卵形、长卵形或近方形；触角芒位于第 3 节背侧或末端，裸或具短毛，或呈羽状。前后胸退化，中胸发达，具柔毛。翅 R_{4+5} 与 M_{1+2} 脉间具伪脉。腹部通常 5～6 节。雄性露尾节突出，不对称。

世界已知 6000 余种，中国已知 900 余种，陕西记录 68 属 263 种，本次洋县记录 24 属 40 种。

（51）黑缘异巴蚜蝇 *Allobaccha nigricosta* (Brunetti, 1908)

分布：陕西（洋县、眉县、留坝、长安）、四川；巴基斯坦，印度。

（52）纤细巴蚜蝇 *Baccha maculata* Walker, 1852

分布：陕西（洋县、南郑、留坝、凤县、长安）、河北、山西、安徽、浙江、湖北、江西、湖南、福建、台湾、四川、云南、西藏；朝鲜，日本，东南亚。

（53）方斑墨蚜蝇 *Melanostoma mellinum* (Linnaeus, 1758)

分布：陕西（洋县、周至、西安、南郑、留坝、凤县、长安）、黑龙江、吉林、辽宁、内蒙古、北京、河北、甘肃、青海、新疆、上海、浙江、湖北、江西、湖南、福建、海南、广西、四川、贵州、云南、西藏；俄罗斯，蒙古国，日本，伊朗，阿富汗，欧洲，北非；新北区。

（54）东方墨蚜蝇 *Melanostoma oriental* (Wiedemann, 1824)

分布：陕西（洋县、留坝、户县、凤县、长安）、吉林、内蒙古、青海、新疆、上海、浙江、湖北、湖南、福建、广西、四川、贵州、云南、西藏；俄罗斯，蒙古国，日本；东洋界。

（55）梯斑墨蚜蝇 *Melanostoma scalare* (Fabricius, 1794)

分布：陕西（洋县、留坝、户县、凤县、长安）、内蒙古、北京、河北、山东、甘肃、江苏、浙江、湖北、江西、湖南、福建、台湾、海南、四川、贵州、云南、西藏；俄罗斯，蒙古国，日本，阿富汗；东洋界，非洲界。

（56）暗红小蚜蝇 *Paragus haemorrhous* Meigen, 1822

分布：陕西（洋县、镇坪、柞水、留坝、凤县、长安、城固）、河北、甘肃、青海、新疆、西藏；欧洲，北美洲，非洲。

（57）九池小蚜蝇 *Paragus jiuchiensis* Huo & Zheng, 2005

分布：陕西（洋县）。

（58）刻点小蚜蝇 *Paragus tibialis* (Fallén, 1817)

分布：陕西（洋县、留坝、长安）、吉林、内蒙古、北京、河北、山东、甘肃、新疆、江苏、浙江、湖北、湖南、福建、台湾、广东、海南、广西、四川、贵州、云南、西藏；古北界，东洋界，新北界，非洲界。

（59）切黑狭口蚜蝇 *Asarkina ericetorum* (Fabricius, 1781)

分布：陕西（洋县、镇坪、眉县、留坝、宁陕、户县、凤县、长安、汉中）、黑龙江、辽宁、内蒙古、河北、甘肃、浙江、湖南、福建、广西、四川、贵州、云南、西藏；俄罗斯，日本，印度，斯里兰卡。

（60）黄腹狭口蚜蝇 *Asarkina porcina* (Coquillett, 1898)

分布：陕西（洋县、宁陕、眉县、留坝、长安）、黑龙江、辽宁、内蒙古、北京、河北、山西、甘肃、江苏、浙江、湖北、湖南、福建、广西、四川、贵州、云南、西藏；俄罗斯，日本，印度，斯里兰卡。

（61）狭带贝蚜蝇 *Betasyrphus serarius* (Wiedemann, 1830)

分布：陕西（洋县、西安、宁陕、眉县、留坝、凤县、汉中、长安、城固、宝鸡）、黑龙江、吉林、辽宁、内蒙古、河北、甘肃、江苏、浙江、湖北、江西、湖南、福建、台湾、广东、海南、广西、四川、贵州、云南、西藏；俄罗斯，朝鲜，日本，东南亚，澳大利亚，新几内亚。

（62）黑带蚜蝇 *Episyrphus balteatus* (de Geer, 1776)

分布：陕西（洋县、周至、镇坪、西安、商州、商南、宁陕、眉县、户县、凤县、长安、城固、宝鸡）、黑龙江、吉林、辽宁、河北、甘肃、江苏、浙江、湖北、江西、湖南、福建、广东、广西、四川、贵州、云南、西藏；俄罗斯，日本，阿富汗，澳大利亚，欧洲；东洋界。

（63）捷优蚜蝇 *Eupeodes alaceris* He & Li, 1998

分布：陕西（洋县、周至、西安、宁陕、眉县、留坝、汉中、凤县、长安）、黑龙江、宁夏。

（64）宽带优食蚜蝇 *Eupeodes confrater* (Wiedemann, 1830)

分布：陕西（洋县、周至、西乡、宁陕、留坝、宝鸡）、甘肃、江西、湖南、四川、贵州、云南、西藏；日本，新几内亚；东洋界。

（65）大灰优蚜蝇 *Eupeodes corollae* (Fabricius, 1794)

分布：陕西（洋县、周至、西安、宁陕、眉县、留坝、汉中、凤县、长安）、黑龙江、吉林、辽宁、内蒙古、河北、河南、甘肃、新疆、浙江、湖北、江西、湖南、福建、台湾、广西、四川、贵州、云南、西藏；俄罗斯，蒙古国，日本，亚洲，欧洲，非洲北部。

（66）短刺刺腿蚜蝇 *Ischiodon scutellaris* (Fabricius, 1805)

分布：陕西（洋县、眉县、长安、城固）、河北、山东、甘肃、新疆、江苏、浙江、湖南、江西、广东、广西、云南；日本，印度，越南，非洲。

（67）黄色细腹蚜蝇 *Sphaerophoria flavescentis* Huo, Ren & Zheng, 2007

分布：陕西（洋县）。

（68）远东细腹蚜蝇 *Sphaerophoria macrogaster* (Thomson, 1869)

分布：陕西（洋县、镇坪、西乡、商州、商南、眉县、留坝、汉中、长安、城固）、内蒙古、江苏、江西、四川；俄罗斯，蒙古国，朝鲜，日本，印度，尼泊尔，斯里兰卡，澳大利亚。

（69）印度细腹蚜蝇 *Sphaerophoria indiana* Bigot, 1884

分布：陕西（洋县、周至、柞水、宁陕、留坝、汉中、长安）、黑龙江、河北、甘肃、江苏、浙江、湖北、湖南、广东、四川、贵州、云南、西藏；俄罗斯，蒙古国，朝鲜，日本，印度，阿富汗。

（70）秦岭细腹蚜蝇 *Sphaerophoria qinlingensis* Huo & Ren, 2006

分布：陕西（洋县、留坝、长安）、福建、四川。

（71）秦巴细腹蚜蝇 *Sphaerophoria qinbaensis* Huo & Ren, 2006

分布：陕西（洋县、留坝）、河南、福建。

（72）连带细腹蚜蝇 *Sphaerophoria taeniata* (Meigen, 1822)

分布：陕西（洋县、西安、眉县、留坝、凤县、长安）、内蒙古、河北、甘肃；俄罗斯，蒙古国，日本，欧洲。

（73）黑足蚜蝇 *Syrphus vitripennis* Meigen, 1822

分布：陕西（洋县、宁陕、眉县、留坝、汉中、凤县、长安）、河北、甘肃、浙江、湖南、福建、台湾、四川、贵州、云南、西藏；俄罗斯，蒙古国，日本，伊朗，阿富汗，欧洲，北美洲。

（74）异带黄斑蚜蝇 *Xanthogramma anisomorphum* Huo, Ren & Zheng, 2007

分布：陕西（洋县、宁陕、眉县、留坝、汉中、凤县、长安、宝鸡）、河北。

（75）钝黑离眼管蚜蝇 *Eristalinus sepulchralis* (Linnaeus, 1758)

分布：陕西（洋县、西安、岚皋、汉中）、内蒙古、河北、山西、山东、甘肃、新疆、浙江、湖北、江西、湖南、广东、西藏、四川；俄罗斯，蒙古国，日本，印度，斯里兰卡，欧洲，非洲北部。

（76）灰带管蚜蝇 *Eristalis cerealis* Fabricius, 1805

分布：陕西（洋县、周至、镇坪、柞水、西安、商州、宁陕、眉县、留坝、户县、汉中、凤县、长安、城固、宝鸡）、黑龙江、辽宁、内蒙古、河北、山东、河南、甘肃、青海、新疆、江苏、湖北、江西、湖南、福建、台湾、广东、云南、西藏、四川；俄罗斯，朝鲜，日本；东洋界。

（77）长尾管蚜蝇 *Eristalis tenax* (Linnaeus, 1758)

分布：陕西（洋县，广布）；世界性分布。

（78）亮黑斑目蚜蝇 *Lathyrophalmus tarsalis* (Macquart, 1855)

分布：陕西（洋县、眉县、凤县、长安）、河北、甘肃、新疆、江苏、浙江、湖南、福建、台湾、广东、广西、四川、西藏；朝鲜，日本，印度，尼泊尔。

（79）绿黑斑目蚜蝇 *Lathyrophalmus viridis* (Coquillett, 1898)

分布：陕西（洋县、镇坪、柞水、眉县、留坝、城固）、甘肃、江苏、浙江、湖北、福建、广西、四川；日本。

（80）羽芒宽盾蚜蝇 *Phytomia zonata* (Fabricius, 1787)

分布：陕西（洋县、周至、西乡、宁陕、眉县、留坝、户县、长安、城固）、黑龙江、吉林、辽宁、内蒙古、河北、山东、河南、甘肃、江苏、浙江、湖北、江西、湖南、福建、台湾、广东、海南、广西、四川、云南；俄罗斯，朝鲜，日本，东南亚。

（81）狭腹毛管蚜蝇 *Mallota villis* (Wiedemann, 1830)

分布：陕西（洋县、汉中）、海南、四川、云南；印度，泰国，斯里兰卡，印度尼西亚。

（82）四国平颜蚜蝇 *Eumerus ehimensis* Shiraki & Edashige, 1953

分布：陕西（洋县）；日本。

（83）齿转平颜蚜蝇 *Eumerus odontotrochantus* Huo, Ren & Zheng, 2007

分布：陕西（洋县、留坝、汉中）。

（84）小河平颜蚜蝇 *Eumerus xiaohe* Huo, Ren & Zheng, 2007

分布：陕西（洋县、城固）。

（85）拟黄缘斜环蚜蝇 *Korinchia similinova* (Huo, Ren & Zheng, 2007)

分布：陕西（洋县、眉县）。

（86）东方粗股蚜蝇 *Syritta orientalis* Macquart, 1842

分布：陕西（洋县、西乡、长安、白河）、江苏、安徽、湖北、湖南、福建、台湾、
广东、四川、贵州；印度，斯里兰卡。

（87）黑腹木蚜蝇 *Xylota coquilletti* Hervé-Bazin, 1914

分布：陕西（洋县、西安、眉县、长安）、黑龙江、台湾、四川；俄罗斯，日本。

（88）异盾黑蚜蝇 *Cheilosia scutellata* (Fallén, 1817)

分布：陕西（洋县、眉县、留坝、户县、凤县）、黑龙江、内蒙古、北京、重庆、
四川；古北界（中带）。

（89）铜鬃胸蚜蝇 *Ferdinandea cuprea* (Scopoli, 1763)

分布：陕西（洋县、宁陕、眉县、留坝、汉中、凤县、宝鸡）、吉林、甘肃、浙江、
湖南、四川、贵州、云南；俄罗斯，日本，欧洲。

（90）弦斑缺伪蚜蝇 *Graptomyza semicircularia* Huo, Ren & Zheng, 2007

分布：陕西（洋县、商州）。

（十二）缟蝇科 Lauxaniidae

陈旭隆　白英明　李文亮

（河南科技大学园艺与植物保护学院　河南洛阳　471000）

体小至中型（体长 2.3～8.5mm），通常粗壮且体色多变，从浅黄至黑色。成虫主要鉴定特征为：单眼后鬃交叉，口缘无真正的髭；足胫节端前背鬃存在；翅前缘脉完整和臀脉不达翅缘。幼虫圆锥形，背腹面轻微扁平，末端具有圆锥形瘤，分节明显。缟蝇成虫和幼虫主要营腐食性或菌食性生活，经常在落叶、稻草、腐烂的树桩或鸟巢中活动，在降解有机质、保护环境、维持生态平衡中起着非常重要的作用；部分属的成虫可访花，有助于植物传粉；对环境变化敏感，已被欧洲专家用作农田生态系统环境变化评价的指示生物。

世界已知 3 亚科 172 属 2150 种，广泛分布于世界各大动物地理区。中国已知

2 亚科 31 属近 400 种，陕西记录 6 属 7 种，本次洋县记录 3 属 10 种，包含陕西省新记录 4 种。

（91）长尖同脉缟蝇 Homoneura (Homoneura) longiacutata Gao & Shi, 2019**

检视标本：2♂♂，陕西洋县华阳镇岩峰村（33.61972N，107.37944E；985m；扫网），2017-8-4，陈旭隆采；1♂，陕西洋县华阳镇清溪村（33.4725N，107.4955E；853m；扫网），2017-8-6，陈旭隆采；7♂♂，陕西洋县华阳镇天星村（33.67555N，107.34888E；923m；扫网），2017-8-6，陈旭隆采。

分布：陕西（洋县、佛坪）。

（92）多斑同脉缟蝇 Homoneura (Homoneura) picta (de Meijere, 1904)**

检视标本：1♀，陕西洋县茅坪镇九池村（33.58341N，107.6852E；1181m；扫网），2017-8-8，陈旭隆采；2♂♂2♀♀，陕西洋县窑坪镇窑坪村（33.44166N，107.36166E；902m；扫网），2017-8-2，陈旭隆采；1♂，陕西洋县华阳镇杨家沟（33.63916N，107.49555E；1315m；扫网），2017-8-7，陈旭隆采。

分布：陕西（洋县、柞水、旬阳、商南、山阳、留坝、佛坪）、浙江、台湾、海南、广西、贵州；印度，尼泊尔，越南，老挝，泰国，马来西亚，印度尼西亚。

（93）异等同脉缟蝇 Homoneura (Homoneura) anadaequata Gao & Shi, 2019**

检视标本：1♂1♀，陕西洋县华阳镇岩峰村（33.61972N，107.37944E；985m；扫网），2017-8-4，陈旭隆采；1♂1♀，陕西洋县茅坪镇九池村（33.58341N，107.6852E；1181m；扫网），2017-8-8，陈旭隆采；11♂♂5♀♀，陕西洋县华阳镇清溪村（33.4725N，107.4955E；790m；扫网），2017-8-6，陈旭隆采；5♂♂，陕西洋县窑坪镇窑坪村（33.44166N，107.36166E；902m；扫网），2017-8-2，陈旭隆采；1♂4♀♀，陕西洋县槐树关镇陈家坪村（33.3125N，107.70527E；987m；扫网），2017-8-9，陈旭隆采；3♀♀，陕西省洋县华阳杨家沟（33.63916N，107.49555E；1315m；扫网），2017-8-5，陈旭隆采；2♂♂2♀♀，陕西洋县茅坪镇朝阳村冬坪瀑布（33.52277N，107.66916E；911m；扫网），2017-8-8，陈旭隆采；3♂♂8♀♀，陕西洋县华阳镇天星村（33.67555N，107.34888E；923m；扫网），2017-8-6，陈旭隆采；1♂，陕西洋县华阳镇杨家沟（33.63916N，107.49555E；1315m；扫网），2017-8-7，陈旭隆采；1♂1♀，陕西洋县长溪镇拉旗沟（33.33944N，107.70972E；987m；扫网），2017-8-10，陈旭隆采。

分布：陕西（洋县、周至、佛坪）。

（94）尖刺同脉缟蝇 Homoneura (Homoneura) cerina Shatalkin, 2000 陕西省新记录种

检视标本：2♂♂9♀♀，陕西洋县茅坪镇九池村（33.58341N，107.6852E；1181m；扫网），2017-8-8，陈旭隆采。

分布：陕西（洋县）。

（95）微突同脉缟蝇 *Homoneura (Homoneura) procerula* Gao & Yang, 2005 陕西省新记录种

检视标本：1♂1♀，陕西洋县窑坪镇窑坪村（33.44166N，107.36166E；902m；扫网），2017-8-2，陈旭隆采。

分布：陕西（洋县）。

（96）河南同脉缟蝇 *Homoneura (Homoneura) henanensis* Yang, Zhu & Hu, 1999**

检视标本：1♂，陕西洋县华阳镇清溪村（33.4725N，107.4955E；853m；扫网），2017-8-6，陈旭隆采；1♀，陕西洋县华阳镇天星村（33.67555N，107.34888E；923m；扫网），2017-8-6，陈旭隆采；3♀♀，陕西洋县槐树关镇陈家坪村（33.3125N，107.70527E；724m；扫网），2017-8-9，陈旭隆采。

分布：陕西（洋县、柞水、西安、宁陕、华县、佛坪）、北京、河南。

（97）后三尖同脉缟蝇 *Homoneura (Homoneura) posterotricuspis* (Gao, Shi & Han, 2016)**

检视标本：1♂1♀，陕西洋县华阳镇堰头上（33.64138N，107.51833E；1206m；灯诱），2017-8-7，陈旭隆采。

分布：陕西（洋县、宁陕、留坝）。

（98）中华同脉缟蝇 *Homoneura (Homoneura) chinensis* Malloch, 1926**

检视标本：1♂1♀，陕西洋县关帝镇毛家沟（33.32308N，107.50470E；585m；扫网），2017-8-3，陈旭隆采。

分布：陕西（洋县、周至、柞水、镇坪、佛坪、华县）、四川。

（99）连双鬃缟蝇 *Sapromyza (Sapromyza) conjuncta* Sasakawa, 2002 陕西省新记录种

检视标本：7♀♀，陕西洋县茅坪镇九池村（33.58341N，107.6852E；1181m；扫网），2017-8-8，陈旭隆采；1♀，陕西省洋县华阳杨家沟（33.63916N，107.49555E；1315m；扫网），2017-8-5，陈旭隆采。

分布：陕西（洋县）、台湾。

（100）峨眉近黑缟蝇 *Minettia (Plesiominettia) omei* Shatalkin, 1998 陕西省新记录种

检视标本：2♂♂7♀♀，陕西洋县茅坪镇九池村（33.58341N，107.6852E；1181m；扫网），2017-8-8，陈旭隆采；1♀，陕西洋县窑坪镇窑坪村（33.44166N，107.36166E；902m；扫网），2017-8-2，陈旭隆采；1♀，陕西省洋县华阳杨家沟（33.63916N，107.49555E；1315m；扫网），2017-8-5，陈旭隆采；1♂3♀♀，陕西洋县华阳镇天星村（33.67555N，107.34888E；923m；扫网），2017-8-6，陈旭隆采；1♂2♀♀，陕西洋县华阳镇清溪村（33.4725N，107.4955E；790m；扫网），2017-8-6，陈旭隆采。

分布：陕西（洋县）、四川、贵州、云南；墨西哥。

（十三）小粪蝇科 Sphaeroceridae

体小型而粗壮，通常为灰色至黑色，部分种类有鲜艳斑纹。头部通常窄于胸部，单眼三角区具额外短鬃；复眼后鬃 1 列或多列，具口缘鬃 1 排。肩胛发达，盾片常具刚毛；中胸侧板至多有小鬃，腹侧板通常无毛。中足胫节具鬃，后足第 1 跗节明显加粗，短而宽。雄性第 5 腹节不对称。

世界已知 1600 余种，中国已知 130 余种，陕西记录 17 属 36 种，本次洋县记录 5 属 5 种。

（101）刺突雅小粪蝇 *Leptocera salatigae* **(de Meijere, 1914)**

分布：陕西（洋县、周至、柞水、商南、山阳、华县、佛坪）、吉林、辽宁、内蒙古、山西、甘肃、云南；古北界，东洋界，旧热带界。

（102）螺欧小粪蝇 *Opacifrons pseudimpudica* **(Deeming, 1969)**

分布：陕西（洋县、周至、柞水、华县、佛坪）、北京、河北、河南、浙江、福建、台湾、广西、四川、贵州、云南；印度，尼泊尔，斯里兰卡。

（103）尼星小粪蝇 *Poecilosomella nepalensis* **(Deeming, 1969)**

分布：陕西（洋县、佛坪）、广西、四川、云南；巴基斯坦，印度，尼泊尔。

（104）鞍伪丘小粪蝇 *Pseudocollinella jorlii* **(Carles-Tolrá, 1990)**

分布：陕西（洋县、佛坪）、北京、河北、河南、四川、贵州、云南；欧洲。

（105）凹缘刺足小粪蝇 *Rachispoda excavata* **(Papp, 1979)**

分布：陕西（洋县、佛坪）、河北、河南、湖南、福建、广西、四川、云南；俄罗斯。

（十四）水蝇科 Ephydridae

王 亮 张俊华 杨 定
（中国农业大学植物保护学院 北京 100193）

体灰黑色或棕灰色等暗色，某些种类具金属光泽；体表所被的微毛颜色及鬃序多种多样。头部侧面观通常近椭圆形或方形，长大于高或几乎等长于高，后头区平截或稍凸。前胸和后胸一般退化，比较小，中胸发达，大部分种类被颜色各异的微毛；翅面一般透明，但有些种类的翅面呈烟褐色，具有白色或棕色斑。前缘脉有两处缺刻，分别位于肩横脉（h）之后和第 1 纵脉（R_1）的末端前部；前缘脉（C）通常可以延伸至中脉（M）。腹部一般呈锥形或长卵圆形。

世界已知 128 属 1833 种，中国已知 57 属 208 种，陕西记录 13 属 13 种，本次洋县记录 6 属 6 种，其中陕西省新记录 1 种。

（106）金秀裸喙水蝇 *Rhynchopsilopa jinxiuensis* **Zhang, Yang & Mathis, 2012** 陕西省新记录种

检视标本：10♂♂12♀♀，陕西省洋县天星村（33.67555N，107.34888E；923m；

马氏网），2017-8-28，刘浩宇采；7♂♂8♀♀，陕西省洋县仇渠村（33.47027N，107.43E；983m；马氏网），2017-8-10，刘浩宇、张东晓采。

分布：陕西（洋县）、广东、广西；尼泊尔。

（107）黄趾平颜水蝇 *Athyroglossa (Athyroglossa) glabra* (Meigen, 1830)

分布：陕西（洋县、周至、佛坪）、辽宁、内蒙古、北京、河北、河南、宁夏、新疆、四川、贵州、云南；俄罗斯，朝鲜，欧洲，北美洲，非洲北部。

（108）日本伊水蝇 *Ilythea japonica* Miyagi, 1977

分布：陕西（洋县、佛坪）、北京、河南、宁夏；日本。

（109）广西裸颜水蝇 *Psilephydra guangxiensis* Zhang & Yang, 2007

分布：陕西（洋县）、福建、广东、广西、云南。

（110）磨光凸额水蝇 *Psilopa polita* (Macquart, 1835)

分布：陕西（洋县、周至）、黑龙江、辽宁、内蒙古、北京、河北、河南、宁夏、甘肃、新疆、浙江、湖南、福建、广东、海南、广西、四川、贵州、云南；俄罗斯，韩国，日本，欧洲。

（111）四川华水蝇 *Sinops sichuanensis* Zhang, Yang & Mathis, 2005

分布：陕西（洋县、佛坪）、四川。

（十五）丽蝇科 Tachinidae

张 东 王 超

（北京林业大学生态与自然保护学院 北京 100084）

中大型种，体多呈青、绿或黄褐等色，并常具金属光泽，胸部通常无暗色条纹，或有但不甚明显。雄眼一般相互靠近，雌眼远离；口器发达，舐吸式；触角芒一般长羽状，少数长栉状。胸部侧面观，外方的一个肩后鬃的位置比沟前鬃低，二者的连线略与背侧片的背缘平行；前胸基腹片及前胸侧板中央凹陷具毛（少数除外），下侧片在后气门的前下方有呈曲尺形或弧形排列的成行的鬃。翅侧片具鬃或毛；翅 m_{1+2} 脉总是向前作急剧的角形弯曲。成蝇多喜室外访花，传播花粉，许多种类为住区性传染病和蛆症病原蝇类。

世界已知 1000 余种，中国已知 240 余种，陕西记录 14 属 32 种，本次洋县记录 1 属 1 种。

（112）丝光绿蝇 *Lucilia sericata* (Meigen, 1826)**

检视标本：1♀，陕西省洋县仇渠村（33.47027N，107.43E；983m；马氏网），2017-7-1～8-10，刘浩宇采。

分布：陕西（洋县），中国广布；世界性分布。

十七、膜翅目 Hymenoptera

膜翅目昆虫以前、后翅均为膜质而得名，大多数为捕食性或者寄生性，是重要的天敌和传粉昆虫，仅有少部分类群植食性，危害农林业。从生物学角度来看，这也是一个非常有趣的类群，因为一些代表性昆虫如蜜蜂、蚂蚁等表现出极强的社会组织现象。膜翅目昆虫后翅前缘有翅钩列与前翅连锁，翅脉较为特化。口器一般为咀嚼式，部分高等类群为嚼吸式。雌性产卵器发达，部分类群特化为螫针。

膜翅目是昆虫纲物种多样性最丰富的四目类群之一，世界性分布。世界已知10万多种，中国尚未见准确统计数据，估计超过1万种，陕西记录53科461属1353种，本次洋县记录112种，隶属于14科66属。

（一）锤角细蜂科 Diapriidae

刘经贤 郑新芳 郑小钰

（华南农业大学植物保护学院 广东广州 510642）

体小型至中等，大部分种类体长 1～4mm，极少数种类体长可达 8mm；体褐色、黄褐色或黑色；体表光滑。头球形或近于球形，少数横形；上颚对称或不对称；触角丝状或念珠状，着生于显著突出的触角架上，柄节延长；雌成虫触角 12节或 15节，少数 13节；雄虫触角 14节或 15节，部分类群 13节，大多数种类触角在第 3或第 4节特化。盾纵沟有或无；并胸腹节短，后缘内凹。有翅、短翅或无翅；有翅种类前翅翅脉简单，无明显翅痣，但是偶有副痣，后翅有封闭的 1翅室或无翅脉。足细长，股节末端棒状，胫节距式为 1-2-2。腹部明显具柄，柄后腹卵圆形或锥卵形，第 2节背板最长。产卵管缩入腹内，偶有外露。

锤角细蜂科种类丰富多样，世界性分布。世界已知 3亚科 194属 2000余种，中国已知 2亚科 11属 20余种，陕西记录 2属 8种，本次洋县记录 1属 1种，为陕西省新记录种。

（1）双畦棘锤角细蜂 *Lyteba bisulca* (Neesab Esenbeck, 1834) 陕西省新记录种

检视标本：1♀，陕西洋县华阳镇天星村（33.67556N，107.34889E；923m；马氏网），2017-8-28，刘浩宇。

分布：陕西（洋县）、河北、宁夏、湖南、广东、海南；日本，欧洲，北美洲。

（二）叶蜂科 Tenthredinidae

体小至中大型，成虫色彩鲜艳，粗壮。头部短，横宽，后头孔下侧开放，无口后桥。触角短，通常 9节，第 1节短小，远短于第 3节。前胸背板后缘深凹，侧叶发达；前胸腹板游离；中胸小盾片发达，具附片。翅脉较多，后翅通常具 5～7个闭室。足转节 2节，前足胫节端距 1对，内端距常分叉。腹部和胸部广接，腹基部不收缩成细腰，后胸侧板不与腹部第 1背板愈合。腹部无侧缘脊，第 1背板常具中缝。产卵器短小，常稍伸出腹端。

世界已知 430余属 5500多种，中国已知 260属 1600余种，陕西记录 105

属 448 种，本次洋县记录 1 属 1 种。

（2）汪氏平缝叶蜂 *Nesoselandria wangae* Wei, 2002

分布：陕西（洋县）、浙江、湖北、湖南、福建、广东、广西、重庆、贵州。

（三）钩腹蜂科 Trigonalyidae

陈华燕

（中国科学院华南植物园　广东广州　510650）

触角 13～32 节；雄蜂触角第 11～14 节上具光滑并稍凸起的角下瘤（tyloid）。复眼较长，下端接近上颚基部。上颚发达，不对称。左、右上颚具不同数量的齿；左上颚 3～4 齿，右上颚 4～5 齿。颚与唇须节比为 6/3，少数为 2～4/2。前翅有翅痣，至少 10 个闭室，前缘室宽。后翅 2 个闭室。后足转节 2 节。跗爪二分叉，内齿大于外齿。并胸腹节气门具盖。并胸腹节常无中脊。雌蜂腹部末端呈钩状弯曲，故名钩腹蜂。

世界性分布。世界已知 16 属 120 余种，中国已知 8 属 40 余种，《秦岭昆虫志》仅记录陕西 2 属 5 种（注：2017 年相关成果发表未计入），本次洋县记录 3 属 10 种。

（3）陕西定山钩腹蜂 *Jezonogonalos shaanxiensis* Tan & van Achterberg, 2017**

检视标本：1♀，陕西省洋县溢水镇油灯村（33.441897N，107.361713E；901.6m；马氏网），2017-5-24～6-24，刘浩宇采。

分布：陕西（洋县、黎坪、宁陕）。

（4）褐颚平钩腹蜂 *Jezonogonalos mandibularis* Tan & van Achterberg, 2017**

分布：陕西（洋县）。

（5）长直钩腹蜂 *Orthogonalys elongata* Teranishi, 1929**

检视标本：1♂1♀，陕西省洋县华阳镇板桥（33.615512N，107.507905E；1154.5m；马氏网），2017-5-26～6-26，刘浩宇采。

分布：陕西（洋县、黎坪、宁陕）、河南、四川、西藏；俄罗斯，日本，印度。

（6）副盾唇长直钩腹蜂 *Orthogonalys paraclypeata* Tan & van Achterberg, 2017**

检视标本：2♀♀，陕西省洋县华阳镇板桥（33.615512N，107.507905E；1154.5m；马氏网），2017-5-26～6-26，刘浩宇采。

分布：陕西（洋县、宁陕）。

（7）盾唇长直钩腹蜂 *Orthogonalys clypeata* Chen, van Achterberg, He & Xu, 2014**

分布：陕西（洋县、宁陕、宁强）、宁夏、四川、贵州、云南。

（8）平泽长直钩腹蜂 *Orthogonalys hirasana* Teranishi, 1929**

分布：陕西（洋县、宁陕、宁强）、四川；日本，印度。

（9）条纹钩腹蜂 *Taeniogonalos fasciata* (Strand, 1913)**

检视标本：1♀，陕西省洋县华阳镇板桥（33.615512N，107.507905E；1154.5m；马氏网），2017-5-26～6-26，刘浩宇采。

分布：陕西（洋县、旬阳、留坝）、吉林、辽宁、河南、安徽、浙江、湖南、福建、台湾、广东、海南、广西、四川、贵州；俄罗斯，日本，朝鲜。

（10）高山钩腹蜂 *Taeniogonalos alticola* (Tsuneki, 1991)**

分布：陕西（洋县、宁陕、佛坪）、宁夏、台湾。

（11）大脊钩腹蜂 *Taeniogonalos bucarinata* Chen, van Achterberg, He & Xu, 2014**

分布：陕西（洋县、太白、宁陕、佛坪、宁强、凤县）、河南、宁夏、甘肃、浙江、福建、四川、云南。

（12）大林钩腹蜂 *Taeniogonalos taihorina* (Bischoff, 1914)**

分布：陕西（洋县、宁陕、佛坪、宁强）、黑龙江、宁夏、甘肃、浙江、湖北、福建、台湾、广西、四川、云南、西藏；俄罗斯，日本。

（四）姬蜂科 Ichneumonidae

刘经贤 郑新芳 郑小钰

（华南农业大学植物保护学院 广东广州 510642）

　　体小至大型。触角长，丝状，多节。前胸背板达翅基片。翅一般大型，少数类群无翅，翅脉明显，前翅 C 脉与 Sc 脉愈合，具翅痣，前翅 2m-cu 脉存在（极少数分布于国外的亚科无 2m-cu 脉）。足细长，转节 2 节，爪强大。并胸腹节发达，常有刻纹、隆脊及由隆脊形成的分区。腹部多细长，圆筒形或侧扁或扁平。产卵管短至非常长，有鞘。本科全部为寄生性昆虫，寄生完全变态昆虫的蛹或幼虫，部分种类寄生蜘蛛。

　　世界性分布。世界已知 48 亚科（含化石），2 万余种，中国已知 38 亚科 2000 余种，陕西记录 41 属 49 种，本次洋县记录 10 属 14 种，其中中国新记录 1 种，陕西省新记录 10 种。

（13）网皱嵌翅姬蜂 *Dicamptus reticulatus* (Cameron, 1899) 陕西省新记录种

检视标本：3♀♀，陕西洋县庙娅前桥（33.20778N，107.35972E；723m），2017-8-26，刘浩宇采；3♀♀，陕西洋县华阳古镇（33.59472N，107.53278E；1110m；灯诱），2017-7-20～25，张婷婷采；1♀，陕西洋县华阳镇杨家沟（33.63916N，107.39556E；1315m），2017-8-5，刘浩宇采。

分布：陕西（洋县）、浙江、湖北、福建、广东、海南、广西、四川、云南；日本，缅甸，斯里兰卡。

（14）黑背拟瘦姬蜂 *Netelia (Netelia) nigrinota* (Uchida, 1928) 中国新记录种

检视标本：1♂，陕西洋县华阳镇杨家沟（33.63916N，107.39556E；1315m；灯诱），

2017-8-5，刘浩宇采。
分布：陕西（洋县）；日本。

（15）俏瘦姬蜂 *Ophion facetious* Gauld & Mitchell, 1981 陕西省新记录种

检视标本：1♀，陕西洋县华阳镇杨家沟（33.63916N，107.39556E；1315m；灯诱），2017-8-5，刘浩宇采。
分布：陕西（洋县）、湖北、台湾；印度，尼泊尔，印度尼西亚。

（16）双脊瘦姬蜂 *Ophion bicarinatus* Cameron, 1905 陕西省新记录种

检视标本：3♀♀，陕西洋县华阳镇杨家沟（33.63916N，107.39556E；1315m；灯诱），2017-8-5，刘浩宇采。
分布：陕西（洋县）、新疆、湖北、台湾；印度，尼泊尔，斯里兰卡，菲律宾。

（17）细线细颚瘦姬蜂 *Enicospilus lineolatus* (Roman, 1913)**

检视标本：1♂，陕西洋县关帝镇小西沟（33.47028N，107.43E；983m；马氏网），2017-8-27，刘浩宇采。
分布：陕西（洋县）、吉林、北京、天津、河北、山东、新疆、江苏、上海、安徽、浙江、湖北、江西、湖南、福建、广东、海南、广西、四川、贵州、云南、西藏；韩国，日本，尼泊尔，斯里兰卡，菲律宾，马来西亚，印度尼西亚，新几内亚，大洋洲。

（18）后脊细颚瘦姬蜂 *Enicospilus signativentris* (Tosquinet, 1903) 陕西省新记录种

检视标本：1♀，陕西洋县庙娅前桥（33.35778N，107.35972E；723m），2017-8-26，刘浩宇采。
分布：陕西（洋县）、福建、台湾、海南、广西、贵州；日本，印度，越南，斯里兰卡，菲律宾。

（19）黑斑细颚瘦姬蜂 *Enicospilus melanocarpus* Cameron, 1905**

检视标本：1♀，陕西洋县华阳镇天星村（33.67556N，107.34889E；923m；马氏网），2017-8-6，刘浩宇采。
分布：陕西（洋县）、北京、河北、新疆、江苏、浙江、湖北、江西、湖南、福建、台湾、广东、海南、广西、四川、贵州、云南；日本，印度，尼泊尔，斯里兰卡，菲律宾，马来西亚，新加坡，所罗门群岛。

（20）神农架畸脉姬蜂 *Neurogenia shennongjiaensis* He, 1985 陕西省新记录种

检视标本：1♂，陕西洋县华阳镇杨家沟（33.63916N，107.39556E；1315m；灯诱），2017-8-5，刘浩宇采。
分布：陕西（洋县）、湖北。

（21）哞嗜蛛姬蜂 *Polysphincta boops* Tschek, 1868 陕西省新记录种

检视标本：1♀，陕西洋县关帝镇小西沟（33°28′13″N，107°25′48″E；983m；马氏网），2017-8-27，刘浩宇采。

分布：陕西（洋县）、青海；欧洲。

（22）颚甲腹姬蜂 *Hemigaster mandibularis* (Uchida, 1940) 陕西省新记录种

检视标本：1♀，陕西洋县华阳镇天星村（33.67556N，107.34889E；923m；马氏网），2017-8-28，刘浩宇采。

分布：陕西（洋县）、河南、浙江、湖北、江西、湖南、福建、台湾、广东、海南、广西、四川。

（23）白纹斗姬蜂 *Torbda albivittata* Sheng & Sun, 2002 陕西省新记录种

检视标本：1♀，陕西洋县华阳镇天星村（33.67556N，107.34889E；923m；马氏网），2017-8-6；马氏网，刘浩宇采。

分布：陕西（洋县）、河南。

（24）暗黑瘤姬蜂 *Pimpla pluto* Ashmead, 1906**

检视标本：2♂♂，陕西洋县关帝镇小西沟（33.47028N，107.43E；983m；马氏网），2017-8-3，刘浩宇采。

分布：陕西（洋县）、江苏、浙江、四川；俄罗斯，韩国，日本。

（25）腿黑瘤姬蜂 *Pimpla femorella* Kasparyan, 1974 陕西省新记录种

检视标本：1♀，陕西洋县关帝镇小西沟（33.47028N，107.43E；983m；1 号马氏网），2017-8-3，刘浩宇采。

分布：陕西（洋县）；俄罗斯，韩国。

（26）黄褐野姬蜂 *Yezoceryx fulvus* Wang, 1982 陕西省新记录种

检视标本：1♀，陕西洋县关帝镇小西沟（33.47028N，107.43E；983m；马氏网），2017-8-3，刘浩宇采。

分布：陕西（洋县）、河南、四川。

（五）褶翅小蜂科 Leucospidae

袁 峰　朱朝东
（中国科学院动物研究所　北京　100101）

体微小至大型，长 2.5～16mm，体壁坚硬，体色黄黑相间。翅纵褶，极似胡蜂，翅脉极简单。前、中足爪栉状，后足股节膨大具齿。产卵器鞘长且向背面翻转，沿腹背中央前伸，甚至长达胸部，背面常具有可收纳产卵器的沟。

褶翅小蜂科是膜翅目的一个小科，仅知 4 属 130 余种，中国已知 1 属 12 种，陕西记录 1 属 2 种，本次洋县记录 1 属 1 种。

（27）日本褶翅小蜂 *Leucospis japonica* Walker, 1871**

检视标本：1 头，陕西省洋县华阳镇七星村（33.67555N，107.34888E；923m；扫网），2017-8-6，袁峰采；6 头，陕西省洋县华阳古镇（33.4725N，107.4955E；1315m；扫网），2017-8-4，袁峰采。

分布：陕西（洋县、太白、宁陕、留坝）、北京、河北、山西、河南、江苏、上海、浙江、湖北、江西、湖南、台湾、广东、香港、广西、四川、贵州、云南；俄罗斯，朝鲜，日本，印度，尼泊尔。

（六）螯蜂科 Dryinidae

陈华燕

（中国科学院华南植物园 广东广州 510650）

体小型，长 2.5～5.0mm。雄蜂有翅；一些属的雌蜂无翅，体形和行动颇似蚁。头大，横宽或近方形。触角 10 节，着生于唇基正前方，丝形或末端稍粗。雌蜂前胸背板甚长；中、后胸和并胸腹节成 1 圆柱形，从隐约凹痕和气门位置仍略可划分，其侧缝均向后倾斜。前足比中、后足稍大；基节、转节甚长，股节基半部膨大，而至末端细瘦；第 5 跗节与一只爪特化形成螯状（常足螯蜂亚科 Aphelopinae 和拜螯蜂亚科 Biaphelopinae 除外）；腹部纺锤形或长椭圆形，有或近于有腹柄；产卵管针状，从腹末伸出，但不明显。雄蜂前胸背板很短，从上面几乎看不到；盾纵沟甚明显，常呈"V"形或"Y"形；前足比中后足稍小，不呈螯状；前翅具矛形或卵圆形翅痣，有亚前缘室和 2 个基室，缘室开放；后翅有臀叶，在沿前缘 2/3 有前缘脉；腹部较细瘦。

世界已知 15 亚科 50 属 1800 余种，中国已知 17 属 240 余种，陕西记录 7 属 31 种，本次洋县记录 1 属 10 种。

（28）混单爪螯蜂 *Anteon confusum* Olmi, 1989**

检视标本：1♀，陕西省洋县华阳镇板桥（33.615512N，107.507905E；1154.5m；马氏网），2017-5-26～6-26，刘浩宇采。

分布：陕西（洋县）、山西、台湾。

（29）伏牛单爪螯蜂 *Anteon funiuense* Xu, He & Olmi, 2001**

检视标本：1♀，陕西省洋县溢水镇油灯村（33.441897N，107.361713E；901.6m；马氏网），2017-5-24～6-24，刘浩宇采。

分布：陕西（洋县）、河南、宁夏。

（30）光侧单爪螯蜂 *Anteon laeve* Xu, He & Olmi, 1998**

检视标本：1♂，陕西省洋县关帝镇（33.675537N，107.349632E；922.0m；马氏网），2017-8-3，刘浩宇采。

分布：陕西（洋县）、浙江。

（31）梅峰单爪螯蜂 *Anteon meifenganum* Olmi, 1991**

检视标本：1♂，陕西省洋县华阳镇（33.675537N，107.349632E；922.0m；马氏网），2017-5-12～6-12，刘浩宇采；1♀，陕西省洋县华阳镇板桥（33.615512N，107.507905E；1154.5m；马氏网），2017-5-26～6-26，刘浩宇采。

分布：陕西（洋县、留坝）、浙江、湖南、台湾、贵州；缅甸，泰国。

（32）梅单爪螯蜂 *Anteon mite* Olmi, 1996**

检视标本：1♂，陕西省洋县华阳镇板桥（33.615512N，107.507905E；1154.5m；马氏网），2017-5-26～6-26，刘浩宇采；1♂，陕西省洋县华阳镇（33.675537N，107.349632E；922.0m；扫网），2017-8-28，刘浩宇采。

分布：陕西（洋县）、河南、浙江、湖北、台湾。

（33）单爪螯蜂 *Anteon munitum* Olmi, 1984**

检视标本：1♂，陕西省洋县溢水镇油灯村（33.441897N，107.361713E；901.6m；马氏网），2017-5-24～6-24，刘浩宇采。

分布：陕西（洋县）、浙江、湖北、湖南、福建、台湾、广东、海南、贵州、云南；韩国，日本，尼泊尔，缅甸，老挝，泰国，菲律宾，斯里兰卡，马来西亚。

（34）那都单爪螯蜂 *Anteon naduense* Olmi, 1987**

检视标本：1♀，陕西省洋县溢水镇油灯村（33.441897N，107.361713E；901.6m；马氏网），2017-5-24～6-24，刘浩宇采。

分布：陕西（洋县、宁陕）、台湾、贵州；印度，泰国，马来西亚。

（35）毛单爪螯蜂 *Anteon pilosum* Xu, Olmi & He, 2010**

检视标本：1♂，陕西省洋县华阳镇板桥（33.615512N，107.507905E；1154.5m；马氏网），2017-5-26～6-26，刘浩宇采。

分布：陕西（洋县）、辽宁、宁夏、海南。

（36）黑带单爪螯蜂 *Anteon pteromaculatum* Xu, Olmi, Guglielmino & Chen, 2012**

检视标本：1♀，陕西省洋县华阳镇（33.675537N，107.349632E；922.0m；马氏网），2017-5-12～6-12，刘浩宇采。

分布：陕西（洋县）、广东。

（37）腾冲单爪螯蜂 *Anteon tengchongense* Xu, He & Olmi, 1998**

检视标本：1♀，陕西省洋县溢水镇油灯村（33.441897N，107.361713E；901.6m；马氏网），2017-5-24～6-24，刘浩宇采。

分布：陕西（洋县）、云南。

（七）土蜂科 Scoliidae

袁 峰 朱朝东

（中国科学院动物研究所 北京 100101）

　　大多数种类体大而壮，多被密毛，体黑色，并有白、黄、橙、红色斑纹。头部略呈球形，通常较胸部狭。触角短，雌虫 12 节、弯曲，雄虫 13 节、直。前胸背板紧贴中胸背板，后缘呈倒"U"形，且两侧伸达翅基片；中胸小盾片大而明显；中、后胸腹板形成一连续的板，盖住中、后足基节。翅端部具细密纵皱印线。足短而粗，前足基节相连，中、后足基节相互分离；中、后足胫节具浓密的刺状突起。并胸腹节分为 3 个平板区，雄性末节腹板具 3 刺。

世界已知 44 属 560 余种，中国已知 12 属 50 余种，陕西无本科记录，本次洋县记录 2 属 2 种，均为陕西省新记录属种。

（38）眼斑土蜂 *Scolia oculata* (Matsumuara, 1911) 陕西省新记录属 新记录种

检视标本：1 头，陕西省洋县窑坪镇油灯坝（33.44166N，107.36166E；902m；扫网），2017-8-2，袁峰采；1 头，陕西省洋县关帝镇石牌桥（33.35777N，107.35972E；723m；灯诱），2017-8-26，袁峰采；1 头，陕西省洋县华阳镇杨家沟（33.63916N，107.49555E；1315m；扫网），2017-8-5，袁峰采。

分布：陕西（洋县）、北京、山东、河南、浙江、台湾；俄罗斯，韩国，日本。

（39）金毛长腹土蜂 *Campsomers prismatica* (Smith, 1855) 陕西省新记录属 新记录种

检视标本：1 头，陕西省洋县关帝镇石牌桥（33.35777N，107.35972E；723m；扫网），2017-8-26，袁峰采。

分布：陕西（洋县）、山东、江苏、安徽、浙江、江西、福建、广东。

（八）胡蜂科 Vespidae

袁 峰 朱朝东

（中国科学院动物研究所 北京 100101）

体表较光洁，刚毛不分叉。雌蜂触角 12 节，雄蜂 13 节。复眼发达，内缘中部凹入。上颚闭合时横形，相互搭叠，但不交叉。前胸背板向后达翅基片，翅停息时纵褶，前翅第 1 盘区多狭长；后翅有闭室。中足基节相互接触，跗节无排刷状毛簇。腹部第 1 背板和腹板部分愈合。

世界已知 260 余属 5000 余种，中国已知 61 属 350 余种，陕西记录 19 属 68 种，本次洋县记录 7 属 10 种（亚种）。

（40）笛胡蜂 *Vespa dybowskii* André, 1884**

检视标本：1 头，陕西省洋县窑坪镇油灯坝（33.44166N，107.36166E；902m；扫网），2017-8-2，袁峰采；1 头，陕西省洋县关帝镇石牌桥（33.35777N，107.35972E；723m；扫网），2017-8-26，袁峰采。

分布：陕西（洋县、勉县、宁陕、太白、佛坪、眉县）、吉林、辽宁、浙江、西藏；俄罗斯，韩国，日本，缅甸，泰国。

（41）黄边胡蜂 *Vespa crabro* Linnaeus, 1758**

检视标本：2 头，陕西省洋县关帝镇慈恩桥（33.35777N，107.35972E；723m；灯诱），2017-8-26，袁峰采。

分布：陕西（洋县、周至、眉县、佛坪、宁陕、西安、太白、商洛）、黑龙江、吉林、辽宁、北京、河北、山西、山东、河南、甘肃、江苏、浙江、湖北、江西、福建、台湾、广西、云南、四川、贵州、西藏；俄罗斯，蒙古国，朝鲜，

韩国，日本，伊朗，土耳其，中亚，欧洲，北美洲。

（42）细黄胡蜂 *Vespula flaviceps* (Smith, 1870)**

检视标本：1 头，陕西省洋县窑坪镇油灯坝（33.44166N，107.36166E；902m；扫网），2017-8-2，袁峰采；1 头，陕西省洋县华阳镇西北 26 公里（33.63916N，107.49555E；1315m；扫网），2017-8-5，袁峰采；1 头，陕西省洋县华阳镇杨家沟（33.63916N，107.49555E；1315m；扫网），2017-8-5，袁峰采。

分布：陕西（洋县、华县、周至、杨凌、佛坪、宁陕、太白、西安、千阳、商洛、宜川）、黑龙江、吉林、辽宁、内蒙古、北京、河北、山西、江苏、浙江、湖北、江西、福建、台湾、四川、贵州、云南、西藏；俄罗斯，朝鲜，日本，巴基斯坦，印度，尼泊尔，缅甸，泰国。

（43）斯马蜂 *Polistes snelleni* de Saussure,1862**

检视标本：13 头，陕西省洋县窑坪镇油灯坝（33.44166N，107.36166E；902m；扫网），2017-8-2，袁峰采；1 头，陕西省洋县华阳镇西北 26 公里（33.63916N，107.49555E；1315m；扫网），2017-8-5，袁峰采；2 头，陕西省洋县关帝镇石牌桥（33.35777N，107.35972E；723m；灯诱），2017-8-26，袁峰采；2 头，陕西省洋县华阳镇杨家沟（33.63916N，107.49555E；1315m；扫网），2017-8-5，袁峰采。

分布：陕西（洋县、眉县、山阳、黄龙、华县、西安、太白、榆林）、吉林、辽宁、内蒙古、河北、山西、山东、甘肃、江苏、浙江、江西、湖南、福建、四川、云南、贵州；俄罗斯，朝鲜，日本。

（44）约马蜂 *Polistes jokahamae* Radoszkowski, 1887**

检视标本：1 头，陕西省洋县华阳古镇（33.4725N，107.4955E；1315m；灯诱），2017-8-4，袁峰采。

分布：陕西（洋县、杨凌、大荔、榆林、西安）、吉林、河北、河南、江苏、上海、安徽、浙江、湖北、江西、福建、台湾、广东、香港、广西、贵州、云南；俄罗斯，蒙古国，朝鲜，日本，印度，越南，美国（夏威夷）。

（45）镶黄蜾蠃 *Oreumenes decoratus* (Smith, 1852)**

检视标本：3 头，陕西省洋县关帝镇石牌桥（33.35777N，107.35972E；723m；灯诱），2017-8-26，袁峰采；1 头，陕西省洋县华阳镇西北 26 公里（33.63916N，107.49555E；1315m；扫网），2017-8-5，袁峰采。

分布：陕西（洋县、佛坪、西安、商洛、黄龙）、吉林、辽宁、河北、山西、山东、江苏、浙江、湖南、广西、四川；朝鲜，日本。

（46）单佳盾蜾蠃 *Euodynerus (Euodynerus) dantici dantici* (Rossi, 1790)**

检视标本：5 头，陕西省洋县华阳古镇（33.4725N，107.4955E；1315m；灯诱），2017-8-4，袁峰采。

分布：陕西（洋县、秦岭、黄龙）、河北、甘肃、浙江、江西；俄罗斯，乌兹别克斯坦，哈萨克斯坦，土耳其，阿拉伯半岛南部，欧洲。

（47）黄缘蜾蠃 *Anterhynchium flavomarginatum flavomarginatum* (Smith, 1852)**

检视标本：2 头，陕西省洋县华阳古镇（33.4725N，107.4955E；1315m；灯诱），
2017-8-4，袁峰采；2 头，陕西省洋县窑坪镇油灯坝（33.44166N，107.36166E；
902m；扫网），2017-8-2，袁峰采。

分布：陕西（洋县、周至）、上海、浙江、江西、湖南、福建、广西、四川、云南。

（48）变侧异胡蜂 *Parapolybia varia varia* (Fabricius, 1787)*

检视标本：1 头，陕西省洋县关帝镇石牌桥（33.35777N，107.35972E；723m；灯
诱），2017-8-26，袁峰采；1 头，陕西省洋县窑坪镇油灯坝（33.44166N，
107.36166E；902m；扫网），2017-8-2，袁峰采。

分布：陕西（洋县、佛坪、西安、商洛）、江苏、浙江、湖北、福建、台湾、广东、
云南；朝鲜，日本，印度，尼泊尔，缅甸，泰国，菲律宾，马来西亚。

（49）黄侧异胡蜂 *Parapolybia crocea* Saito-Morooka, Nguyen & Kojima, 2015

分布：陕西（洋县、西安、商洛、佛坪）、福建、台湾、广东；韩国，越南，泰国。

（九）蚁科 Formicidae

谷 博　陈志林　周善义
（广西师范大学生命科学学院　广西桂林　541006）

蚂蚁为典型的社会性昆虫，隶属于膜翅目蚁科。繁殖蚁常具翅，交配后自然
脱落。工蚁个体通常较小，为1～20mm；其中部分种类具有明显的大小和形态分
化。上颚形态多变，常为三角状。触角膝状，4～12 节，柄节较长。大多数种类
常具复眼，部分种类缺如。并胸腹节和腹部间具 1～2 节明显缢缩的腹柄。腹部末
端具螫针或为酸孔。

蚁科为膜翅目中最大的几个科之一，世界已知 17 亚科 404 属 15 000 多种，
中国已知 10 亚科 117 属 1000 余种，陕西记录 4 亚科 37 属 109 种，本次洋县记录
4 亚科 19 属 28 种，其中陕西省新记录种 7 种。

（50）蓬莱大齿猛蚁 *Odontomachus monticola* var. *formosae* Forel, 1912**

检视标本：G170512，陕西洋县油灯坝窑坪街村（33.45N，107.36E；983m；搜索
法），2017-8-2，谷博采；G170603，陕西洋县茅坪镇九池村（33.52N，107.67E；
970m；搜索法），2017-8-8，谷博采；G170605，陕西洋县茅坪镇九池村（33.52N，
107.67E；970m；搜索法），2017-8-8，谷博采；G170606，陕西洋县茅坪镇九池
村（33.52N，107.67E；970m；搜索法），2017-8-8，谷博采；G170614，陕西洋
县茅坪镇九池村（33.52N，107.67E；970m；搜索法），2017-8-8，谷博采；G170657，
陕西洋县槐树关镇苏王村（33.33N，107.72E；776m；搜索法），2017-8-11，谷
博采。

分布：陕西（洋县）、吉林、北京、甘肃、河南、上海、浙江、湖北、湖南、福建、

台湾、广东、海南、香港、广西、四川、贵州、云南；日本，印度，斯里兰卡，菲律宾，缅甸，越南，泰国，巴布亚新几内亚。

备注：此前国内很多记录均把本种错误鉴定为山大齿猛蚁 *Odontomachus monticola* Emery, 1892，实际上本种应该为蓬莱大齿猛蚁 *Odontomachus monticola* var. *formosae* Forel, 1912。此前一个多世纪以来，后者一直作为前者的一个同物异名处理，但是，目前作者认为后者和前者有着明显的区别，并且应该提升为种更为合理，关于这一问题作者将在以后另文做出深入分析再订正，先暂时启用变种名 *O. monticola* var. *formosae*。

（51）中华短猛蚁 *Brachyponera chinensis* (Emery, 1895)**

检视标本：G170531，陕西洋县关帝镇毛家沟（33.49N，107.41E；1183m；搜索法），2017-8-3，谷博采；G170556，陕西洋县华阳杨家沟（33.64N，107.50E；1315m；搜索法），2017-8-5，谷博采；G170600，陕西洋县茅坪镇九池村（33.52N，107.67E；970m；搜索法），2017-8-8，谷博采；G170624，陕西洋县槐树关镇陈家坪村（33.31N，107.71E；724m；搜索法），2017-8-9，谷博采；G170634，陕西洋县关岭村（33.29N，107.88E；712m；搜索法），2017-8-10，谷博采。

分布：陕西（洋县）、北京、山东、河南、江苏、上海、安徽、浙江、湖北、湖南、福建、台湾、广东、香港、广西、四川、贵州；朝鲜半岛，日本，印度，菲律宾，印度尼西亚，中南半岛，美国，新西兰（人为传入）。

（52）爪哇厚结猛蚁 *Ectomomyrmex javanus* Mayr, 1867 陕西省新记录种

检视标本：G170523，陕西洋县关帝镇毛家沟（33.49N，107.41E；1183m；搜索法），2017-8-3，谷博采；G170551，陕西洋县华阳岩丰村（33.97N，107.54E；1213m；搜索法），2017-8-4，谷博采。

分布：陕西（洋县）、北京、山东、江苏、上海、浙江、湖北、江西、福建、台湾、广东、香港、广西、贵州、云南；朝鲜半岛，日本，印度，东南亚。

（53）南岭曲颊猛蚁 *Gnamptogenys nanlingensis* Chen, Lattke & Zhou, 2017 陕西省新记录种

检视标本：G170576，陕西洋县华阳杨家沟（33.64N，107.50E；1315m；搜索法），2017-8-5，谷博采；G170656，陕西洋县关岭村（33.29N，107.88E；712m；搜索法），2017-8-10，谷博采。

分布：陕西（洋县）、广东。

（54）铺道蚁 *Tetramorium caespitum* (Linnaeus, 1758)**

检视标本：G170501，陕西洋县油灯坝窑坪街村（33.45N，107.36E；983m；搜索法），2017-8-2，谷博采；G170509，陕西洋县油灯坝窑坪街村（33.45N，107.36E；983m；搜索法），2017-8-2，谷博采；G170513，陕西洋县油灯坝窑坪街村（33.45N，107.36E；983m；搜索法），2017-8-2，谷博采；G170542，陕西洋县关帝镇毛家沟（33.49N，107.41E；1183m；搜索法），2017-8-3，谷博采；G170546，陕西洋县华阳岩丰村（33.97N，107.54E；1213m；搜索法），2017-8-4，谷博采；G170565，

陕西洋县华阳杨家沟（33.64N，107.50E；1315m；搜索法），2017-8-5，谷博采；
G170583，陕西洋县华阳天星村（33.68N，107.35E；923m；搜索法），2017-8-6，
谷博采；G170590，陕西洋县华阳天星村（33.68N，107.35E；923m；搜索法），
2017-8-6，谷博采；G170623，陕西洋县槐树关镇陈家坪村（33.31N，107.71E；
724m；搜索法），2017-8-9，谷博采；G170643，陕西洋县关岭村（33.29N，107.88E；
712m；搜索法），2017-8-10，谷博采；G170648，陕西洋县关岭村（33.29N，
107.88E；712m；搜索法），2017-8-10，谷博采；G170661，陕西洋县槐树关镇
苏王村（33.33N，107.72E；776m；搜索法），2017-8-11，谷博采。

分布：陕西（洋县）、国内各省份；朝鲜，日本，韩国，欧洲，北美洲。

（55）史氏盘腹蚁 *Aphaenogaster smythiesii* (Forel, 1902)**

检视标本：G170504，陕西洋县油灯坝窑坪街村（33.45N，107.36E；983m；搜索
法），2017-8-2，谷博采；G170505，陕西洋县油灯坝窑坪街村（33.45N，107.36E；
983m；搜索法），2017-8-2，谷博采；G170506，陕西洋县油灯坝窑坪街村（33.45N，
107.36E；983m；搜索法），2017-8-2，谷博采；G170549，陕西洋县华阳岩丰村
（33.97N，107.54E；1213m；搜索法），2017-8-4，谷博采；G170572，陕西洋
县华阳杨家沟（33.64N，107.50E；1315m；搜索法），2017-8-5，谷博采；G170579，
陕西洋县华阳天星村（33.68N，107.35E；923m；搜索法），2017-8-6，谷博采；
G170619，陕西洋县槐树关镇陈家坪村（33.31N，107.71E；724m；搜索法），
2017-8-9，谷博采；G170640，陕西洋县关岭村（33.29N，107.88E；712m；搜
索法），2017-8-10，谷博采；G170644，陕西洋县关岭村（33.29N，107.88E；
712m；搜索法），2017-8-10，谷博采；G170647，陕西洋县关岭村（33.29N，
107.88E；712m；搜索法），2017-8-10，谷博采；G170650，陕西洋县关岭村（33.29N，
107.88E；712m；搜索法），2017-8-10，谷博采。

分布：陕西（洋县、西乡、佛坪）、安徽、浙江、湖北、江西、湖南、福建、广
西、四川、贵州、云南；印度，阿富汗。

（56）高桥盘腹蚁 *Aphaenogaster takahashii* Wheeler, 1930**

检视标本：G170517，陕西洋县油灯坝窑坪街村（33.45N，107.36E；983m；搜索
法），2017-8-2，谷博采；G170534，陕西洋县关帝镇毛家沟（33.49N，107.41E；
1183m；搜索法），2017-8-3，谷博采；G170554，陕西洋县华阳杨家沟（33.64N，
107.50E；1315m；搜索法），2017-8-5，谷博采；G170586，陕西洋县华阳天星
村（33.68N，107.35E；923m；搜索法），2017-8-6，谷博采；G170652，陕西洋
县关岭村（33.29N，107.88E；712m；搜索法），2017-8-10，谷博采。

分布：陕西（洋县、西乡）、安徽、浙江、湖北、台湾、四川。

（57）褐红扁胸切叶蚁 *Vollenhovia pyrrhoria* Wu & Xiao, 1989 陕西省新记录种

检视标本：G170518，陕西洋县油灯坝窑坪街村（33.45N，107.36E；983m；搜索
法），2017-8-2，谷博采。

分布：陕西（洋县）、湖南。

（58）双针棱胸切叶蚁 *Pristomyrmex punctatus* (F. Smith, 1860)**

检视标本：G170522，陕西洋县关帝镇毛家沟（33.49N，107.41E；1183m；搜索法），2017-8-3，谷博采；G170529，陕西洋县关帝镇毛家沟（33.49N，107.41E；1183m；搜索法），2017-8-3，谷博采；G170536，陕西洋县关帝镇毛家沟（33.49N，107.41E；1183m；搜索法），2017-8-3，谷博采；G170540，陕西洋县关帝镇毛家沟（33.49N，107.41E；1183m；搜索法），2017-8-3，谷博采；G170621，陕西洋县槐树关镇陈家坪村（33.31N，107.71E；724m；搜索法），2017-8-9，谷博采；G170638，陕西洋县关岭村（33.29N，107.88E；712m；搜索法），2017-8-10，谷博采；G170651，陕西洋县槐树关镇苏王村（33.33N，107.72E；776m；搜索法），2017-8-11，谷博采。

分布：陕西（洋县、佛坪）、辽宁、山东、江苏、上海、安徽、浙江、湖北、湖南、广东、海南、广西、四川、云南、西藏；日本，菲律宾，马来西亚。

（59）黑褐举腹蚁 *Crematogaster rogenhoferi* Mayr, 1879**

检视标本：G170602，陕西洋县茅坪镇九池村（33.52N，107.67E；970m；搜索法），2017-8-8，谷博采；G170659，陕西洋县槐树关镇苏王村（33.33N，107.72E；776m；搜索法），2017-8-11，谷博采；G170670，陕西洋县槐树关镇苏王村（33.33N，107.72E；776m；搜索法），2017-8-11，谷博采。

分布：陕西（洋县、佛坪）、江苏、安徽、浙江、江西、湖南、福建、广东、海南、广西、云南、西藏；东南亚。

（60）比罗举腹蚁 *Crematogaster biroi* Mayr, 1897　陕西省新记录种

检视标本：G170660，陕西洋县槐树关镇苏王村（33.33N，107.72E；776m；搜索法），2017-8-11，谷博采；G170671，陕西洋县槐树关镇苏王村（33.33N，107.72E；776m；搜索法），2017-8-11，谷博采。

分布：陕西（洋县）、湖南、台湾、广东、广西、云南；东南亚。

（61）游举腹蚁 *Crematogaster vagula* Wheeler, 1928　陕西省新记录种

检视标本：G170630，陕西洋县槐树关镇陈家坪村（33.31N，107.71E；724m；搜索法），2017-8-9，谷博采。

分布：陕西（洋县）、广西；日本。

（62）王氏红蚁 *Myrmica wangi* Chen, Huang & Zhou, 2016**

检视标本：G170562，陕西洋县华阳杨家沟（33.64N，107.50E；1315m；搜索法），2017-8-5，谷博采；G170599，陕西洋县茅坪镇九池村（33.52N，107.67E；970m；搜索法），2017-8-8，谷博采。

分布：陕西（洋县、太白）。

（63）刘氏瘤颚蚁 *Strumigenys lewisi* Cameron, 1886**

检视标本：G170571，陕西洋县华阳杨家沟（33.64N，107.50E；1315m；搜索法），2017-8-5，谷博采。

分布：陕西（洋县、西乡）、山东、上海、浙江、湖南、福建、台湾、广东、广西、四川、贵州、云南；日本，缅甸。

（64）宽结大头蚁 *Pheidole noda* (F. Smith, 1874)**

检视标本：G170662，陕西洋县关岭村（33.29N，107.88E；712m；搜索法），2017-8-10，谷博采；G170665，陕西洋县槐树关镇苏王村（33.33N，107.72E；776m；搜索法），2017-8-11，谷博采；G170666，陕西洋县槐树关镇苏王村（33.33N，107.72E；776m；搜索法），2017-8-11，谷博采。

分布：陕西（洋县、西乡）、黑龙江、辽宁、北京、河北、山东、河南、江苏、上海、安徽、浙江、湖北、江西、湖南、福建、台湾、广东、广西、四川、云南；亚洲。

（65）日本弓背蚁 *Camponotus japonicus* Mayr, 1866**

检视标本：G170500，陕西洋县油灯坝窑坪街村（33.45N，107.36E；983m；搜索法），2017-8-2，谷博采；G170537，陕西洋县关帝镇毛家沟（33.49N，107.41E；1183m；搜索法），2017-8-3，谷博采；G170570，陕西洋县华阳杨家沟（33.64N，107.50E；1315m；搜索法），2017-8-5，谷博采；G170587，陕西洋县华阳天星村（33.68N，107.35E；923m；搜索法），2017-8-6，谷博采；G170588，陕西洋县华阳天星村（33.68N，107.35E；923m；搜索法），2017-8-6，谷博采；G170595，陕西洋县华阳杨家沟（33.64N，107.50E；1315m；搜索法），2017-8-7，谷博采；G170627，陕西洋县槐树关镇陈家坪村（33.31N，107.71E；724m；搜索法），2017-8-9，谷博采；G170655，陕西洋县关岭村（33.29N，107.88E；712m；搜索法），2017-8-10，谷博采；G170667，陕西洋县槐树关镇苏王村（33.33N，107.72E；776m；搜索法），2017-8-11，谷博采；G170669，陕西洋县槐树关镇苏王村（33.33N，107.72E；776m；搜索法），2017-8-11，谷博采。

分布：陕西（洋县、西安、佛坪）、黑龙江、吉林、辽宁、内蒙古、北京、河北、山西、山东、河南、宁夏、甘肃、新疆、江苏、上海、浙江、湖北、江西、湖南、福建、台湾、广东、海南、香港、广西、四川、贵州、云南；俄罗斯（远东），蒙古国，日本，朝鲜，韩国，印度，缅甸，越南，斯里兰卡，菲律宾，东南亚。

（66）杂色弓背蚁 *Camponotus variegatus* (Smith, 1858) 陕西省新记录种

检视标本：G170668，陕西洋县槐树关镇苏王村（33.33N，107.72E；776m；搜索法），2017-8-11，谷博采；G170681，陕西洋县槐树关镇苏王村（33.33N，107.72E；776m；搜索法），2017-8-11，谷博采；G170682，陕西洋县槐树关镇苏王村（33.33N，107.72E；776m，搜索法），2017-8-11，谷博采。

分布：陕西（洋县）、浙江、湖北、福建、台湾、广东、香港、澳门、广西；缅甸，斯里兰卡，新加坡，美国（夏威夷）。

（67）广布弓背蚁 *Camponotus herculeanus* (Linnaeus, 1758)**

检视标本：G170569，陕西洋县华阳杨家沟（33.64N，107.50E；1315m；搜索法），

2017-8-5，谷博采。

分布：陕西（洋县，广布）、黑龙江、吉林、辽宁、内蒙古、河南、宁夏、甘肃、青海、新疆、湖北、四川、西藏；俄罗斯，蒙古国，朝鲜，日本；欧洲，北美洲。

（68）日本黑褐蚁 *Formica japonica* Motschoulsky, 1866**

检视标本：G170502，陕西洋县油灯坝窑坪街村（33.45N，107.36E；983m；搜索法），2017-8-2，谷博采；G170507，陕西洋县油灯坝窑坪街村（33.45N，107.36E；983m；搜索法），2017-8-2，谷博采；G170519，陕西洋县油灯坝窑坪街村（33.45N，107.36E；983m；搜索法），2017-8-2，谷博采；G170521，陕西洋县油灯坝窑坪街村（33.45N，107.36E；983m；搜索法），2017-8-2，谷博采；G170524，陕西洋县关帝镇毛家沟（33.49N，107.41E；1183m；搜索法），2017-8-3，谷博采；G170561，陕西洋县华阳杨家沟（33.64N，107.50E；1315m；搜索法），2017-8-5，谷博采；G170567，陕西洋县华阳杨家沟（33.64N，107.50E；1315m；搜索法），2017-8-5，谷博采；G170581，陕西洋县华阳天星村（33.68N，107.35E；923m；搜索法），2017-8-6，谷博采；G170597，陕西洋县华阳杨家沟（33.64N，107.50E；1315m；搜索法），2017-8-7，谷博采；G170608，陕西洋县茅坪镇九池村（33.52N，107.67E；970m；搜索法），2017-8-8，谷博采；G170616，陕西洋县茅坪镇九池村（33.52N，107.67E；970m；搜索法），2017-8-8，谷博采；G170629，陕西洋县槐树关镇陈家坪村（33.31N，107.71E；724m；搜索法），2017-8-9，谷博采；G170641，陕西洋县关岭村（33.29N，107.88E；712m；搜索法），2017-8-10，谷博采；G170675，陕西洋县槐树关镇苏王村（33.33N，107.72E；776m；搜索法），2017-8-11，谷博采。

分布：陕西（洋县）、黑龙江、吉林、辽宁、北京、河北、山西、山东、河南、宁夏、甘肃、青海、新疆、上海、安徽、浙江、湖北、江西、湖南、福建、台湾、广东、广西、重庆、四川、贵州、云南；俄罗斯（远东），蒙古国，朝鲜半岛，韩国，日本，印度，缅甸。

（69）夏氏尼氏蚁 *Nylanderia sharpii* (Forel, 1899)**

检视标本：G170510，陕西洋县油灯坝窑坪街村（33.45N，107.36E；983m；搜索法），2017-8-2，谷博采；G170520，陕西洋县关帝镇毛家沟（33.49N，107.41E；1183m；搜索法），2017-8-3，谷博采；G170539，陕西洋县关帝镇毛家沟（33.49N，107.41E；1183m；搜索法），2017-8-3，谷博采；G170543，陕西洋县关帝镇毛家沟（33.49N，107.41E；1183m；搜索法），2017-8-3，谷博采；G170552，陕西洋县华阳岩丰村（33.97N，107.54E；1213m；搜索法），2017-8-4，谷博采；G170560，陕西洋县华阳杨家沟（33.64N，107.50E；1315m；搜索法），2017-8-5，谷博采；G170589，陕西洋县华阳天星村（33.68N，107.35E；923m；搜索法），2017-8-6，谷博采；G170592，陕西洋县华阳天星村（33.68N，107.35E；923m；搜索法），2017-8-6，谷博采；G170625，陕西洋县槐树关镇陈家坪村（33.31N，107.71E；724m；搜索法），2017-8-9，谷博采；G170642，陕西洋县关岭村（33.29N，

107.88E；712m；搜索法），2017-8-10，谷博采；G170649，陕西洋县关岭村（33.29N，107.88E；712m；搜索法），2017-8-10，谷博采；G170663，陕西洋县槐树关镇苏王村（33.33N，107.72E；776m；搜索法），2017-8-11，谷博采；G170672，陕西洋县槐树关镇苏王村（33.33N，107.72E；776m；搜索法），2017-8-11，谷博采。

分布：陕西（洋县）、安徽、浙江、湖北、湖南、福建、广东、广西、重庆、四川、贵州、云南；美国（夏威夷）。

（70）无刚拟毛立毛蚁 *Paraparatrechina aseta* (Forel, 1902)**

检视标本：G170535，陕西洋县关帝镇毛家沟（33.49N，107.41E；1183m；搜索法），2017-8-3，谷博采；G170550，陕西洋县华阳岩丰村（33.97N，107.54E；1213m；搜索法），2017-8-4，谷博采；G170553，陕西洋县华阳岩丰村（33.97N，107.54E；1213m；搜索法），2017-8-4，谷博采；G170575，陕西洋县华阳杨家沟（33.64N，107.50E；1315m；搜索法），2017-8-5，谷博采；G170612，陕西洋县茅坪镇九池村（33.52N，107.67E；970m；搜索法），2017-8-8，谷博采；G170622，陕西洋县槐树关镇陈家坪村（33.31N，107.71E；724m；搜索法），2017-8-9，谷博采；G170631，陕西洋县槐树关镇陈家坪村（33.31N，107.71E；724m；搜索法），2017-8-9，谷博采。

分布：陕西（洋县）、河南、上海、安徽、湖北、湖南、台湾、广东、海南、香港、广西、四川、云南；朝鲜，韩国。

（71）黑毛蚁 *Lasius niger* (Linnaeus, 1758)**

检视标本：G170503，陕西洋县油灯坝窑坪街村（33.45N，107.36E；983m；搜索法），2017-8-2，谷博采；G170526，陕西洋县关帝镇毛家沟（33.49N，107.41E；1183m；搜索法），2017-8-3，谷博采；G170527，陕西洋县关帝镇毛家沟（33.49N，107.41E；1183m；搜索法），2017-8-3，谷博采；G170541，陕西洋县关帝镇毛家沟（33.49N，107.41E；1183m；搜索法），2017-8-3，谷博采；G170594，陕西洋县华阳天星村（33.68N，107.35E；923m；搜索法），2017-8-6，谷博采；G170607，陕西洋县茅坪镇九池村（33.52N，107.67E；970m；搜索法），2017-8-8，谷博采；G170626，陕西洋县槐树关镇陈家坪村（33.31N，107.71E；724m；搜索法），2017-8-9，谷博采；G170633，陕西洋县槐树关镇陈家坪村（33.31N，107.71E；724m；搜索法），2017-8-9，谷博采。

分布：陕西（洋县）、黑龙江、吉林、辽宁、北京、河北、山西、山东、河南、宁夏、甘肃、新疆、江苏、安徽、浙江、湖北、湖南、福建、台湾、四川、贵州、云南、西藏；俄罗斯，蒙古国，朝鲜半岛，日本，欧洲，美国，北非。

（72）黄毛蚁 *Lasius flavus* (Fabricius, 1782)**

检视标本：G170528，陕西洋县关帝镇毛家沟（33.49N，107.41E；1183m；搜索法），2017-8-3，谷博采；G170530，陕西洋县关帝镇毛家沟（33.49N，107.41E；1183m；搜索法），2017-8-3，谷博采；G170532，陕西洋县关帝镇毛家沟（33.49N，

107.41E；1183m；搜索法），2017-8-3，谷博采；G170563，陕西洋县华阳杨家沟（33.64N，107.50E；1315m；搜索法），2017-8-5，谷博采。

分布：陕西（洋县）、黑龙江、吉林、辽宁、内蒙古、北京、山西、河南、宁夏、甘肃、新疆、浙江、湖北、江西、广东、海南、广西、贵州、云南；俄罗斯，朝鲜半岛，日本；东亚至北美洲，欧洲，非洲北部至北极。

（73）亮毛蚁 *Lasius fuliginosus* (Latreille, 1798)**

检视标本：G170555，陕西洋县华阳杨家沟（33.64N，107.50E；1315m；搜索法），2017-8-5，谷博采；G170557，陕西洋县华阳杨家沟（33.64N，107.50E；1315m；搜索法），2017-8-5，谷博采；G170574，陕西洋县华阳杨家沟（33.64N，107.50E；1315m；搜索法），2017-8-5，谷博采；G170596，陕西洋县华阳杨家沟（33.64N，107.50E；1315m；搜索法），2017-8-7，谷博采；G170618，陕西洋县茅坪镇九池村（33.52N，107.67E；970m；搜索法），2017-8-8，谷博采；G170636，陕西洋县关岭村（33.29N，107.88E；712m；搜索法），2017-8-10，谷博采；G170645，陕西洋县关岭村（33.29N，107.88E；712m；搜索法），2017-8-10，谷博采；G170646，陕西洋县关岭村（33.29N，107.88E；712m；搜索法），2017-8-10，谷博采。

分布：陕西（洋县）、黑龙江、吉林、辽宁、北京、天津、河北、山西、山东、河南、宁夏、甘肃、浙江、湖北、湖南、福建、广东、海南、香港、广西、重庆、四川、贵州、云南；俄罗斯，朝鲜半岛，日本，印度，亚洲，北欧，北美洲，非洲；古北界。

（74）玉米毛蚁 *Lasius alienus* (Foerster, 1850)**

检视标本：G170559，陕西洋县华阳杨家沟（33.64N，107.50E；1315m；搜索法），2017-8-5，谷博采；G170580，陕西洋县华阳天星村（33.68N，107.35E；923m；搜索法），2017-8-6，谷博采；G170604，陕西洋县茅坪镇九池村（33.52N，107.67E；970m；搜索法），2017-8-8，谷博采。

分布：陕西（洋县）、黑龙江、吉林、辽宁、内蒙古、北京、河北、山西、河南、宁夏、甘肃、新疆、浙江、湖北、湖南、四川、云南；俄罗斯，朝鲜半岛，日本，印度，德国，亚洲，欧洲，北美洲，非洲。

（75）叶形多刺蚁 *Polyrhachis lamellidens* F. Smith, 1874**

检视标本：G170664，陕西洋县槐树关镇苏王村（33.33N，107.72E；776m；搜索法），2017-8-11，谷博采；G170673，陕西洋县槐树关镇苏王村（33.33N，107.72E；776m；搜索法），2017-8-11，谷博采。

分布：陕西（洋县）、吉林、甘肃、江苏、上海、安徽、浙江、湖北、湖南、台湾、广东、香港、广西、四川、贵州；朝鲜半岛，日本。

（76）白跗节狡臭蚁 *Technomyrmex albipes* (Smith, 1861)**

检视标本：G170511，陕西洋县油灯坝窑坪街村（33.45N，107.36E；983m；搜索法），2017-8-2，谷博采；G170516，陕西洋县油灯坝窑坪街村（33.45N，107.36E；983m；搜索法），2017-8-2，谷博采；G170525，陕西洋县关帝镇毛家沟（33.49N，

107.41E；1183m；搜索法），2017-8-3，谷博采；G170533，陕西洋县关帝镇毛家沟（33.49N，107.41E；1183m；搜索法），2017-8-3，谷博采；G170547，陕西洋县华阳岩丰村（33.97N，107.54E；1213m；搜索法），2017-8-4，谷博采；G170558，陕西洋县华阳杨家沟（33.64N，107.50E；1315m；搜索法），2017-8-5，谷博采；G170573，陕西洋县华阳杨家沟（33.64N，107.50E；1315m；搜索法），2017-8-5，谷博采；G170582，陕西洋县华阳天星村（33.68N，107.35E；923m；搜索法），2017-8-6，谷博采；G170584，陕西洋县华阳天星村（33.68N，107.35E；923m；搜索法），2017-8-6，谷博采；G170598，陕西洋县华阳杨家沟（33.64N，107.50E；1315m；搜索法），2017-8-7，谷博采；G170601，陕西洋县茅坪镇九池村（33.52N，107.67E；970m；搜索法），2017-8-8，谷博采；G170617，陕西洋县茅坪镇九池村（33.52N，107.67E；970m；搜索法），2017-8-8，谷博采；G170620，陕西洋县槐树关镇陈家坪村（33.31N，107.71E；724m；搜索法），2017-8-9，谷博采。

分布：陕西（洋县、佛坪）、山东、河南、湖北、湖南、福建、广东、海南、香港、澳门、贵州、云南；朝鲜半岛，日本，印度，东南亚，澳大利亚；整个东半球的热带亚热带地区。

（77）褐狡臭蚁 *Technomyrmex brunneus* Forel, 1895 陕西省新记录种

检视标本：G170676，陕西洋县关岭村（33.29N，107.88E；712m；搜索法），2017-8-10，谷博采；G170677，陕西洋县槐树关镇苏王村（33.33N，107.72E；776m；搜索法），2017-8-11，谷博采；G170679，陕西洋县槐树关镇苏王村（33.33N，107.72E；776m；搜索法），2017-8-11，谷博采。

分布：陕西（洋县）、台湾、广东、广西；印度，缅甸，斯里兰卡。

（十）方头泥蜂科 Crabronidae

袁 峰

（中国科学院动物研究所 北京 100101）

体小至大型，多为黑色，具黄色、红色或褐色斑，部分种类具强烈金属光泽。头方形，下部有的向下收拢，上颚窝开式或闭式；无盾纵沟或盾纵沟很短。前胸背板不伸达肩板，头部和胸部刚毛不分叉；前足跗节有或无耙状构造，中足无端距或有1个端距，爪内缘常无齿。腹柄无腹板或由背板和腹板共同围合成的腹柄，如腹柄仅由腹板I围合而成，则后翅轭叶很小。

世界已知8700余种，中国已知500余种，陕西记录14属33种，本次洋县记录3属4种，其中陕西省新记录2属4种。

（78）角斑沙蜂 *Bembix niponica* F. Smith, 1873 陕西省新记录属 新记录种

检视标本：3头，陕西省洋县关帝镇石牌桥（33.35777N，107.35972E；723m；灯诱），2017-8-26，袁峰采；1头，陕西省洋县窑坪镇油灯坝（33.44166N，107.36166E；902m；扫网），2017-8-2，袁峰采。

分布：陕西（洋县）、黑龙江、吉林、辽宁、内蒙古、河北、山西、江苏、浙江、台湾；俄罗斯，蒙古国，朝鲜，日本，哈萨克斯坦。

（79）横皱切方头泥蜂 *Ectemnius chrysites* (Kohl, 1892) 陕西省新记录属 新记录种

检视标本：1 头，陕西省洋县关帝镇石牌桥（33.35777N，107.35972E；723m；灯诱），2017-8-26，袁峰采。

分布：陕西（洋县）、浙江、湖南、台湾、四川；俄罗斯，日本，印度，菲律宾。

（80）牯岭节腹泥蜂 *Cerceris koulingensis* Tsuneki, 1968 陕西省新记录种

检视标本：1 头，陕西省洋县关帝镇石牌桥（33.35777N，107.35972E；723m；灯诱），2017-8-26，袁峰采。

分布：陕西（洋县）、河北、江西、福建、四川。

（81）五带节腹泥蜂 *Cerceris quinquefasciata* (Rossi, 1792) 陕西省新记录种

检视标本：1 头，陕西省洋县华阳镇杨家沟（33.63916N，107.49555E；1315m；扫网），2017-8-5，袁峰采。

分布：陕西（洋县）、黑龙江、吉林、辽宁、山东；朝鲜。

（十一）泥蜂科 Sphecidae

袁 峰

（中国科学院动物研究所 北京 100101）

体小至大型。体多为黑色，具黄色、红色或褐色斑，部分种类具强烈金属光泽。雌性触角鞭节 10 节，雄性 11 节；眼内眶完整、平行或向中部收拢或向两侧分离。前胸背板不伸达肩板，与翅基片远分离，中胸发达，背面具纵沟；前翅常具 3 个亚缘室，后翅中脉常在cu-a脉处或者之后分叉；中足胫节常具 2 个端距，后足股节端部多简单。并胸腹节具腹板，腹柄仅由腹板 1 围合而成；雄性腹部可见 6～7 节。

世界已知 720 余种，中国已知 40 余种，陕西记录 2 属 8 种，本次洋县记录 3 属 3 种，其中陕西省新记录 1 种。

（82）赛氏沙泥蜂 *Ammophila sickmanni* Kohl, 1901**

检视标本：2 头，陕西省洋县华阳镇七星村（33.67555N，107.34888E；923m；扫网），2017-8-6，袁峰采；1 头，陕西省洋县华阳古镇（33.4725N，107.4955E；1315m；灯诱），2017-8-4，袁峰采。

分布：陕西（洋县）、吉林、辽宁、内蒙古、河北、山西、山东、甘肃、湖北、江西、湖南、广东、广西、四川、云南；朝鲜。

（83）驼腹壁泥蜂 *Sceliphron deforme deforme* (F. Smith, 1856)**

检视标本：1 头，陕西省洋县关帝镇石牌桥（33.35777N，107.35972E；723m；灯诱），2017-8-26，袁峰采。

分布：陕西（洋县）、河北、山东、甘肃、浙江、湖北、湖南、台湾、香港、广西、贵州、云南；俄罗斯，蒙古国，朝鲜，日本，塔吉克斯坦，哈萨克斯坦，印度，缅甸，越南，老挝，泰国，菲律宾，黑山。

（84）银毛泥蜂 *Sphex argentatus* **Fabricius, 1787** 陕西省新记录种

检视标本：1 头，陕西省洋县华阳镇西北 26 公里（33.63916N，107.49555E；1315m；扫网），2017-8-5，袁峰采。

分布：陕西（洋县）、河北、山东、浙江、广西、台湾、广东、四川；日本，印度，菲律宾，澳大利亚。

（十二）蜜蜂科 Apidae

袁 峰 朱朝东

（中国科学院动物研究所 北京 100101）

体小至中型，大多被羽状绒毛或毛带。头下口式，咀嚼式口器；大多数雌性触角 12 节，雄性 13 节；上唇多数宽大于长，否则与唇基缩窄连接；下唇须第 1 和第 2 节扁而长，呈刀片状；中唇舌细长，一般具唇瓣。前胸不发达，前胸背板短；前翅通常具 3 个亚缘室，如具 2 个亚缘室则第 1 亚缘室较长，如翅脉弱则具 1 个亚缘室。雌性多数后足胫节和基跗节具毛刷，盗寄生者无。腹部一般雌性可见 6 节，雄性 7 节；雄性生殖节缺失或者高度简化不明显。

世界已知 5800 余种，中国已知 420 余种，陕西记录 9 属 41 种，本次洋县记录 9 属 17 种，其中陕西省新记录 1 种。

（85）黄胸木蜂 *Xylocopa (Alloxylocopa) appendiculata* **Smith, 1852****

检视标本：1 头，陕西省洋县华阳镇七星村（33.67555N，107.34888E；923m；扫网），2017-8-6，袁峰采；1 头，陕西省洋县华阳镇西北 26 公里（33.63916N，107.49555E；1315m；扫网），2017-8-5，袁峰采。

分布：陕西（洋县、佛坪、留坝）、辽宁、北京、河北、山西、山东、河南、甘肃、江苏、安徽、浙江、湖北、江西、湖南、福建、广东、海南、广西、四川、贵州、云南、西藏；俄罗斯，韩国，日本。

（86）日本芦蜂 *Ceratina (Ceratinidia) japonica* **Cockerell, 1911****

检视标本：1 头，陕西省洋县华阳古镇（33.4725N，107.4955E；1315m；灯诱），2017-8-4，袁峰采；1 头，陕西省洋县华阳镇杨家沟（33.63916N，107.49555E；1315m；扫网），2017-8-5，袁峰采。

分布：陕西（洋县）、江西、四川；日本。

（87）黄芦蜂 *Ceratina (Ceratinidia) flavipes* **Smith, 1879****

检视标本：10 头，陕西省洋县窑坪镇油灯坝（33.44166N，107.36166E；902m；扫网），2017-8-2，袁峰采；1 头，陕西省洋县华阳镇七星村（33.67555N，107.34888E；923m；扫网），2017-8-6，袁峰采；4 头，陕西省洋县华阳清溪村（33.4725N，107.4955E；790m；扫网），2017-8-26，袁峰采；1 头，陕西省洋县华阳古镇（33.4725N，107.4955E；1315m；灯诱），2017-8-4，袁峰采；1 头，陕西省洋县关帝镇小西沟（33.488695N，107.405615E；1270m；扫网），2017-8-3，袁峰采。

分布：陕西（洋县）、吉林、河北、山东、江苏、浙江、湖北、江西、福建。

（88）花无垫蜂 *Amegilla (Glossamegilla) florea* (Smith, 1879)**

检视标本：1头，陕西省洋县窑坪镇油灯坝（33.44166N，107.36166E；902m；扫网），2017-8-2，袁峰采；1头，陕西省洋县华阳古镇（33.4725N，107.4955E；1315m；灯诱），2017-8-4，袁峰采。

分布：陕西（洋县、宁陕）、河北、山东、安徽、浙江、江西、福建、台湾、广东；俄罗斯，日本，尼泊尔。

（89）峨眉回条蜂 *Habropoda omeiensis* Wu, 1979**

检视标本：6头，陕西省洋县窑坪镇油灯坝（33.44166N，107.36166E；902m；扫网），2017-8-2，袁峰采；3头，陕西省洋县华阳镇西北26公里（33.63916N，107.49555E；1315m；扫网），2017-8-5，袁峰采；21头，陕西省洋县关帝镇石牌桥（33.35777N，107.35972E；723m；灯诱），2017-8-26，袁峰采。

分布：陕西（洋县）、江苏、湖北、湖南、西藏。

（90）中华回条蜂 *Habropoda sinensis* Alfken, 1937**

检视标本：30头，陕西省洋县窑坪镇油灯坝（33.44166N，107.36166E；902m；扫网），2017-8-2，袁峰采；7头，陕西省洋县华阳镇西北26公里（33.63916N，107.49555E；1315m；扫网），2017-8-5，袁峰采；15头，陕西省洋县关帝镇石牌桥（33.35777N，107.35972E；723m；灯诱），2017-8-26，袁峰采；1头，陕西省洋县关帝镇小西沟（33.488695N，107.405615E；1270m；扫网），2017-8-3，袁峰采。

分布：陕西（洋县、宁陕）、北京、安徽、浙江、湖北、江西、湖南、福建、广西、四川、贵州、云南。

（91）华美盾斑蜂 *Thyreus decorus* (Smith, 1852)**

检视标本：1头，陕西省洋县窑坪镇油灯坝（33.44166N，107.36166E；902m；扫网），2017-8-2，袁峰采；1头，陕西省洋县华阳镇杨家沟（33.63916N，107.49555E；1315m；扫网），2017-8-5，袁峰采。

分布：陕西（洋县）、福建、台湾、香港；朝鲜，日本，印度，泰国，德国。

（92）吴氏类四条蜂 *Tetralonioidella wuae* Niu & Zhu, 2007 陕西省新记录种

检视标本：2头，陕西省洋县窑坪镇油灯坝（33.44166N，107.36166E；902m；扫网），2017-8-2，袁峰采；1头，陕西省洋县关帝镇石牌桥（33.35777N，107.35972E；723m；灯诱），2017-8-26，袁峰采。

分布：陕西（洋县）、湖北、湖南、海南、四川、贵州。

（93）角栉距蜂 *Ctenoplectra cornuta* Gribodo, 1891**

检视标本：1头，陕西省洋县窑坪镇油灯坝（33.44166N，107.36166E；902m；扫网），2017-8-2，袁峰采；1头，陕西省洋县关帝镇小西沟（33.488695N，107.405615E；1270m；扫网），2017-8-3，袁峰采。

分布：陕西（洋县、留坝）、甘肃、浙江、湖北、台湾、四川、云南；缅甸。

（94）东方蜜蜂 *Apis cerana* Fabricius, 1793**

检视标本：5 头，陕西省洋县窑坪镇油灯坝（33.44166N，107.36166E；902m；扫网），2017-8-2，袁峰采；1 头，陕西省洋县关帝镇小西沟（33.488695N，107.405615E；1270m；扫网），2017-8-3，袁峰采；6 头，陕西省洋县华阳清溪村（33.4725N，107.4955E；790m；扫网），2017-8-26，袁峰采。

分布：陕西（洋县），中国广布；亚洲广布。

（95）双色熊蜂 *Bombus (Megabombus) bicoloratus* Smith, 1879*

检视标本：8 头，陕西省洋县窑坪镇油灯坝（33.44166N，107.36166E；902m；扫网），2017-8-2，袁峰采。

分布：陕西（洋县）、河南、甘肃、浙江、湖北、江西、湖南、福建、台湾、广东、海南、广西、重庆、四川、贵州、云南。

（96）三条熊蜂 *Bombus (Megabombus) trifasciatus* Smith, 1852*

检视标本：1 头，陕西省洋县关帝镇小西沟（33.488695N，107.405615E；1270m；扫网），2017-8-3，袁峰采；2 头，陕西省洋县华阳镇杨家沟（33.63916N，107.49555E；1315m；扫网），2017-8-5，袁峰采；1 头，陕西省洋县华阳镇西北 26 公里（33.63916N，107.49555E；1315m；扫网），2017-8-5，袁峰采；1 头，陕西省洋县华阳古镇（33.4725N，107.4955E；1315m；灯诱），2017-8-4，袁峰采。

分布：陕西（洋县、宁陕、留坝、佛坪）、河北、安徽、浙江、湖北、江西、湖南、福建、台湾、广东、广西、四川、贵州、云南、西藏；巴基斯坦，印度（锡金），不丹，尼泊尔，缅甸，越南，泰国，马来西亚。

（97）圣熊蜂 *Bombus (Megabombus) religiosus* (Frison, 1935)*

检视标本：1 头，陕西省洋县华阳镇杨家沟（33.63916N，107.49555E；1315m；扫网），2017-8-5，袁峰采。

分布：陕西（洋县、佛坪、宁陕）、河北、甘肃、湖南、四川。

（98）王氏熊蜂 *Bombus (Pyrobombus) wangae* Williams et al., 2009*

检视标本：1 头，陕西省洋县华阳镇杨家沟（33.63916N，107.49555E；1315m；扫网），2017-8-5，袁峰采；1 头，陕西省洋县窑坪镇油灯坝（33.44166N，107.36166E；902m；扫网），2017-8-2，袁峰采。

分布：陕西（洋县、周至、眉县、太白）、甘肃、青海、四川。

（99）红光熊蜂 *Bombus (Bombus) ignitus* (Smith, 1869)*

检视标本：3 头，陕西省洋县窑坪镇油灯坝（33.44166N，107.36166E；902m；扫网），2017-8-2，袁峰采；2 头，陕西省洋县关帝镇小西沟（33.488695N，107.405615E；1270m；扫网），2017-8-3，袁峰采。

分布：陕西（洋县、宁陕、佛坪、城关、留坝）、黑龙江、辽宁、北京、河北、山西、山东、甘肃、江苏、安徽、浙江、湖北、江西、广东、四川、贵州、云南；
朝鲜，日本。

（100）拉熊蜂 *Bombus (Thoracobombus) laesus* Morawitz, 1875

检视标本：11 头，陕西省洋县华阳镇杨家沟（33.63916N，107.49555E；1315m；扫
网），2017-8-5，袁峰采；1 头，陕西省洋县关帝镇小西沟（33.488695N，107.405615E；
1270m；扫网），2017-8-3，袁峰采；1 头，陕西省洋县华阳清溪村（33.4725N，
107.4955E；790m；扫网），2017-8-26，袁峰采；2 头，陕西省洋县华阳镇西北 26
公里（33.63916N，107.49555E；1315m；扫网），2017-8-5，袁峰采。

分布：陕西（洋县）、黑龙江、内蒙古、北京、河北、山西、宁夏、甘肃、青海、
新疆；吉尔吉斯斯坦，伊朗，土耳其，乌克兰，波兰。

（101）贝拉拟熊蜂 *Bombus (Psithyrus) bellardii* (Gribodo, 1892)

分布：陕西（洋县、周至、佛坪）、辽宁、内蒙古、山西、广西、四川、云南；缅甸。

（十三）隧蜂科 Halictidae

袁 峰 朱朝东
（中国科学院动物研究所 北京 100101）

体小至大型，头下口式，嚼吸式口器。中唇舌短或长，端部尖，无舌瓣；内
颚叶向上延伸到下唇下颚管前表面，常为指状突起，远超出下颚其余部分，末端
具刚毛。喙槽壁与幕骨结合，向前几乎到达唇基，轴关节突在唇基后靠拢；上唇
宽通常大于长，若小于长则端部中央存在具鬃毛的突起；中唇舌端部尖，无唇瓣；
下唇须各节相似，圆柱状；下颚外颚叶须前部从基部向顶端逐渐变窄，须前部一
般与须后部等长；基脉一般明显弯曲；前侧缝一般完整，向腹面延伸达窝缝。腹
部第 1 节与后胸合并，雌性腹部一般可见背板 5 节。

世界已知 70 余属 4400 余种，中国已知 6 属 320 余种，陕西记录 4 属 39 种，
本次洋县记录 2 属 3 种。

（102）橘黄彩带蜂 *Nomia megasoma* Cockerell, 1912**

检视标本：1 头，陕西省洋县华阳镇西北 26 公里（33.63916N，107.49555E；1315m；
扫网），2017-8-5，袁峰采；2 头，陕西省洋县关帝镇石牌桥（33.35777N，
107.35972E；723m；灯诱），2017-8-26，袁峰采。

分布：陕西（洋县）、河北、安徽、浙江、湖北、江西、湖南、福建、台湾、海南、
广西、四川、贵州。

（103）绿彩带蜂 *Nomia viridicinctula* Cockerell, 1931**

检视标本：1 头，陕西省洋县华阳镇西北 26 公里（33.63916N，107.49555E；1315m；
扫网），2017-8-5，袁峰采。

分布：陕西（洋县）、甘肃、安徽、浙江、湖北、江西、湖南、福建、海南、广西、
四川、贵州、云南。

（104）铜色隧蜂 *Halictus aerarius* (Smith, 1873)**

检视标本：1 头，陕西省洋县窑坪镇油灯坝（33.44166N，107.36166E；902m；扫网），2017-8-2，袁峰采；2 头，陕西省洋县华阳清溪村（33.4725N，107.4955E；790m；扫网），2017-8-26，袁峰采；3 头，陕西省洋县关帝镇小西沟（33.488695N，107.405615E；1270m；扫网），2017-8-3，袁峰采；5 头，陕西省洋县华阳古镇（33.4725N，107.4955E；1315m；灯诱），2017-8-4，袁峰采。

分布：陕西（洋县）、黑龙江、吉林、辽宁、河北、山西、山东、甘肃、江苏、湖北、福建、台湾、云南。

（十四）切叶蜂科 Megachilidae

袁 峰 朱朝东
（中国科学院动物研究所　北京　100101）

体多中型或大型。上唇宽大于长，基部宽，与唇基连接处长缝状；中唇舌长，具唇瓣；下唇须前 2 节长且扁平，呈刀片状，后 2 节短而小，多指向侧端，部分第 3 节也较长扁；颏长而骨化，向基部渐变尖；亚颏"Y"或"V"状；亚触角缝 1 条；上唇长大于宽，与唇基连接处不缢缩。中胸侧板中前侧窝前无前缝；后胸多数垂直；前翅具 2 个几乎等长的亚缘室。腹部腹面具整齐的腹面刷，臀板通常缺失。

世界已知 70 余属 4100 余种，中国已知 19 属 310 余种，陕西记录 5 属 9 种，本次洋县记录 4 属 8 种。

（105）西伯利亚伟黄斑蜂 *Bathanthidium* (*Stenanthidiellum*) *sibiricum* (Eversmann, 1852)**

检视标本：1 头，陕西省洋县华阳镇杨家沟（33.63916N，107.49555E；1315m；扫网），2017-8-5，袁峰采。

分布：陕西（洋县）、黑龙江、吉林、内蒙古、北京、河北、浙江、四川；俄罗斯，韩国。

（106）基赤腹蜂 *Euaspis basalis* (Ritsema, 1874)**

检视标本：1 头，陕西省洋县关帝镇小西沟（33.488695N，107.405615E；1270m；扫网），2017-8-3，袁峰采；2 头，陕西省洋县华阳镇杨家沟（33.63916N，107.49555E；1315m；扫网），2017-8-5，袁峰采；3 头，陕西省洋县华阳镇西北 26 公里（33.63916N，107.49555E；1315m；扫网），2017-8-5，袁峰采；4 头，陕西省洋县窑坪镇油灯坝（33.44166N，107.36166E；902m；扫网），2017-8-2，袁峰采；1 头，陕西省洋县华阳镇火地沟（33.57590308N，107.51303364E；1182m；扫网），2017-8-5，袁峰采。

分布：陕西（洋县、太白、佛坪）、北京、山东、甘肃、江苏、安徽、浙江、江西、福建、台湾、四川、云南、西藏；朝鲜，日本。

（107）波赤腹蜂 *Euaspis polynesia* Vachal, 1903**

检视标本：3 头，陕西省洋县窑坪镇油灯坝（33.44166N，107.36166E；902m；扫网），2017-8-2，袁峰采。

分布：陕西（洋县）、江苏、安徽、浙江、湖南、福建、海南、广西、贵州、云南、西藏；尼泊尔，缅甸，越南，老挝，泰国，菲律宾，马来西亚，新加坡，印度尼西亚。

（108）长板尖腹蜂 *Coelioxys (Torridapis) fenestrate* Smith, 1873**

检视标本：16 头，陕西省洋县窑坪镇油灯坝（33.44166N，107.36166E；902m；扫网），2017-8-2，袁峰采；4 头，陕西省洋县华阳镇七星村（33.67555N，107.34888E；923m；扫网），2017-8-6，袁峰采。

分布：陕西（洋县、太白）、黑龙江、内蒙古、北京、山东、上海、安徽、浙江、江西、湖南、福建、台湾、广西、四川、云南、西藏；朝鲜，日本。

（109）六齿尖腹蜂 *Coelioxys (Torridapis) dentigera* Mocsáry, 1892**

检视标本：16 头，陕西省洋县窑坪镇油灯坝（33.44166N，107.36166E；902m；扫网），2017-8-2，袁峰采；3 头，陕西省洋县华阳镇西北 26 公里（33.63916N，107.49555E；1315m；扫网），2017-8-5，袁峰采；1 头，陕西省洋县关帝镇石牌桥（33.35777N，107.35972E；723m；灯诱），2017-8-26，袁峰采。

分布：陕西（洋县）、甘肃。

（110）粗切叶蜂 *Megachile (Callomegachile) sculpturalis* Smith, 1853**

检视标本：16 头，陕西省洋县窑坪镇油灯坝（33.44166N，107.36166E；902m；扫网），2017-8-2，袁峰采；4 头，陕西省洋县华阳镇七星村（33.67555N，107.34888E；923m；扫网），2017-8-6，袁峰采；2 头，陕西省洋县关帝镇小西沟（33.488695N，107.405615E；1270m；扫网），2017-8-3，袁峰采；1 头，陕西省洋县关帝镇铁河村（33.457141N，107.445183E；866m；扫网），2017-8-3，袁峰采。

分布：陕西（洋县、太白、留坝、佛坪）、北京、河北、山东、河南、甘肃、江苏、上海、安徽、浙江、江西、福建、台湾、广西、四川、贵州、云南；朝鲜，日本，美国。

（111）低切叶蜂 *Megachile (Megachile) humilis* Smith, 1879**

检视标本：3 头，陕西省洋县华阳镇西北 26 公里（33.63916N，107.49555E；1315m；扫网），2017-8-5，袁峰采；1 头，陕西省洋县关帝镇石牌桥（33.35777N，107.35972E；723m；灯诱），2017-8-26，袁峰采。

分布：陕西（洋县、佛坪）、北京、河北、山东、上海、浙江、江西、湖南、福建、四川；朝鲜，日本。

（112）净切叶蜂 *Megachile (Eutricharaea) abluta* Cockerell, 1911**

检视标本：1 头，陕西省洋县华阳清溪村（33.4725N，107.4955E；790m；扫网），2017-8-26，袁峰采。

分布：陕西（洋县）、北京、河北、山东、江苏、上海、浙江、江西、湖南、福建、台湾、海南、广西。

第四章 洋县昆虫物种多样性

第一节 洋县昆虫物种组成

通过对野外调查的昆虫标本进行鉴定，以及结合近年相关科研数据和信息整理，洋县目前已知昆虫纲物种1121种，隶属于17目125科775属（表4-1）。

表4-1 陕西洋县昆虫分类阶元组成

目	科		属		种	
	数量	比例（%）	数量	比例（%）	数量	比例（%）
蜻蜓目	10	8.00	19	2.45	26	2.32
蜚蠊目	1	0.80	1	0.13	1	0.09
等翅目	1	0.80	1	0.13	2	0.18
襀翅目	6	4.80	13	1.68	33	2.94
螳螂目	1	0.80	2	0.26	2	0.18
革翅目	1	0.80	1	0.13	1	0.09
直翅目	8	6.40	68	8.77	89	7.94
蜷目	1	0.80	1	0.13	1	0.09
半翅目	20	16.00	61	7.87	65	5.80
蛷目	2	1.60	3	0.39	4	0.36
缨翅目	2	1.60	11	1.42	18	1.61
广翅目	1	0.80	5	0.65	8	0.71
脉翅目	7	5.60	19	2.45	30	2.68
鞘翅目	13	10.40	160	20.65	249	22.21
鳞翅目	22	17.60	276	35.61	368	32.83
双翅目	15	12.00	68	8.77	112	9.99
膜翅目	14	11.20	66	8.52	112	9.99
合计	125	100.00	775	100.00	1121	100.00

注：表中若比例加和不为100%，是因为存在修约。余表同

结果显示，洋县昆虫科级阶元最丰富的目级阶元为鳞翅目（22），其次主要类群依次为半翅目（20）、双翅目（15）、膜翅目（14）、鞘翅目（13）、蜻蜓目（10），

总计 94 科，6 目占总科数的 75.20%，之后的直翅目（8）、脉翅目（7）和襀翅目（6），科数量开始明显减少，而其余 8 目总计 10 科，仅占 8.00%（图 4-1）。

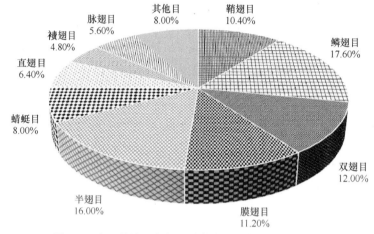

图 4-1　陕西洋县昆虫各目科数占总科数的比例（%）

在属级阶元丰富度方面，依然是鳞翅目最丰富（276），之后依次为鞘翅目（160）、双翅目（68）和直翅目（68）、膜翅目（66）、半翅目（61），6 目占总属数的 90.19%，之后蜻蜓目（19）和脉翅目（19）分别占 2.45%，襀翅目（13）占 1.68%，其余 8 目总计 25 属，仅占 3.23%（图 4-2）。

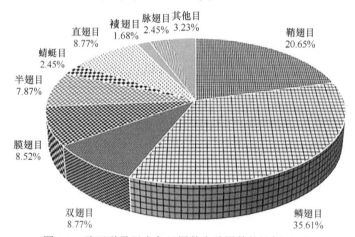

图 4-2　陕西洋县昆虫各目属数占总属数的比例（%）

在种级阶元，最丰富的依然为鳞翅目（368），其他主要类群为鞘翅目（249）、双翅目（112）和膜翅目（112）、直翅目（89）、半翅目（65），6 目占总种数的 88.76%，之后为襀翅目（33）、脉翅目（30）和蜻蜓目（26），依次占比为 2.94%、2.68% 和 2.32%，其余 8 目总计 37 种，仅占 3.30%（图 4-3）。

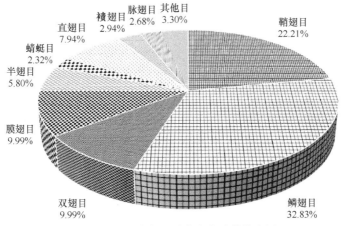

图 4-3 陕西洋县昆虫各目种数占总种数的比例（%）

综上所述，上述各目中的科、属和种阶元，鳞翅目、鞘翅目、双翅目、膜翅目、直翅目和半翅目为优势目，蜻蜓目、襀翅目和脉翅目丰富度明显下降，而其他 8 目阶元明显稀少，丰富度非常低。

第二节　洋县优势目内阶元丰富度

上述 6 优势目，各科内的属种丰富度差异也非常显著。从属级水平统计，6 目中丰富度较高的科的数据如下。鳞翅目：夜蛾科（60 属）、草螟科（46 属）、蛱蝶科（31 属）、螟蛾科（19 属）、尺蛾科（18 属）、弄蝶科（14 属）、卷蛾科（13 属）、灰蝶科（12 属）；鞘翅目：天牛科（85 属）、步甲科（21 属）；膜翅目：蚁科（19 属）；双翅目：食蚜蝇科（24 属）；直翅目：螽斯科（24 属）、蝗科（22 属）、蟋蟀科（12 属）；半翅目：蝽科（16 属）。从物种数量统计，鳞翅目：夜蛾科（76 种）、草螟科（66 种）、蛱蝶科（53 种）、螟蛾科（26 种）、尺蛾科（20 种）；鞘翅目：天牛科（117 种）、步甲科（47 种）、花萤科（19 种）；膜翅目：蚁科（28 种）、蜜蜂科（17 种）；双翅目：食蚜蝇科（40 种）；直翅目：螽斯科（34 种）、蝗科（28 种）、蟋蟀科（17 种）；半翅目：蝽科（16 种）。

统计表明，属级阶元丰富度较高的类群主要分布在鳞翅目和鞘翅目，鳞翅目有 3 科达到 30 属及以上，而丰富度最高的为鞘翅目天牛科，高达 85 属。科内种级阶元丰富度较高的同样分布在鳞翅目和鞘翅目，物种数量达到 30 种以上的鳞翅目有 3 科，鞘翅目有 2 科，双翅目和直翅目各 1 科，其中天牛科物种多样性最丰富，高达 117 种。

优势目各科所含的属种数量划分为相应的 5 个等级，即科内仅分布 1 属、2～10 属、11～20 属、21～30 属和 31 及以上属，对应的科在各个等级中所占的比例进行分析比较。统计各科中洋县有分布属的数量可知（图4-4），优势目的科内属级数量主要集中在 1～10 属，其中半翅目仅分布 1 属的科比例超过一半（55.00%），鞘翅目、膜翅目、双翅目在 2～10 属的科比例都超过 60%。直翅目、半翅目、鞘翅目、鳞翅目、双翅目、膜翅目有分布 1～10 属的科比例分别为：60.70%、95.00%、84.62%、

63.63%、93.33%、92.86%。可见目前洋县分布科主要以 2～10 属和 1 属型为主。

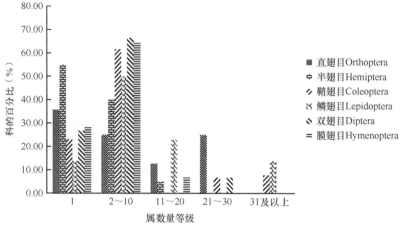

图 4-4　　陕西洋县昆虫优势目的属数量等级与科的关系

统计各科中种的数量的分布型也分为 5 个等级（图 4-5），即 1～5 种、6～15 种、16～30 种、31～45 种和 45 及以上种。科内分布物种主要分布在 1～15 种，半翅目在 1～5 种的科的比例为 85.00%，其次是直翅目（62.50%）和双翅目（53.33%），且其他目在 1～5 种科的比例也达到 40% 以上，直翅目、半翅目、鞘翅目、鳞翅目、双翅目、膜翅目在 1～15 种的科比例分别为：62.50%、95.00%、76.92%、63.64%、93.33% 和 85.71%。表明目前洋县分布科内种级数量以 1～5 种型为主，其次为 6～15 种、16～30 种的类型等。

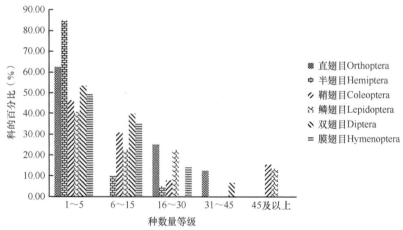

图 4-5　　陕西洋县昆虫优势目的种数量等级与科的关系

洋县昆虫 6 个优势目中属和种在各科组成结构中的比例表现为小类群，可能与洋县范围较小有关，近缘属种的同域分布不利于物种的稳定，当然也不能排除野外调查质量的局限性。

第三节　洋县昆虫新发现

膜翅目土蜂科和脉翅目蛾蛉科在之前的《陕西昆虫名录》中未见明确记录，前者可能是统计的疏忽造成的，而后者是由于新近发表且物种模式产地就在洋县。此外，调查共发现中国新记录1种，陕西省新记录1科41属166种（表4-2）。陕西新记录属中鳞翅目最多（14），但脉翅目新记录属占本目总属的比例最高，达21.05%，其次是直翅目（13.24%）；新记录种中最多的是鳞翅目（54），依次是膜翅目（26）、直翅目（18）和双翅目（18），但新记录种占本目总种的比例最高的是脉翅目（43.33%）。

在所有的陕西新记录中，新记录属占本目总属数比例按照由高到低分别是脉翅目（21.05%）＞直翅目（13.24%）＞襀翅目（7.69%）＞膜翅目（6.06%）＞双翅目（5.88%）＞鳞翅目（5.07%）＞鞘翅目（1.25%）；新记录种占本目总种数比例由高到低分别是脉翅目（43.33%）＞襀翅目（42.42%）＞膜翅目（23.21%）＞直翅目（20.22%）＞双翅目（16.07%）＞鳞翅目（14.67%）＞半翅目（9.23%）＞鞘翅目（6.43%）＞缨翅目（5.56%）。

表 4-2　陕西省昆虫新记录

目	科		属		种	
	数量	本目总科数占比（%）	数量	本目总属数占比（%）	数量	本目总种数占比（%）
襀翅目	0	0.00	1	7.69	14	42.42
直翅目	0	0.00	9	13.24	18	20.22
半翅目	0	0.00	2	3.28	6	9.23
缨翅目	0	0.00	1	9.09	1	5.56
脉翅目	0	0.00	4	21.05	13	43.33
鞘翅目	0	0.00	2	1.25	16	6.43
鳞翅目	0	0.00	14	5.07	54	14.67
双翅目	0	0.00	4	5.88	18	16.07
膜翅目	1	7.14	4	6.06	26	23.21
合计	1	0.93	41	5.53	166	15.43

此外，襀翅目和螳螂目在《陕西昆虫名录》中未有洋县种类记述，统计还发现洋县新记录52科412属553种（表4-3），在本书中首次明确洋县有记录。直翅目的蛉蟋科、蝼蛄科、蚤蝼科；半翅目的蟌科、蛛缘蝽科、缘蝽科、室翅长蝽科、大眼长蝽科、龟蝽科、同蝽科、大红蝽、盾蝽科、蜡蝉科；缨翅目的管蓟马科；脉翅目的蚁蛉科、蝶角科、溪蛉科、褐蛉科；鞘翅目的瓢虫科、花萤科、红萤科、萤科、细花萤科、郭公甲科、肖叶甲科；鳞翅目的羽蛾科、尺蛾科、灯蛾科、瘤蛾科；双翅目的大蚊科、舞虻科、木虻科、蜂虻科、虻科、丽蝇科、缟蝇科；膜翅目的蚁科、锤角细蜂科、姬蜂科、褶翅小蜂科、隧蜂科、切叶蜂科、泥蜂科、

方头泥蜂科、钩腹蜂科、螯蜂科等均为洋县首次记录科。在新记录属中，数量较高的 3 目分别为：鳞翅目（123）、鞘翅目（91）和膜翅目（59）；在新记录种中，数量较高的 3 目分别为：鞘翅目（150）、鳞翅目（140）和膜翅目（81）。

表 4-3　洋县新记录与总记录占比

目	科		属		种	
	数量	总科占比（%）	数量	总属占比（%）	数量	总种占比（%）
蜻蜓目	0	0.00	4	21.05	5	19.23
襀翅目	5	83.33	11	84.62	18	54.55
螳螂目	1	100.00	2	100.00	2	100.00
直翅目	3	37.50	35	51.47	49	55.06
半翅目	10	50.00	44	72.13	44	67.69
缨翅目	1	50.00	9	81.82	15	83.33
广翅目	0	0.00	2	40.00	4	50.00
脉翅目	4	57.14	10	52.63	12	40.00
鞘翅目	7	53.85	91	56.88	150	60.24
鳞翅目	4	18.18	123	44.57	140	38.04
双翅目	7	46.67	22	32.35	33	29.46
膜翅目	10	71.43	59	89.39	81	72.32
合计	52	43.70	412	53.65	553	49.73

在所有的洋县新记录中（表 4-3，图 4-6），新记录科占本目科数的比例按照由高到低分别是螳螂目（100.00%）＞襀翅目（83.33%）＞膜翅目（71.43%）＞脉翅目（57.14%）＞鞘翅目（53.85%）＞半翅目（50.00%）、缨翅目（50.00%）＞双翅目（46.67%）＞直翅目（37.50%）＞鳞翅目（18.18%）；新记录属占本目属数的比例按照由高到低分别是螳螂目（100.00%）＞膜翅目（89.39%）＞襀翅目（84.62%）＞缨翅目（81.82%）＞半翅目（72.13%）＞鞘翅目（56.88%）＞脉翅

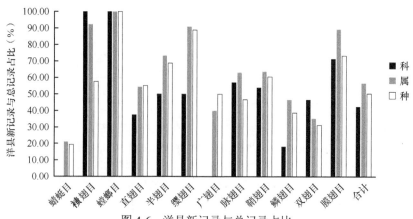

图 4-6　洋县新记录与总记录占比

目（52.63%）＞直翅目（51.47%）＞鳞翅目（44.57%）＞广翅目（40.00%）＞双翅目（32.35%）＞蜻蜓目（21.05%）；新记录种占本目种数的比例按照由高到低分别是螳螂目（100.00%）＞缨翅目（83.33%）＞膜翅目（72.32%）＞半翅目（67.69%）＞鞘翅目（60.24%）＞直翅目（55.06%）＞襀翅目（54.55%）＞广翅目（50.00%）＞脉翅目（40.00%）＞鳞翅目（38.04%）＞双翅目（29.46%）＞蜻蜓目（19.23%）。可见螳螂目的洋县新记录属占本目属数的比例最高，其次是膜翅目、襀翅目和缨翅目；新记录种占本目种数的比例最高的为螳螂目，其次是缨翅目、膜翅目和半翅目，可见这些类群极大地丰富了洋县的昆虫多样性。

第五章　洋县昆虫区系分析

动物区系是指某一自然地理区在特定时间内物种的组成,任何一个动物区系都是在一定的历史因素和环境因素共同作用下的结果。区系研究的首要目标是解决物种组成,进而确定区系组成,为研究本地区区系起源和历史地质时间发生提供依据。秦岭是经典的华莱士动物区系中古北界和东洋界的分界线,备受关注,而洋县位于秦岭南坡,地理位置独特,揭示洋县昆虫区系特点有助于推动本地区,乃至整个秦岭地区昆虫起源的研究。

第一节　世界动物地理区系组成特点

Sclater(1858)受到起源中心和扩散思想的影响,通过分析鸟类的地理分布信息提出了世界生物地理六区的理论。随后,1876 年,Wallace 在此基础上画出了世界上第一幅动物地理区域划分图,并提出了经典的华莱士线(Wallace's line),将全球分为六大区域,分别为:古北界(Palaearctic realm)、东洋界(印度-马来西亚界,Oriental realm)、旧热带界(埃塞俄比亚界,Ethiopian realm)、澳洲界(Australian realm)、新北界(Nearctic realm)和新热带界(Neotropical realm),至今被广泛应用。

2013 年,Holt 等在对世界动物地理分区进行了 20 年研究的基础上,通过整合世界范围内的大量脊椎动物的相关数据,包括两栖动物、非远洋鸟类,以及非海洋类哺乳类动物,共计 21 037 种脊椎动物在内的物种分布和亲缘关系数据,由此确立一个新的 11 界体系,即古北界(Palearctic realm,PAL)、中日界(Sino-Japanese realm,SIN)、东洋界(Oriental realm,ORI)、撒阿界(Saharo-Arabian realm,SAH)、旧热带界(Afrotropical realm,AFR)、海洋界(Oceanian realm,OCE)、澳洲界(Australian realm,AUS)、新热带界(Neotropical realm,NEO)、马达加斯加界(Madagascan realm,MAD)、新北界(Nearctic realm,NEA)和巴拿马界(Panamanian realm,PAN)。按此动物地理区系区划,洋县应属于中日界。

研究结果表明,在新的世界动物地理区系中,洋县昆虫可划分为 11 型 54 式区系型(表 5-1)。在分布型中,双界型占有的优势最大,共有 432 种,占总物种数量的 38.54%,尤其是中日界-东洋界、中日界-古北界类型分别为 249 种和 180 种,总计 429 种,分别占双界型总数的 57.64%和 41.67%;其次是单界型,即仅在中日界分布的物种有 387 种,占总物种数的 34.52%;三界型分布的生物有 213 种,占物种总数的 19.01%,其中中日界-古北界-东洋界物种数最高,达 178 种,占三界型总数的 83.57%。最少的是中日界-新北界-古北界-撒阿界-新热带界-东洋界-巴拿马界-旧热带界共有型,以及中日界-新北界-古北界-新热带界-东洋界-巴拿马界-澳洲界-海洋界-旧热带界-马达加斯加界共有型,均只有 1 种,占比为 0.09%,

此外，世界性分布的物种（十一界型）共有 8 种，占比 0.71%，多为农业害虫或检疫性害虫等。

在分布式层面，中日界最高（387 种），依次为中日界-东洋界（249 种）、中日界-古北界（180 种），中日界-古北界-东洋界（178 种），总计物种 994 种，占据该地区物种总数的 88.67%。表明洋县的昆虫以中日界为优势分布型，同时与东洋界、古北界成分密切相关，这应该与其处于秦岭南坡的地理位置密切相关。秦岭是传统古北界和东洋界的分界线，也是现有中日界与古北界的过渡地带，而洋县位于其南坡，受地形和气候影响，区系成分相较于经典古北界，与东洋界关系更密切。

表 5-1　洋县昆虫在世界动物地理区划中的区系类型

分布型	世界动物地理区系分布情况	物种数	占比（%）
单界型	中日界	387	34.52
双界型	中日界-东洋界	249	22.21
	中日界-古北界	180	16.06
	中日界-新北界	1	0.09
	中日界-巴拿马界	1	0.09
	中日界-海洋界	1	0.09
三界型	中日界-古北界-东洋界	178	15.88
	中日界-新北界-古北界	4	0.36
	中日界-新北界-东洋界	1	0.09
	中日界-古北界-撒阿界	9	0.80
	中日界-古北界-澳洲界	1	0.09
	中日界-古北界-旧热带界	1	0.09
	中日界-撒阿界-东洋界	5	0.45
	中日界-东洋界-澳洲界	11	0.98
	中日界-东洋界-海洋界	3	0.27
四界型	中日界-新北界-古北界-东洋界	3	0.27
	中日界-新北界-古北界-澳洲界	1	0.09
	中日界-新北界-东洋界-澳洲界-	1	0.09
	中日界-古北界-撒阿界-东洋界	13	1.16
	中日界-古北界-撒阿界-旧热带界	1	0.09
	中日界-古北界-新热带界-东洋界	1	0.09
	中日界-古北界-东洋界-澳洲界	8	0.71
	中日界-古北界-东洋界-海洋界	2	0.18
	中日界-古北界-东洋界-旧热带界	3	0.27
	中日界-撒阿界-新热带界-东洋界	1	0.09
	中日界-撒阿界-东洋界-旧热带界	2	0.18

续表

分布型	世界动物地理区系分布情况	物种数	占比（%）
	中日界-东洋界-澳洲界-海洋界	2	0.18
五界型	中日界-撒阿界-东洋界-澳洲界-旧热带界	6	0.54
	中日界-古北界-撒阿界-东洋界-旧热带界	4	0.36
	中日界-古北界-东洋界-澳洲界-马达加斯加界	1	0.09
	中日界-古北界-东洋界-澳洲界-海洋界	1	0.09
	中日界-古北界-新热带界-东洋界-旧热带界	1	0.09
	中日界-新北界-古北界-撒阿界-巴拿马界	1	0.09
	中日界-古北界-撒阿界-东洋界-海洋界	3	0.27
	中日界-新北界-古北界-东洋界-巴拿马界	1	0.09
	中日界-东洋界-澳洲界-海洋界-旧热带界	1	0.09
	中日界-新北界-古北界-撒阿界-海洋界	1	0.09
	中日界-新北界-古北界-撒阿界-东洋界	6	0.54
	中日界-新北界-古北界-撒阿界-澳洲界	1	0.09
	中日界-新北界-古北界-新热带界-东洋界	1	0.09
六界型	中日界-新北界-古北界-撒阿界-东洋界-巴拿马界	1	0.09
	中日界-新北界-古北界-撒阿界-东洋界-海洋界	1	0.09
	中日界-新北界-古北界-撒阿界-东洋界-旧热带界	3	0.27
	中日界-古北界-东洋界-澳洲界-海洋界-马达加斯加界	1	0.09
	中日界-新热带界-东洋界-巴拿马界-澳洲界-马达加斯加界	1	0.09
	中日界-新热带界-东洋界-澳洲界-海洋界-旧热带界	1	0.09
七界型	中日界-新北界-古北界-撒阿界-东洋界-澳洲界-旧热带界	1	0.09
	中日界-古北界-撒阿界-东洋界-澳洲界-海洋界-旧热带界	1	0.09
八界型	中日界-新北界-古北界-撒阿界-新热带界-东洋界-巴拿马界-旧热带界	1	0.09
九界型	中日界-新北界-古北界-撒阿界-新热带界-东洋界-澳洲界-海洋界-旧热带界	1	0.09
	中日界-新北界-古北界-撒阿界-新热带界-东洋界-澳洲界-旧热带界-马达加斯加界	1	0.09
	中日界-新北界-撒阿界-新热带界-东洋界-巴拿马界-澳洲界-海洋界-旧热带界	1	0.09
十界型	中日界-新北界-古北界-新热带界-东洋界-巴拿马界-澳洲界-海洋界-旧热带界-马达加斯加界	1	0.09
十一界型	中日界-新北界-古北界-撒阿界-新热带界-东洋界-巴拿马界-澳洲界-海洋界-旧热带界-马达加斯加界	8	0.71
合计		1121	100.00

第二节　中国动物地理区系组成特点

中国动物地理区划为经典的 7 区划分，不同版本仅是在区缘地带略有差异（张荣祖，2011），即东北区（northeast China region，NR）、华北区（northern China region，NCR）、蒙新区（Inner Mongolia-Xinjiang region，MR）、青藏区（Qinghai-Tibet region，QR）、西南区（southwest China region，SR）、华中区（central China region，CCR）

和华南区（southern China region，SCR）。按中国动物地理区划，洋县属于华中区。

统计结果，洋县昆虫在中国动物区系中共有 7 型 57 式区系型（表 5-2），在分布型层次，单型区分布，即华中区昆虫共计 203 种，占比为 18.11%；双区型有 6 型 231 种，物种占比 20.61%；三区型有 15 型 237 种，物种占比 21.14%；四区型有 17 型 186 种，物种占比 16.59%；五区型有 11 型 105 种，物种占比 9.37%；六区型有 6 型 78 种，物种占比 6.96%；全国广泛分布的七区型共有 81 种，物种占比 7.23%。可见，三区型的物种最多，双区型、单区型、四区型次之，但其间数量差距不明显且呈现阶梯式下降，推测其区系形成经历了缓慢而均匀的过程，区系成分较为复杂。

在分布式层面，除了华中区分布比例最高，在双区式中，华中区-华北区种数最多，86 种，占比 7.67%，其次为华中区-华南区 76 种，占比 6.78%；在三区式中，较多分布式为华中区-华南区-华北区和华中区-华南区-西南区，分布为 55 种和 52 种；在四区式中，华中区-华南区-西南区-华北区最高，达 61 种。可见，洋县区系成分与华北区关系最为接近，其次为华南区和西南区。可以推断，洋县区系除了本地或邻地起源外，大部分物种可能起源于华北区和华南区，同时这两个区域也是洋县与其他区域物种交流的重要通道。

表 5-2　洋县昆虫在中国动物地理区划中的区系类型

区系型	中国地理区系分布情况	种数	占比（%）
单区型	华中区	203	18.11
双区型	华中区-东北区	29	2.59
	华中区-蒙新区	3	0.27
	华中区-青藏区	11	0.98
	华中区-华北区	86	7.67
	华中区-西南区	26	2.32
	华中区-华南区	76	6.78
三区型	华中区-华南区-西南区	52	4.64
	华中区-华南区-华北区	55	4.91
	华中区-华南区-青藏区	9	0.80
	华中区-华南区-蒙新区	3	0.27
	华中区-华南区-东北区	14	1.25
	华中区-西南区-华北区	33	2.94
	华中区-西南区-青藏区	6	0.54
	华中区-西南区-蒙新区	1	0.09
	华中区-西南区-东北区	7	0.62
	华中区-华北区-青藏区	7	0.62
	华中区-华北区-蒙新区	8	0.71
	华中区-华北区-东北区	33	2.94
	华中区-青藏区-蒙新区	1	0.09
	华中区-青藏区-东北区	4	0.36
	华中区-蒙新区-东北区	4	0.36

区系型	中国地理区系分布情况	种数	占比（%）
四区型	华中区-东北区-蒙新区-华北区	21	1.87
	华中区-东北区-青藏区-华北区	5	0.45
	华中区-蒙新区-青藏区-华北区	2	0.18
	华中区-西南区-青藏区-东北区	1	0.09
	华中区-西南区-青藏区-蒙新区	2	0.18
	华中区-西南区-华北区-东北区	19	1.69
	华中区-西南区-华北区-蒙新区	1	0.09
	华中区-西南区-华北区-青藏区	4	0.36
	华中区-华南区-东北区-蒙新区	2	0.18
	华中区-华南区-东北区-青藏区	1	0.09
	华中区-华南区-华北区-东北区	25	2.23
	华中区-华南区-华北区-蒙新区	6	0.54
	华中区-华南区-华北区-青藏区	10	0.89
	华中区-华南区-西南区-东北区	4	0.36
	华中区-华南区-西南区-蒙新区	1	0.09
	华中区-华南区-西南区-青藏区	21	1.87
	华中区-华南区-西南区-华北区	61	5.44
五区型	华中区-东北区-青藏区-蒙新区-华北区	17	1.52
	华中区-东北区-青藏区-蒙新区-西南区	1	0.09
	华中区-东北区-华北区-西南区-蒙新区	12	1.07
	华中区-东北区-华北区-西南区-青藏区	2	0.18
	华中区-东北区-华北区-华南区-蒙新区	5	0.45
	华中区-青藏区-华北区-华南区-蒙新区	2	0.18
	华中区-东北区-蒙新区-西南区-华南区	3	0.27
	华中区-青藏区--蒙新区-西南区-华南区	1	0.09
	华中区-华北区-西南区-华南区-东北区	25	2.23
	华中区-华北区-西南区-华南区-蒙新区	8	0.71
	华中区-华北区-西南区-华南区-青藏区	29	2.59
六区型	华中区-青藏区-蒙新区-华北区-西南区-华南区	9	0.80
	华中区-东北区-青藏区-华北区-西南区-华南区	26	2.32
	华中区-东北区-蒙新区--华北区-西南区-华南区	25	2.23
	华中区-东北区-青藏区-蒙新区-西南区-华南区	1	0.09
	华中区-东北区-青藏区-蒙新区-华北区-华南区	4	0.36
	华中区-东北区-青藏区-蒙新区-华北区-西南区	13	1.16
七区型	华中区-东北区-青藏区-蒙新区-华北区-西南区-华南区	81	7.23
合计		1121	100.00

第六章　洋县昆虫多样性研究展望

秦岭是我国昆虫多样性最丰富的地区之一，本研究之前，洋县地区昆虫由于多种原因种类记录一直很少。经过本项研究，记录昆虫已达 17 目 125 科 775 属1121 种，极大丰富了该地区的昆虫多样性。但是，在洋县昆虫编写的过程中有些问题一直困扰我们，在此充分探讨和展望，有利于为洋县昆虫多样性保护、开发和利用等工作服务。

第一节　洋县昆虫多样性的问题分析

本研究自野外调查、撰写规划至完稿历经六年的时间，其中在第三章花费的时间最多。野外昆虫标本获得和物种准确鉴定是洋县昆虫编写的重要基础，但其中存在的研究局限性需要进行探讨说明。

首先，在昆虫野外调查方面，虽然在不同季节进行了 5 次调查，相较于同类型调查工作频率已经处于较高水平，涵盖了该地区大部分昆虫的主要发生时间和各类代表性生境类型。同时，在调查方法方面，也采用了常规的样线法（扫网、网捕和振布）、灯诱法、马氏网法和陷阱法等多种方法相结合的方式，但由于调查人员对个别类群的认知和采集技术有限，仍有部分昆虫类群未采集到或未采集到雄性标本。调查过程中，也出现马氏网丢失、道路中断和高海拔区无法到达等情况，客观上导致了研究材料的局限性。

其次，在昆虫鉴定方面，原计划在完成洋县县域昆虫名录的同时，还要进行覆盖网格的多样性分析、传粉昆虫评价和濒危物种监测，以及分析昆虫多样性的主要危害因素等多方面的工作，因此在昆虫鉴定方面投入不足。在本书的编写过程中，虽然我们重新审视了这些野外调查材料，并依据材料情况邀请了相关昆虫专家加入到研究工作中，物种组成较之前有了较大进步，但由于材料损坏或咨询专家范围有限等，仍有些类群未达到预期效果，甚至出现了类群缺失。

再次，在洋县昆虫编写过程中，编写人员也遇到了一些昆虫类群的分类体系变化、秦岭相关地区昆虫的研究成果不断出现、文献记载冲突等问题，导致了部分统计数据处于动态中。遇到此种情况，编者尽量与《秦岭昆虫志》保持一致，并以公开报道的成果为主，以利于物种多样性研究的连续性。在新记录阶元的标注方面，少量分类阶元可能存在不精确情况，但无缝衔接了《陕西昆虫名录》，利于相关昆虫类群的统计工作。

最后，除了与各位合作者共享鉴定结果和研究材料，还尚存部分未鉴定或未制作的洋县昆虫标本，特别是马氏网中收集的较多的微小昆虫，这表明洋县昆虫物种多样性依然还有较大的提升空间，需要我们共同努力完善。

第二节　洋县昆虫多样性保护展望

由于人类在选择保护对象时存在着严重偏见，不同生物类群保护状态极度不平衡，例如，体型更大、更有影响效应的物种受到了政府或者非政府组织的优先投入（Kogan and Lattin，1993）。一项基于保护生物学研究对象的学术统计数据表明，11%的无脊椎动物论文对应79%多样性的无脊椎动物，而69%的论文是对应仅占3%多样性的脊椎动物，20%的论文对应18%的植物种类（Clark and May，2002）。

洋县有朱鹮故乡的美誉，境内还分布有大熊猫、金丝猴和羚牛等珍稀动物，因此受到了国内外广泛的关注，但昆虫种类记录一直较少，大多为零星记载。在影响较广的百度百科"洋县"词条（2021年）中的动物资源介绍中，昆虫类仅30余种，明显与事实出入较大。在本书之前，《秦岭昆虫志》第12卷《陕西昆虫名录》中，由专业人员系统整理了相关物种在各县域的物种分布情况，当时洋县物种记录已达389种，但明显少于佛坪和太白等邻县，这应该与调查的不均衡性相关。即使是在本书的研究中，依然存在研究的偏好性，个体大、颜色漂亮且容易采集和鉴定的昆虫种类记录更多，而个体小且不易鉴定的物种涉及相对较少。陕西省拥有25个国家级自然保护区，洋县是陕西省唯一建有朱鹮和长青2个国家级自然保护区的县域，相关部门在保护更有影响力的生物物种或生态系统的同时，客观上也保护了与之相关的栖息地，因而洋县很多地区生态环境良好，孕育了丰富的昆虫物种，也希望更多学者能够关注洋县，提升洋县昆虫多样性的知名度，进一步丰富昆虫物种多样性基础数据，为当地昆虫多样性保护、资源开发和利用等相关工作服务。

参 考 文 献

卜文俊, 等. 2001. 中国动物志 昆虫纲 第 24 卷 半翅目: 毛唇花蝽科 细角花蝽科 花蝽科. 北京: 科学出版社.

陈一心. 1999. 中国动物志 昆虫纲 第 16 卷 鳞翅目: 夜蛾科. 北京: 科学出版社.

杜予州, Sivec I. 2005. 襀翅目//杨星科. 秦岭西段及甘南地区昆虫. 北京: 科学出版社: 38-54.

方承莱. 2000. 中国动物志 昆虫纲 第 19 卷 鳞翅目: 灯蛾科. 北京: 科学出版社.

傅立国. 1991. 中国植物红皮书——稀有濒危植物. 北京: 科学出版社.

韩春香, 薛大勇. 2011. 中国动物志 昆虫纲 第 54 卷 鳞翅目: 尺蛾科 尺蛾亚科. 北京: 科学出版社.

韩运发. 1997. 中国经济昆虫志 第五十五册 缨翅目. 北京: 科学出版社: 1-514.

何俊华, 陈学新, 马云. 2000. 中国动物志 昆虫纲 第 18 卷 膜翅目: 茧蜂科(一). 北京: 科学出版社.

何俊华, 等. 2004. 浙江蜂类志. 北京: 科学出版社: 1-1373+图版 I-XLIII.

何俊华, 许再福. 2002. 中国动物志 昆虫纲 第 29 卷 膜翅目: 螯蜂科. 北京: 科学出版社.

何俊华, 许再福. 2014. 中国动物志 昆虫纲 第 56 卷 膜翅目: 细蜂总科(一). 北京: 科学出版社.

华立中, Nara H, Saemulson G A, Langafelter S W. 2009. 中国天牛(1046 种)彩色图鉴. 广州: 中山大学出版社: 1-474.

环境保护部. 2017.《县域昆虫多样性调查与评估技术规定》(第 84 号公告) https://www.mee.gov.cn/gkml/hbb/bgg/201801/w02018010848575056 8756.pdf [2017-12-28].

霍科科, 任国栋, 郑哲民. 2007. 秦巴山区蚜蝇区系分类(昆虫纲: 双翅目). 北京: 中国农业科技出版社.

蒋书楠, 陈力. 2001. 中国动物志 昆虫纲 第 21 卷 鞘翅目: 天牛科 花天牛亚科. 北京: 科学出版社: 1-296.

蒋书楠, 蒲富基, 华立中. 1985. 中国经济昆虫志 第三十五册 鞘翅目: 天牛科(三). 北京: 科学出版社: 38-94.

康乐, 刘春香, 刘宪伟. 2014. 中国动物志 昆虫纲 第 57 卷 直翅目: 螽斯科 露螽亚科. 北京: 科学出版社.

李鸿昌, 夏凯龄. 2005. 中国动物志 昆虫纲 第 43 卷 直翅目: 蝗总科 斑腿蝗科. 北京: 科学出版社.

李后魂, 等. 2012. 秦岭小蛾类. 北京: 科学出版社.

李战刚, 任毅, 王学杰. 2006. 陕西长青国家级自然保护区综合科学考察报告. 西安: 陕西科学技术出版社.

李竹. 2014. 中国筒天牛属分类研究(鞘翅目: 天牛科: 沟胫天牛亚科). 重庆: 西南大学博士学位论文: 1-281.

林美英. 2015. 国家动物博物馆馆藏天牛模式标本图册. 郑州: 河南科学技术出版社有限公司: 1-374.

林美英. 2018. 秦岭昆虫志 鞘翅目(二) 天牛类. 西安: 世界图书出版公司: 1-510.

林平. 1966. 丽金龟亚科的二新种(鞘翅目: 金龟子科). 动物分类学报, 3(1): 82-84.

林平. 1989. 陕西异丽金龟属新种记述(鞘翅目: 丽金龟科). 昆虫分类学报, 11(1-2): 83-90.

林平. 1993. 中国彩丽金龟属志. 广东: 中山大学出版社: 1-106.

刘广纯. 2001. 中国蚤蝇分类(双翅目: 蚤蝇科)(上册). 沈阳: 东北大学出版社: 1-292.

刘广纯, 周尧. 1996. 中国弧蚤蝇属分类研究(双翅目: 蚤蝇科). 昆虫分类学报, 18(1): 37-48.

刘宪伟. 1993. 直翅目: 条螽蠢总科 螽斯总科//黄春梅. 龙栖山动物. 北京: 中国林业出版社: 41-55.

刘宪伟, 金杏宝. 1993. 中国螽斯名录. 昆虫学研究集刊(第十一集): 99-118.

刘宪伟, 金杏宝. 1997. 直翅目: 螽斯总科: 露螽科 拟叶螽科 蝈螽科 草螽科 螽斯科//杨星科. 长江三峡库区昆虫. 重庆: 重庆出版社: 145-171.

刘宪伟, 金杏宝. 1999. 螽斯科//黄邦侃. 福建昆虫志(第一卷). 福州: 福建科学出版社: 119-174.

刘宪伟, 王治国. 1998. 河南省螽斯类初步调查(直翅目). 河南科学, 16(1): 66-76.

刘宪伟, 殷海生. 2004. 直翅目: 螽斯总科 沙螽总科//杨星科. 广西十万大山地区昆虫. 北京: 中国林业出版社: 90-110.

刘宪伟, 张伟年. 2001. 直翅目: 螽斯总科 驼螽总科 蝈螽总科//吴鸿, 潘承文. 天目山昆虫. 北京: 科学出版社: 90-102.

刘宪伟, 周敏, 毕文烜. 2010. 直翅目: 螽斯总科//徐华潮, 叶砝仙. 浙江凤阳山昆虫. 北京: 中国林业出版社: 18-91.

刘友樵, 李广武. 2002. 中国动物志 昆虫纲 第 27 卷 鳞翅目: 卷蛾科. 北京: 科学出版社.

刘友樵, 武春生. 2006. 中国动物志 昆虫纲 第 47 卷 鳞翅目: 枯叶蛾科. 北京: 科学出版社.

麻友俊, 巨婷, 麻友琴, 等. 2017. 洋县虻科医药昆虫种类及其形态特性. 植物保护学, (18): 102-103.

聂瑞娥, 白明, 杨星科. 2019. 中国甲虫研究七十年. 应用昆虫学报, 56(5): 884-906.

任树芝. 1998. 中国动物志 昆虫纲 第 13 卷 半翅目: 异翅亚目 姬蝽科. 北京: 科学出版社.

任毅, 杨兴中, 王学杰, 郑松峰. 2002. 长青国家级自然保护区动植物资源. 西安: 西北大学出版社.

山迫淳介, 林美英. 2016. 中国真象天牛属一新种(鞘翅目: 天牛科, 沟胫天牛亚科). 昆虫分类学报, 38(3): 193-196.

陕西省林业局. 2020. 陕西省朱鹮保护成果报告.

陕西洋县地方志编纂委员会. 1996. 洋县志. 西安: 三秦出版社.

申效诚, 刘新涛, 任应党, 申琪, 刘晓光, 张书杰. 2013. 中国昆虫区系的多元相似性聚类分析和地理区划. 昆虫学报, 56(8): 896-906.

石福明, 常岩林, 毛少利. 2007. 拟叶螽科 露螽科 纺织娘科 螽斯科 草螽科 蝈螽科//李子忠, 杨茂发, 金道超. 雷公山景观昆虫. 贵阳: 贵州科技出版社: 110-120.

石福明, 常岩林. 2005. 露螽科 拟叶螽科 蝈螽科 纺织娘科 草螽科//金道超, 李子忠. 习水景观昆虫. 贵阳: 贵州科技出版社: 116-131.

石福明, 常岩林. 2006. 拟叶螽科 露螽科 纺织娘科 蝈螽科 草螽科 螽斯科//金道超, 李子忠. 赤水桫椤景观昆虫. 贵阳: 贵州科技出版社: 97-110.

石福明, 杜喜翠. 2006. 拟叶螽科 露螽科 纺织娘科 蝈螽科 草螽科 螽斯科//李子忠, 金道超. 梵净山景观昆虫. 贵阳: 贵州科技出版社: 115-129.

石福明, 王剑峰. 2005. 直翅目: 螽斯总科//杨茂发, 金道超. 贵州大沙河昆虫. 贵阳: 贵州人民出版社: 64-75.

谭娟杰, 王书永, 周红章. 2005. 中国动物志 昆虫纲 第 40 卷 鞘翅目: 肖叶甲科 肖叶甲亚科. 北京: 科学出版社.

王刚, 石福明. 2014. 昆虫纲: 直翅目: 螽斯科 露螽亚科//吴鸿, 王义平, 杨星科, 杨淑贞. 天目山动物志(第三卷). 杭州: 浙江大学出版社: 311-330.

王文凯, 蒋书楠. 1994. 中国花天牛亚科新种及新记录(鞘翅目: 天牛科). 昆虫分类学报, 16(3): 192-196.

王治国, 张秀江. 2007. 河南直翅类昆虫志: 螽斯总科. 郑州: 河南科学技术出版社: 423-485.

吴燕如. 2000. 中国动物志 昆虫纲 第 20 卷 膜翅目: 准蜂科 蜜蜂科. 北京: 科学出版社.

吴燕如. 2006. 中国动物志 昆虫纲 第 44 卷 昆虫纲 膜翅目: 切叶蜂科. 北京: 科学出版社.

吴燕如, 周勤. 1996. 中国经济昆虫志 第五十二册 膜翅目: 泥蜂科. 北京: 科学出版社.

武春生. 2001. 中国动物志 昆虫纲 第 25 卷 鳞翅目: 凤蝶科 凤蝶亚科 锯凤蝶亚科 绢蝶亚科.

北京: 科学出版社.

武春生. 2010. 中国动物志 昆虫纲 第 52 卷 鳞翅目: 粉蝶科. 北京: 科学出版社.

武春生, 方承莱. 2003. 中国动物志 昆虫纲 第 31 卷 鳞翅目: 舟蛾科. 北京: 科学出版社.

武春生, 徐堉峰. 2017. 中国蝴蝶图鉴(4 册). 福州: 海峡书局.

夏凯龄, 等. 1994. 中国动物志 昆虫纲 第 4 卷 直翅目: 癞蝗科 蝗总科 瘤锥蝗科 锥头蝗科. 北京: 科学出版社.

夏凯龄, 刘宪伟. 1993. 直翅目: 螽斯总科 蟋蟀总科//黄复生. 西南武陵山地区昆虫. 北京: 科学出版社: 87-113.

许荣满, 孙毅. 2013. 中国动物志 昆虫纲 第 59 卷 双翅目: 虻科. 北京: 科学出版社.

杨定, 等. 2011. 中国动物志 昆虫纲 第 53 卷 双翅目: 长足虻科(下卷). 北京: 科学出版社.

杨定, 李卫海, 祝芳. 2015. 中国动物志 昆虫纲 第 58 卷 襀翅目: 叉襀总科. 北京: 科学出版社.

杨定, 刘星月. 2010. 中国动物志 昆虫纲 第 51 卷 广翅目. 北京: 科学出版社.

杨定, 杨集昆. 2004. 中国动物志 昆虫纲 第 34 卷 双翅目: 舞虻科 螳舞虻亚科 驼舞虻亚科. 北京: 科学出版社.

杨集昆, 康乐. 1990. 中国平背树螽属两新种(直翅目: 螽斯科: 树螽亚科). 北京农业大学学报, 16(4): 420-422.

杨星科. 2005. 秦岭西段及甘南地区昆虫. 北京: 科学出版社.

杨星科. 2018. 秦岭昆虫志. 5. 鞘翅目(一). 西安: 世界图书出版公司.

杨星科, 卜文俊, 刘国卿. 2018. 秦岭昆虫志. 2. 半翅目: 异翅亚目. 西安: 世界图书出版公司.

杨星科, 陈学新. 2018. 秦岭昆虫志. 11. 膜翅目. 西安: 世界图书出版公司.

杨星科, 房丽君. 2018. 秦岭昆虫志. 9. 鳞翅目: 蝶类. 西安: 世界图书出版公司.

杨星科, 花保祯. 2018. 秦岭昆虫志. 4. 蜻目 缨翅目 广翅目 蛇蛉目 脉翅目 长翅目 毛翅目. 西安: 世界图书出版公司.

杨星科, 廉振民. 2018. 秦岭昆虫志. 1. 低等昆虫及直翅类. 西安: 世界图书出版公司.

杨星科, 林美英. 2018. 秦岭昆虫志. 6. 鞘翅目(二). 西安: 世界图书出版公司.

杨星科, 唐周怀, 杨美霞. 2018. 秦岭昆虫志. 12. 陕西昆虫名录. 西安: 世界图书出版公司.

杨星科, 薛大勇, 韩红香, 姜楠. 2018. 秦岭昆虫志. 8. 鳞翅目: 大蛾类. 西安: 世界图书出版公司.

杨星科, 杨定, 王孟卿. 2018. 秦岭昆虫志. 10. 双翅目. 西安: 世界图书出版公司.

杨星科, 杨集昆, 李文柱. 2005. 中国动物志 昆虫纲 第 39 卷 脉翅目: 草蛉科. 北京: 科学出版社.

杨星科, 张润志. 2018. 秦岭昆虫志. 7. 鞘翅目(三). 西安: 世界图书出版公司.

杨星科, 张雅林. 2018. 秦岭昆虫志. 3. 半翅目: 同翅亚目. 西安: 世界图书出版公司.

洋县人民政府办公室. 2021. 洋县人民政府网站. www.yangxian.gov.cn [2021-03-10].

殷海生, 刘宪伟. 1995. 中国蟋蟀总科和蝼蛄总科分类概要. 上海: 上海科学技术文献出版社.

印象初, 夏凯龄, 等. 2003. 中国动物志 昆虫纲 第 32 卷 直翅目: 蝗总科 槌角蝗科 剑角蝗科. 北京: 科学出版社.

于昕. 2010. 中国蜻蜓研究. http://entomology.nankai.edu.cn/odonata[2020-5-3].

袁锋, 周尧. 2002. 中国动物志 昆虫纲 第 28 卷 同翅目: 角蝉总科 犁胸蝉科 角蝉科. 北京: 科学出版社.

袁锋, 袁向群, 薛国声. 2015. 中国动物志 昆虫纲 第 55 卷 鳞翅目: 弄蝶科. 北京: 科学出版社.

张广学, 乔格霞, 钟铁森, 张万玉. 1998. 中国动物志 昆虫纲 第 14 卷 同翅目: 纩蚜科 瘿绵蚜科. 北京: 科学出版社.

张浩淼. 2019. 中国蜻蜓大图鉴. 重庆: 重庆大学出版社.

张宏杰, 霍科科, 廉振民. 2005. 汉中地区三个自然保护区蝗虫种类调查. 昆虫知识, 42(1): 41-44.

张荣祖. 2011. 中国动物地理. 北京: 科学出版社.

张维球. 1982. 广东海南岛蓟马种类初志 I. 蓟马亚科. 华南农业学报, 3(4): 48-63.

张维球, 童晓立. 1992. 缨翅目 Thysanoptera//彭建文, 刘友樵. 湖南森林昆虫图鉴. 长沙: 湖南科学技术出版社: 1-1474.

赵仲苓. 2003. 中国动物志 昆虫纲 第 30 卷 鳞翅目: 毒蛾科. 北京: 科学出版社.

赵仲苓. 2004. 中国动物志 昆虫纲 第 36 卷 鳞翅目: 波纹蛾科. 北京: 科学出版社.

郑乐怡, 等. 2004. 中国动物志 昆虫纲 第 33 卷 半翅目: 盲蝽科 盲蝽亚科. 北京: 科学出版社.

郑哲民, 夏凯龄. 1998. 中国动物志 昆虫纲 第 10 卷 直翅目: 蝗总科. 北京: 科学出版社.

周刚伍, 雍明波. 2009. 以森林覆盖率大提高推动洋县林业大发展. 新西部, (12): 68-69.

周嘉熹, 孙益知, 唐鸿庆. 1988. 陕西省经济昆虫志 鞘翅目: 天牛科. 西安: 陕西科学技术出版社: 1-136, 16 pls.

朱弘复, 王林瑶. 1991. 中国动物志 昆虫纲 第 3 卷 鳞翅目: 圆钩蛾科 钩蛾科. 北京: 科学出版社.

朱弘复, 王林瑶. 1996. 中国动物志 昆虫纲 第 5 卷 鳞翅目: 蚕蛾科 大蚕蛾科 网蛾科. 北京: 科学出版社.

朱弘复, 王林瑶. 1997. 中国动物志 昆虫纲 第 11 卷 鳞翅目: 天蛾科. 北京: 科学出版社.

朱弘复, 王林瑶, 韩红香. 2004. 中国动物志 昆虫纲 第 38 卷 鳞翅目: 蝙蝠蛾科 蛱蛾科. 北京: 科学出版社.

An J D, Huang J X, Shao Y Q, Zhang S H, Wang B, Liu X Y, Wu J, Williams P H. 2014. The bumblebees of North China (Apidae, Bombus Latreille). Zootaxa, 3830(1): 1-89.

Bagnall R S. 1923. Brief descriptions of new Thysanoptera. XIII. Annals and Magazine of Natural History, 12: 624-631.

Brues C T. 1911. The Phoridae of Formosa collected by Mr. H. Sauter. Annales Historico-Naturales Musei Nationalis Hungarici, 9: 530-559.

Brues C T. 1924. Addition to the Phoridae of Formosa (Diptera). Psyche, 31: 206-223.

Carmean D, Kimsey L. 1998. Phylogenetic revision of the parasitoid wasp family Trigonalidae (Hymenoptera). Systematic Entomology, 23: 35-76.

Chen H Y, van Achterberg C, He J H , Xu Z F. 2014. A revision of the Chinese Trigonalyidae (Hymenoptera, Trigonalyoidea). ZooKeys, 385: 1-207.

Chen S H. 1949. Records of Chinese Trigonaloidae (Hymenoptera). Sinensia, 20: 7-18.

Chen Z T, Song L D. 2019. A synopsis of *Microperla* (Plecoptera: Peltoperlidae), with a new species from Shaanxi Province of China. Zootaxa, 4619: 555-562.

Cigliano M M, Braun H, Eades D C, Otte D. 2018. Orthoptera Species File. Version 5.0/5.0. Available from: http://Orthoptera.SpeciesFile.org [2019-4-3].

Clark J A, May R M. 2002. Taxonomic bias in conservation research. Science, 297(5579): 191-192.

Cresson E T. 1887. Synopsis of the families and genera of the Hymenoptera of America, north of Mexico, together with a catalogue of the described species and bibliography. Transactions of the American Entomological Society, Supplement 14: 1-350.

Dang L H, Zhao L P, Xie D L, Zhao L, Qiao G X. 2020. Studies on the genus *Mesandrothrips* from China, with a new species (Thysanoptera: Phlaeothripinae: Haplothripini). Zootaxa, 4816: 123-128.

Deuve T. 2013. *Cychrus, Calosoma* et *Carabus* de Chine. Pensoft Series Faunistica, 105. Sofia: Pensoft Publishers: 316 pp.

De Motschulsky V. 1854. Diagnoses de Coléoptères nouveaux trouvés, par M M Tatarinoff et Gaschkéwitsch aux environs de Pékin. Etudes Entomologiques, 2: 44-51.

Faldermann F. 1835. Coleopterorurn ab illustrissimo Bungio in China boreali, Mongolia, et Montibus Altaicis collectorum, nec non ab ill. Turczaninoffio et Stchukino e provincia Irkutsk missorum illustrationes. Mémoires de l'Académie Impériale des Sciences de St. Pétersbourg. Sixième Série. Sciences Mathematiques, Physiques et Naturelles, 3: 337-464, pls. I-V.

Fairmaire L. 1886. Descriptions de Coléoptères de l'intérieur de la Chine. Annales de la Société Entomologique de France, 6: 303-356.

Fairmaire L. 1888. Coléoptères de l'intérieur de la Chine (Suite). Annales de la Société Entomologique de Belgique, 32: 7-46.

Gressitt J L. 1940. Coléoptères Longicornes Chinois du MuséeHeude. Notes d'Entomologie Chinoise, 7: 171-202, pls. 1-5.

Gressitt J L. 1942. New Longicorn Beetles from China, IX (Coleoptera: Cerambycidae). Special Publication of the Lingnan Natural History Survey & Museum, 3: 1-8, 1 pl.

Gressitt J L. 1951. Longicorn beetles of China. Longicornia, 2: 1-667.

Habu A. 1973. Carabidae: Harpalini. (Insecta: Coleoptera). Fauna Japan, 1973: 1-430.

He Z Q. 2018. A checklist of Chinese crickets (Orthoptera: Gryllidea). Zootaxa, 4369: 515-535.

Hieke F. 2010. Die chinesischen Amara-Arten des subgenus *Curtonotus* Stephens, 1827 und zwei weitere neue Arten anderer Subgenera (Coleoptera, Carabidae, Zabrini). Entomologische Blaetter fuer Biologie und Systematik der Kaefer, 106: 89-126.

Holt B G, Lessard J P, Borregaard K M, Fritz S A, Araújo M B, Dimitrov D, Fabre P, Graham C H, Graves G R, Jønsson K A, Nogués-Bravo D, Wang Z H, Whittaker R J, Fjeldså J, Rahbek C. 2013. An update of Wallace's zoogeographic regions of the world. Science, 339: 74-78.

Holzschuh C. 1993. Neue Bockkäferaus Europa und Asien IV, 60 neue Bockkäfer aus Asien, vorwiegend aus China und Thailand (Coleoptera: Cerambycidae). Schriftenreihe der Forstlichen Bundesversuchanstalt (FBVA-Berichte), 75: 1-63.

Holzschuh C. 1998. Beschreibung von 68 neuen Bockkäfern aus Asien, überwiegend aus China und zur Synonymie einiger Arten (Coleoptera: Cerambycidae) Schriftenreihe der Forstlichen Bundesversuchanstalt (FBVA-Berichte), 107: 1-65.

Holzschuh C. 1999. Beschreibung von 71 neuen Bockkäfern aus Asien, vorwiegend aus China, Laos, Thailand und Indien (Coleoptera, Cerambycidae) Schriftenreihe der Forstlichen Bundesversuchanstalt (FBVA-Berichte), 110: 1-64.

Holzschuh C. 2003. Beschreibung von 72 neuen Bockkäfern aus Asien, vorwiegend aus China, Indien, Laos und Thailand (Coleoptera, Cerambycidae). Entomologica Basiliensa, 25: 147-241.

Holzschuh C. 2006. Beschreibung von 51 neuen Bockkäfern aus der palaearktischen und orientalischen Region, vorwiegendaus Borneo und China (Coleoptera, Cerambycidae). Entomologica Basiliensa et Collectionis Frey, 28: 205-276.

Holzschuh C. 2007. Beschreibung von 80 neuen Bockkäfern aus der orientalischen und palaearktischen Region, vorwiegendaus China, Laos und Borneo (Coleoptera, Cerambycidae). Entomologica Basiliensa et Collectionis Frey, 29: 177-286.

Holzschuh C. 2010. Beschreibung von 66 neuen Bockkäfern und zweineuen Gattungenaus der orientalischen Region, vorwiegendaus Borneo, China, Laos und Thailand (Coleoptera, Cerambycidae). Entomologica Basiliensa et Collectionis Frey, 32: 137-225.

Huang G Q, Chen L. 2016. A revision of the genus *Yoshiakioclytus* Niisato, 2007 (Coleoptera: Cerambycidae: Cerambycinae: Anaglyptini). Zootaxa, 4179: 478-494.

Huang G Q, Li Z, Chen L. 2015. A revision of the genus *Euseboides* Gahan, 1893 (Coleoptera: Cerambycidae: Lamiinae), with description of two new species. Zootaxa, 3964: 151-182.

Huo Q B, Du Y Z. 2018. Two new species of *Cryptoperla* (Plecoptera: Peltoperlidae) from China, with description of the nymph of *Cryptoperla* dui Sivec. Zootaxa, 4374: 395-408.

Ingrisch S. 1990. Revision of the genus *Letana* Walker (Grylloptera: Tettigonioidea: Phaneropteridae). Insect Systematics & Evolution, 21(3): 241-276.

Jedlička A. 1963. Monographie der Truncatipennen aus Ostasien Lebiinae-Odacanthinae-Braehyninae (Coleptera, Carabidae). Entomologische Abhandlungen und Berichte aus dem Staatlichen Museum fuer Tierkunde in Dresden, 28: 269-579.

Karny H. 1913. H. Sauter's Formosa-Ausbeute. Supplementa Entomologica, 2: 127-134.

Kataev B M, Liang H. 2015. Taxonomic review of Chinese species of ground beetles of the subgenus *Pseudoophonus* (genus *Harpalus*) (Coleoptera: Carabidae). Zootaxa, 3920: 1-39.

Kazantsev S V. 2000. *Macrolycus* Waterhouse, 1878 (Coleoptera: Lycidae) continental China. Elytron, 14: 99-109.

Kogan M, Lattin J D. 1993. Insect conservation and pest management. Biodiversity and Conservation, 2(3): 242-257.

Lelej A S. 2003. A review of the family Trigonalyidae (Hymenoptera) of the Palaearctic Region. Far Eastern Entomologist, 130: 1-7.

Liu C X, Kang L. 2007. Revision of the genus *Sinochlora* Tinkham (Orthoptera: Tettigoniidae, Phaneropterinae). Journal of Natural History, 41: 1313-1341.

Liu C X, Kang L. 2010. A review of the genus *Ruidocollaris* Liu (Orthoptera: Tettigoniidae), with description of six new species from China. Zootaxa, 2664: 36-60.

Lin M Y, Yang X K. 2019. Catalogue of Chinese Coleoptera Volume IX. Chrysomeloidea: Vesperidae, Disteniidae, Cerambycidae. Beijing: Science Press: i-xxii + 1-575.

Liu G C, Wang J F, Cai Y L. 2011. *Aenigmatias* (Diptera: Phoridae) from China, with a new species. Oriental Insects, 45: 281-285.

Liu G C, Yang M. 2016. A taxonomic revision of the genus *Diplonevra* Lioy (Diptera: Phoridae) from China. Zootaxa, 4205: 31-51.

Liu H, Yan Y H, Li W H. 2019. Two new species of *Flavoperla* (Plecoptera: Perlidae) from Shaanxi Province of China. Zootaxa, 4614: 395-400.

Liang H, Kavanaugh D H. 2005. A Review of Genus *Onycholabis* Bates (Coleoptera: Carabidae: Platynini), with Description of a New Species from Western Yunnan, China. Coleopterists Bulletin, 59: 507-520.

Li W H, Dong W B, Yang D. 2018. New species and new records of Amphinemurinae (Plecoptera: Nemouridae) from Shaanxi Province of China. Zootaxa, 4402(1): 149-162.

Li W H, Mo R R. 2018. Two new species of *Kamimuria* (Plecoptera: Perlidae) from Shaanxi Province, China. Zootaxa, 4379(4): 594-600.

Löbl I, Löbl D. 2017. Catalogue of Palaearctic Coleoptera, Volume 1: Archostemata-Myxophaga-Adephaga. Denmark: E J Brill: 1477.

Mirab-balou M. 2011. Thrips (Insecta: Thysanoptera) of China. Journal of Species List and Distribution, 7: 720-744.

Mound L A. 2013. Order Thysanoptera Haliday, 1836. Zootaxa, 3703: 49-50.

Ohbayashi N, Niisato T, Wang W K. 2004. Studies on the Cerambycidae (Coleoptera) of Hubei Province, China, Part I. Elytra, Tokyo, 32(2): 451-470, 19 figs.

Okajima S. 1978. Notes on the Thysanoptera from Southeast Asia III. Two new species of the genus *Azaleothrips* Ananthakrishnan (Phlaeothripidae). Kontyu, 46: 358-391.

Olmi M, Xu Z. 2015. Dryinidae of the Eastern Palaearctic region (Hymenoptera: Chrysidoidea). Zootaxa, 3996: 1-253.

Pascoe F P. 1863. On certain additions to the Genus *Dicranocephalus*. Journal of Entomology, 2: 23-26.

Pesarini C, Sabbadini A. 2015. New or interesting longhorn beetles from China and *Burma* (Coleoptera: Cerambycidae). II. NaturalistaValtellinese. Atti del Museo Civico di Storia Naturale di Morbegno, 26: 25-58, 17 figs.

Priesner H. 1933. Indomalayische Thysanopteren V. Revision der indomalayischen Arten der Gattung Haplothrips Serv. Records of the Indian Museum, 35: 347-369.

Schmutz K. 1913. Zur Kenntnis der Thysanopterenfauna von Ceylon. Sitzungsberichte der Kaiserlichen Akademie der Wissenschaften, 122: 991-1089.

Schmitz H. 1926. H. Sauter's Formosa-Ausbeute: Phoridae (Diptera). Entomologische Mitteilungen, 15: 47-57.

Sclater P L. 1858. On the general geographical distribution of the members of the class Aves. Zoological Journal of the Linnean Society, 2(7): 130-136.

Smith D R, Tripotin P. 2012. Trigonalidae (Hymenoptera) of Madagascar. Journal of Hymenoptera Research, 24: 1-25.

Švihla V. 2004. New taxa of the subfamily Cantharinae (Coleoptera, Cantharidae) from southeastern Asia with notes on other species. Entomologica Basiliensia, 26: 155-238.

Tan J L, van Achterberg C, Tan Q Q, Zhao L P. 2017. New species of Trigonalyidae (Hymenoptera) from NW China. ZooKeys, 698: 17-58.

Tavakilian G, Chevillotte H. 2020. Titan: base de donnéesinternationales sur les Cerambycidae ou Longicornes. Version 3.0. Available from http://titan.gbif.fr/index.html [2020-1-1].

Thrips Wiki. 2020. *Thrips* Wiki-providing information on the World's thrips. http://thrips.info/wiki/Main_Page [2020-4-20].

Tinkhame R. 1945. *Sinochlora*, a new tettigoniid genus from China with description of five new species. Transactions of the American Entomological Society, 70: 235-246, pls. 6-7; Philadelphia.

Toledano L. 2008. Systematic notes on the Palaearctic *Bembidion* Latreille, 1802 (Coleoptera, Carabidae) with particular reference to the fauna of China. Memorie del Museo Civico di Storia Naturale di Verona (IIA Serie) Sezione Scienze della Vita, 18: 5-46.

Trybom F. 1894. Iakttagelser om Blåsfotingar (Physapoder) från Sommaren. Entomologisk Tidskrift, 15: 41-58.

Tsuneki K. 1991. Revision of the Trigonalidae of Japan and adjacent territories (Hymenoptera). Special Publications Japan Hymenopterists Association, 37: 1-68.

Uzel H. 1895. Monographie der Ordnung Thysanoptera. Bohemia: Königratz: 1-472.

Viktora P, Liu B, Zhang T. 2019. A new species of the Clytini Mulsant, 1839 (Coleoptera, Cerambycidae, Cerambycinae) from China. Folia Heyrovskyana, 25: 157-162.

Wang G, Lu R S, Shi F M. 2012. Remarks on the genus *Sinochlora* Tinkham (Orthoptera: Tettigoniidae, Phaneropterinae). Zootaxa, 3526: 1-16.

Wang G, Wang H J, Shi F M. 2015. Remarks of the genus *Mirollia* (Orthoptera: Tettigoniidae: Phaneropterinae) from China. Zootaxa, 4021: 307-333.

Wittmer W. 1983. Beitrag zur einer Revision der Gattung Themus Motsch. Coleoptera: Cantharidae. Entomologischen Arbeiten aus dem Museum G. Frey, 31/32: 189-239.

Wittmer W. 1987. Zur Kenntnis der Gattung Prothemus Champion (Coleoptera: Cantharidae). Mitteilungen der Entomologischen Gesellschaft Basel, 37: 69-88.

Wittmer W. 1995. Neue Cantharidae (Col.) aus dem indo-malaiischen und palaearktischen Faunengebiet mit Mutationen. Entomologica Basiliensia, 18: 109-169.

Wittmer W. 1997. Neue Cantharidae (Col.) aus China und Vietnam der Ausbeuten von Prof. Dr. Masataka Sato in den Jahren 1995 und 1996. Japanese Journal of Systematic Entomology, 3: 33-42.

Xu Z, Olmi M, He J. 2013. Dryinidae of the Oriental region (Hymenoptera: Chrysidoidea). Zootaxa, 3614: 1-460.

Yang Y X, Su J Y, Yang X K. 2014. Description of six new species of *Lycocerus* Gorham (Coleoptera, Cantharidae), with taxonomic note and new distribution data of some other species. Zookeys, 456: 85-107.

Yang C, Wei Z D, Liu T, Liu H Y. 2019. Crickets (Orthoptera: Gryllidae) of the Yang county, Shaanxi Province of China. Far Eastern Entomologist, 376: 15-22.

中文名索引

拉丁名索引

彩　图

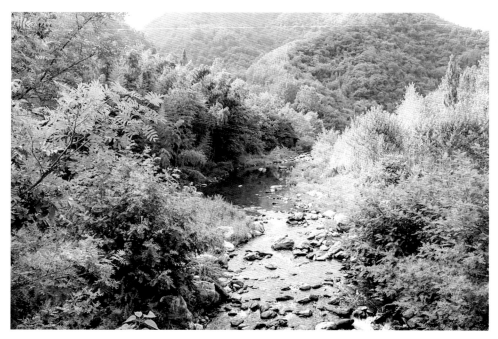

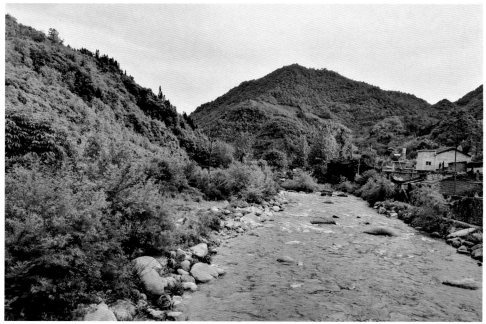

图版 I　主要调查生境（1）

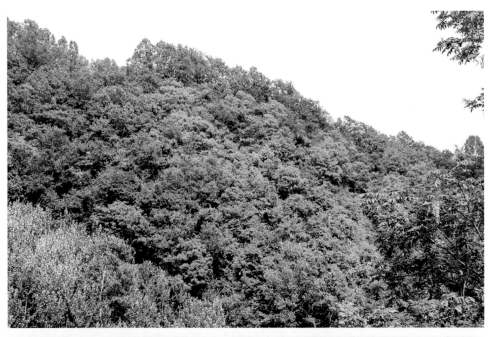

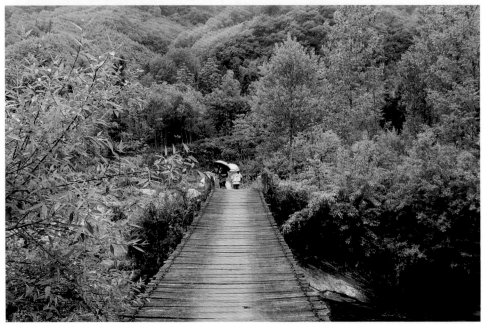

图版 Ⅱ　主要调查生境（2）

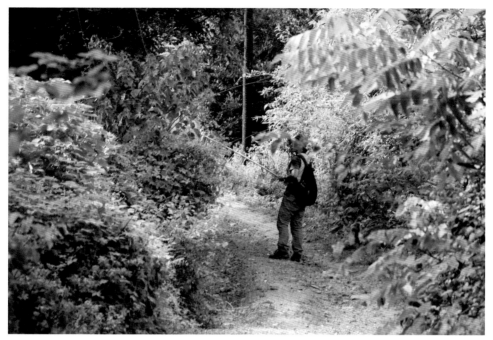

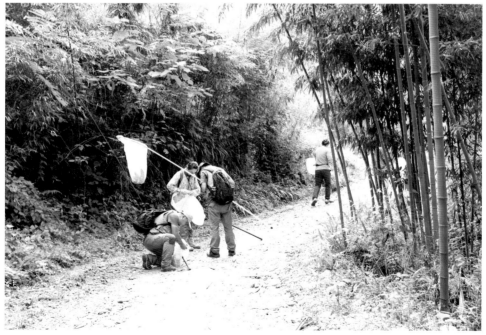

图版Ⅲ 野外调查工作照（1）

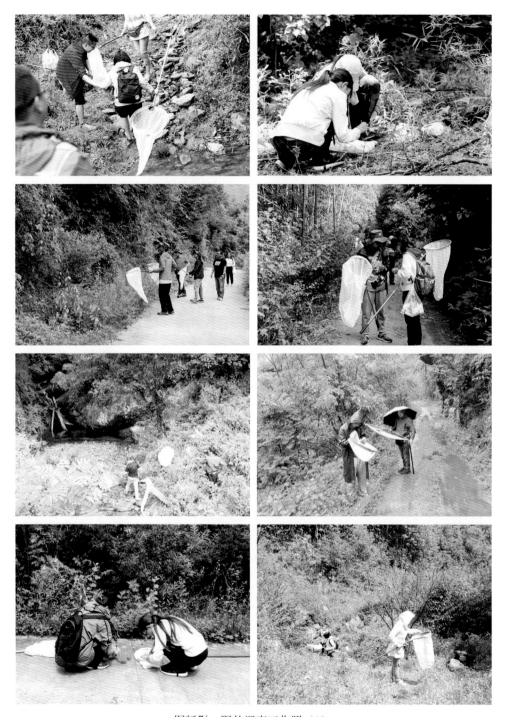

图版Ⅳ　野外调查工作照（2）

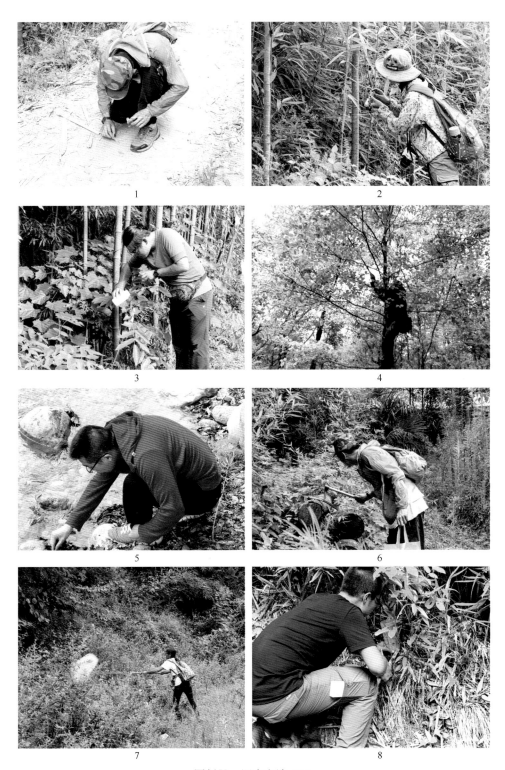

图版Ⅴ　调查方法（1）

1-6. 搜索法；7. 扫网法；8. 陷阱法

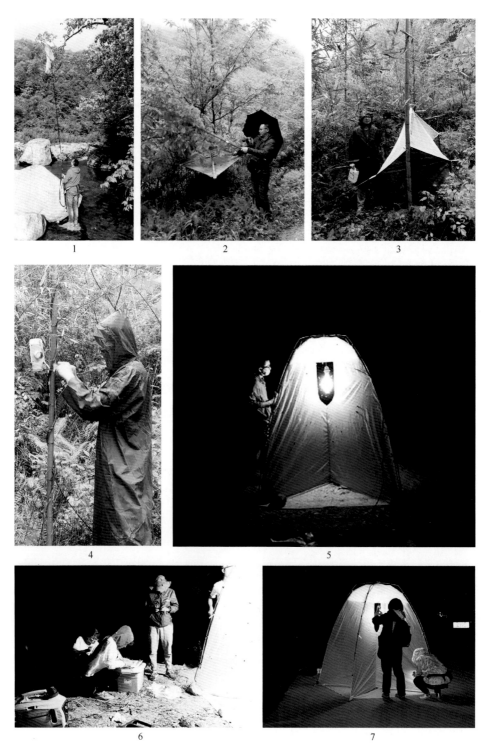

图版Ⅵ　调查方法（2）

1.捕网法；2.振布法；3-4.马氏网法；5-7.灯诱法

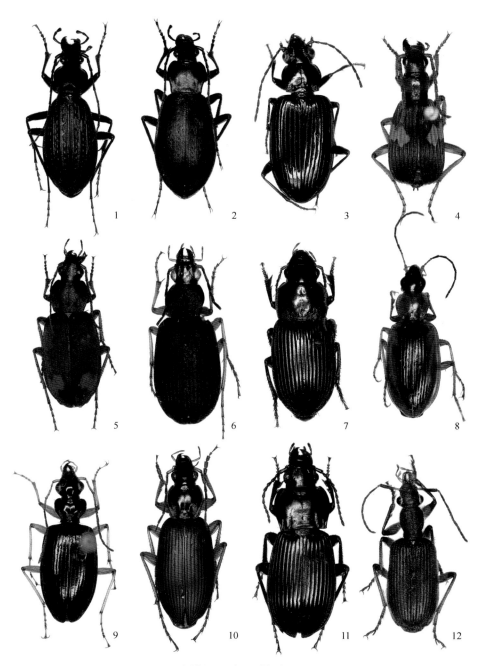

图版Ⅶ 步甲科标本照

1. 泛步甲 *Carabus (Apotomopterus) protenes* Bates, 1889；2. 泰坦步甲 *Carabus (Piocarabus) titanus* Breuning, 1933；3. 普氏锥须步甲 *Bembidion (Plataphus) plutenkoi* Toledano, 2008；4. 耶屁步甲 *Pheropsophus jessoensis* Morawitz, 1862；5. 黄斑青步甲 *Chlaenius (Achlaenius) micans* (Fabricius, 1792)；6. 异角青步甲 *Chlaenius (Achlaenius) variicornis* Morawitz, 1863；7. 大卫婪步甲 *Harpalus (Pseudoophonus) davidi* (Tschitschérine, 1897)；8. 双色细胫步甲 *Agonum (Olisares) daimio* (Bates, 1873)；9. 中华爪步甲 *Onycholabis sinensis* Bates, 1873；10. 蠋步甲 *Dolichus halensis* (Schaller, 1783)；11. 火鸡通缘步甲 *Pterostichus (Orientostichus) gallopavo* Sciaky & Wrase, 1997；12. 条逮步甲 *Drypta lineola* MacLeay, 1825（闫巍峰拍摄）

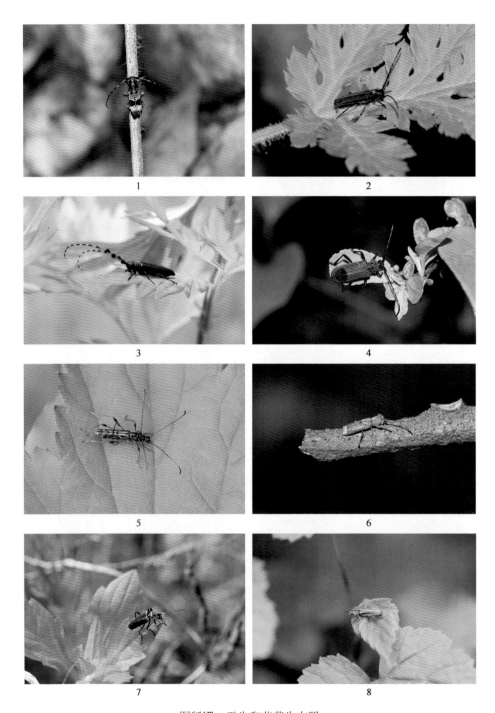

图版Ⅷ　天牛和花萤生态照

1. 柳角胸天牛 *Rhopaloscelis unifasciatus* Blessig, 1873；2. 菊小筒天牛 *Phytoecia (Phytoecia) rufiventris* Gautier, 1870；

3. 苜蓿多节天牛 *Agapanthia (Amurobia) amurensis* Kraatz, 1879；4. 缺缘紫天牛 *Purpuricenus globiger globiger* Fairmaire,

1888；5. 三带纤天牛 *Cleomenes tenuipes* Gressitt, 1939；6. 锈脊翅天牛 *Mimatimura subferruginea* (Gressitt, 1941)；

7. 斑胸异花萤 *Lycocerus asperipennis* (Fairmaire, 1891)；8. 平胸花萤 *Cantharis (Cyrtomoptila) plagiata* Heyden, 1889

（1-6. 谢广林拍摄；7-8. 刘浩宇拍摄）

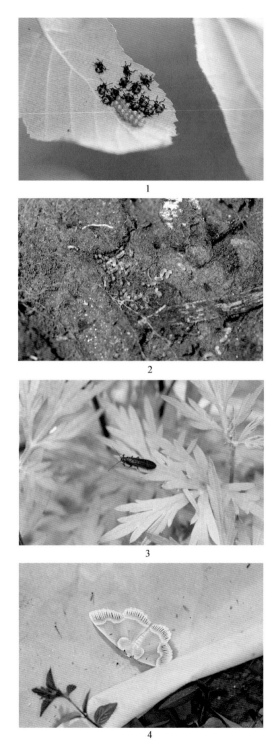

1

2

3

4

图版Ⅸ 生态照

1. 蝽科 1 龄若虫；2. 黄毛蚁 *Lasius flavus* (Fabricius, 1782)；3. 南宫山刺扁蜻 *Cryptoperla nangongshana* Huo & Du, 2018；4. 青辐射尺蛾 *Iotaphora admirabilis* (Oberthür, 1884)（刘浩宇拍摄）

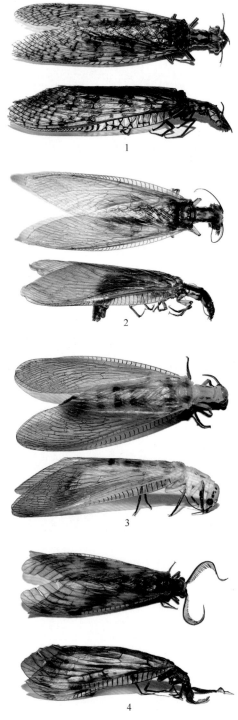

图版 X　标本照

1. 东方巨齿蛉 *Acanthacorydalis orientalis* (McLachlan, 1899); 2. 普通齿蛉 *Neoneuromus ignobilis* Navás, 1932; 3. 炎黄星齿蛉 *Protohermes xanthodes* Navás, 1913; 4. 圆端斑鱼蛉 *Neochauliodes rotundatus* Tjeder, 1937（李頔拍摄）